D0200208

Garfield County Libraries
Carbondale Branch Library
320 Sopris Avenue
Carbondale, CO 81623
(970) 963-2889 • Fax (970) 963-8573
www.GCPLD.org

EL
MÉTODO
FOOD BABE

VANI HARI

EL MÉTODO FOOD BABE

Libérate de las toxinas de los alimentos,
pierde peso y gana salud en solo 21 días

Prólogo de MARK HYMAN, MD

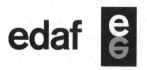

MADRID - MÉXICO - BUENOS AIRES - SAN JUAN - SANTIAGO

2015

© 2015, *The Food Babe Way,* por Vani Hari, por Little Brown and Company
© 2015. De esta edición, Editorial EDAF, S. L. U. Jorge Juan, 68. 28009 Madrid, por acuerdo con ACER
Agencia Literaria, calle Amor de Dios, 1, Madrid
© 2015. Del prólogo, Mark Hyman, MD
© 2015. De la traducción: Carmen Escudero Millán

Fotografía de la autora y de cubierta: © Sean Busher
Diseño de cubierta: © Susan Zucker, adaptado a la versión española por Marta Elzaurdía
Food Babe es una marca registrada de Food Babe LLC

Editorial Edaf, S.L.U.
Jorge Juan, 68
28009 Madrid, España
Tel. (34) 91 435 82 60
www.edaf.net
edaf@edaf.net

Ediciones Algaba, S. A. de C.V.
Calle 21, Poniente 3323, entre la 33 sur y la 35 sur - Colonia Belisario Domínguez
Puebla 72180 México
Tel.: 52 22 22 11 13 87
jaime.breton@edaf.com.mx

Edaf del Plata, S. A.
Chile, 2222
1227 Buenos Aires (Argentina)
edaf4@speedy.com.ar

Edaf Antillas/Forsa
Local 30, A-2 - Zona Portuaria Puerto Nuevo
San Juan PR00920
(787) 707-1792
carlos@forsapr.com

Edaf Chile, S. A.
Coyancura, 2270, oficina 914, Providencia
Santiago - Chile
comercialedafchile@edafchile.cl

Queda prohibida, salvo excepción prevista en la ley, cualquier forma de reproducción, distribución, comunicación pública y transformación de esta obra sin contar con la autorización de los titulares de propiedad intelectual. La infracción de los derechos mencionados puede ser constitutiva de delito contra la propiedad intelectual (art. 270 y siguientes del Código Penal). El Centro Español de Derechos Reprográficos (CEDRO) vela por el respeto de los citados derechos.

Septiembre de 2015

ISBN: 978-84-414-3556-8
Depósito legal: M-24475-2015

PRINTED IN SPAIN   IMPRESO EN ESPAÑA

COFÁS, S. A. - Móstoles (Madrid)

A la legión de seguidores del método *Food Babe,* quienes,
con su decidido y firme apoyo, me ayudan a luchar
por la consecución de un mejor sistema de alimentación.

ÍNDICE

Parte III
PLAN DE ALIMENTACIÓN DE 21 DÍAS
Y RECETAS MÉTODO FOOD BABE

APÉNDICES

PRÓLOGO

EN CADA GENERACIÓN una o dos veces surge un valeroso científico o un aguerrido ciudadano de a pie que se enfrenta al sistema y nos hace ver una verdad que la mayoría ignoramos. Así se modifica nuestra perspectiva del mundo, de las opciones de las que disponemos y del modo de vivir la vida. En ocasiones es así como cambia toda nuestra visión del mundo. En cierta ocasión la antropóloga Margaret Mead dijo: «No dudes jamás de que un pequeño grupo de ciudadanos clarividentes y comprometidos puede cambiar el mundo. En realidad son los únicos que lo han logrado». Vani Hari, conocida como Food Babe, con su ordenador, su blog y la claridad de su voz, ha conseguido algo que políticos, madres, médicos, nutricionistas, escritores y grupos de opinión no habían logrado hasta el momento.

Rachel Carson fue la primera en alertar a la población estadounidense sobre los peligros de los pesticidas y los compuestos químicos en nuestro entorno, contribuyendo a dar impulso al movimiento de defensa del medio ambiente. Linus Pauling, arriesgando su carrera profesional, puso de relieve los peligros de la guerra y la radiación nuclear y contribuyó a la prohibición de las pruebas nucleares, lo que le hizo acreedor al Premio Nobel de la Paz. Martin Luther King hizo frente a la violencia y la cárcel y dio incluso su vida para abrirnos los ojos ante la inhumanidad del racismo y la violación de los derechos civiles. Y en todos los rincones del mundo ha habido otras muchas almas que han inspirado la revelación de la verdad, aun exponiéndose a grades riesgos, tanto ellas mismas como sus familias. La mayoría de estas personas son héroes anónimos que, silenciosamente, se han alzado en favor de lo que es justo y, gracias a ellos, todos nosotros vivimos mejor.

Vani Hari es una moderna evocación de David, enfrentada a la billonaria industria alimentaria que, con la excusa de producir alimentos atractivos, coloridos, con sabor intenso, fáciles y cómodos de consumir, está generando sufrimiento y enfermedad en todo el mundo.

La mayor parte de nosotros ignora por completo qué es lo que comemos y cuáles son los efectos que esos alimentos tienen sobre nuestra salud y sobre nuestro entorno. Es muy poco lo que sabemos sobre el modo en el que se desarrollan los productos de los que nos nutrimos, de cómo se manipulan las semillas, de cómo perjudican los métodos de cultivo a los suelos, el aire y el agua, y en la medida en la que todo ello repercute en el cambio climático y en la aparición de zonas muertas en los océanos. No somos conscientes del efecto de los compuestos químicos que se añaden a nuestros alimentos, ni del modo en el que las hormonas, los antibióticos, los plásticos y las toxinas que ingerimos a diario dañan a nuestro cuerpo. ¿Cómo podríamos saber que las patatas fritas precocinadas contienen las mismas siliconas que la masilla blanda con la que juegan los niños (Silly Putty), parecida a la plastilina, que los productos de panadería industrial contienen espumantes empleados también en las colchonetas de yoga o que en alimentación se utilizan conservantes cancerígenos, como el BHA y el BHT, prohibidos en la mayoría de los países, pero no en Estados Unidos? ¿Cómo ser conscientes de que los macarrones con queso precocinados contienen tintes y colorantes que causan hiperactividad y trastornos de conducta en los niños, que algunos saborizantes naturales se elaboran con restos animales triturados o que muchos alimentos contienen secreciones de las glándulas anales de los castores? ¿De qué modo sería posible imaginar que, con independencia de las calorías ingeridas, muchos de los aditivos químicos alimentarios son obesógenos y contribuyen en gran medida a la epidemia de obesidad que asola Estados Unidos y, cada vez en mayor medida, el resto del mundo, gracias a que la peor dieta posible se exporta a todos los países, excepto Cuba y Corea del Norte? ¿Cómo intuir que la mayoría de los diez mil aditivos utilizados en alimentación han sido aprobados por la *Food and Drug Administration* (FDA) sin ser sometidos a pruebas de seguridad?

Son miles las personas que se afanan por gestar una revolución en nuestro sistema alimentario. Yo me considero una de ellas. Pero muy pocos de nosotros hemos llegado a comprender el modo en el que se puede decir la verdad para combatir y abatir al gran Goliat, la industria alimentaria, o al menos conseguir que doble la rodilla. La belleza y el genio de la iniciativa de Food Babe no radica solo en que haga frente a nuestro tóxico sistema alimentario, o en que nos eduque sobre los peligros de los alimentos industriales en general. Ella busca el talón de Aquiles, la única fisura en la piel del dragón, y dispara sus flechas de forma tan franca, directa y mortal que consigue postrar a gigantes que, de otro modo, simplemente se reirían de las críticas e ignorarían el creciente el clamor que se alza en favor de un cambio del sistema alimentario. En cambio, los directores generales y los altos ejecutivos de las principales compañías la invitan a sus sacrosantos santuarios y le piden consejo sobre cómo cambiar a mejor. Temen a la legión de seguidores del método Food Babe, a los millones de ciudadanos movilizados, enfermos y cansados de estar enfermos y cansados.

Pero Vani Hari no aplaca nuestro enojo, no se limita a salvarnos de los efectos de la azodicarbonamida (el espumante presente en colchonetas de yoga) en los bocadillos de la marca Subway. Analiza en profundidad cada aspecto de nuestro sistema alimentario y, con un trabajo de investigación incansable, decidido y admirable, consigue descubrir cada una de las toxinas presentes en nuestros alimentos. Nos invita a observar desde una perspectiva real esos alimentos, a leer las etiquetas como expertos. Ha conseguido desvelar todos los ingredientes peligrosos que hay en lo que comemos y nos enseña cómo evitar las hormonas del crecimiento en la carne, los antibióticos, los pesticidas, las harinas refinadas y enriquecidas, el bisfenol A (BPA), el jarabe de maíz de alta fructosa, las grasas *trans*, los edulcorantes artificiales, los conservantes, los saborizantes artificiales y naturales, los colorantes alimentarios, los acondicionadores de masa, la carragenina, el glutamato monosódico (GMS), así como los metales pesados y las neurotoxinas, entre tantos otros.

Vani no solo nos enseña la manera de evitarlos. No nos deja desamparados. Ha investigado a fondo *todo lo que sí se puede comer*, qué productos y alimentos son saludables y generadores de vida. Sus dotes de detective le han permitido crear un estilo de alimentación realmente libre de aditivos químicos y que todos podemos asumir. Su trabajo es el germen de una profunda revolución, asimilable a lo que el congresista Tim Ryan llama *La revolución alimentaria real*, una revolución que ataca la raíz del fenómeno en virtud del cual el sistema alimentario industrial destruye nuestro capital humano y natural, nuestra salud y nuestro entorno.

Me considero defensor de una nueva forma de medicina, la medicina funcional, que aborda la causa raíz de la enfermedad, que contempla el cuerpo como un ecosistema, no como un conjunto de partes, y que trata el organismo en su conjunto, no solo los órganos, el sistema global, no solo los síntomas. Una de las herramientas fundamentales para la curación es el alimento. Si este no fuera más que un mero aporte de calorías, no importaría su procedencia: en la medida en la que nos proporcionase la suficiente energía para mantenernos y supiera bien, resultaría adecuado.

Sin embargo, la ciencia de la nutrición ha descubierto una forma radicalmente nueva de interpretar los alimentos. La comida no es solo energía. *La comida es información.* Contiene instrucciones que comunican mensajes a nuestros genes, hormonas, sistema inmunitario y flora intestinal, de hecho, a cada uno de los sistemas que integran el cuerpo. Este planteamiento modifica todo lo que sabemos sobre los alimentos. La salud depende de la calidad de la información que le aportamos a nuestro cuerpo. Y los «quince generadores de enfermedad» y los demás ingredientes ocultos y productos alimentarios modificados que conforman buena parte de nuestra dieta no hacen más que aportar información patológica.

Si todo el mundo adoptara el plan de alimentación del método Food Babe de 21 días, el sistema industrial alimentario, tal como lo conocemos, se vendría abajo, y daría paso a una nueva era de innovación y creatividad. Las industrias y los sistemas alimentarios anticuados desaparecerían, abriendo una senda hacia nuevas estructuras de transformación de los alimentos. No solo nos sentiríamos más sanos, sino que invertiríamos las tendencias epidémicas de las enfermedades crónicas y la obesidad, que actualmente asolan a las personas, las economías y el entorno.

Y todo comienza con una sencilla pregunta que Food Babe nos ha enseñado a formular y que ella misma se ha planteado valerosamente una y otra vez: *¿Qué hay en lo que comemos?*

¿Son realmente alimentos? ¿Son buenos o malos para nosotros? Si no se trata de alimentos, no hemos de tomarlos. Si lo son, debemos comerlos. Este es el principio orientador del método Food Babe, una forma de vida que nos conducirá a una nueva era saludable y que cambiará el mundo a partir de cada bocado, de cada persona. Lean este libro y no volverán a pensar de la misma manera en los alimentos, en su salud o en el mundo en general. Todos nos beneficiaremos de él.

MARK HYMAN, MD

NOTA PARA EL LECTOR

Ningún plan nutricional ni ningún otro programa debe seguirse sin consultar previamente a un profesional sanitario. Si padece cualquier tipo de alteración específica o médica que requiera asistencia, debe consultar a su profesional sanitario de referencia con regularidad, en relación a las posibles modificaciones contenidas en este libro. Las referencias de la autora a diferentes productos han de considerarse en términos informativos y no deben interpretarse como aval o recomendación de dichos productos por parte de la autora, de su libro o del editor. Las afirmaciones relativas a los productos y las descripciones de los mismos se ajustan a los criterios de precisión aplicados a lo largo de toda la redacción de la obra.

Noviembre de 2014

EL MÉTODO
FOOD BABE

INTRODUCCIÓN

DESEABA LANZARME sobre la mesa, agarrarlos por los hombros y hacerles tragar su propio producto lleno de toxinas, pero me mantuve fría. Tenía que ser fuerte. Estaba allí para convencer a una de las mayores empresas alimentarias del mundo de que modificaran sus ingredientes. Me encontraba en una minúscula y claustrofóbica sala de conferencias en la sede central de Kraft Foods, en Northfield, Illinois, con una serie de ejecutivos impersonales de relaciones públicas de la empresa. Poco tiempo antes había iniciado una campaña contra ella por no proteger a los consumidores, incluidos los niños, de los colorantes tóxicos presentes en los productos de Kraft, compuestos químicos que suponían una grave amenaza para la salud.

Después de haber sido convocada a una reunión con Kraft, esperaba encontrarme con el consejero delegado y con los principales ejecutivos del área de pastas y quesos. Sin embargo, fui recibida por dos anodinos subalternos que carecían de autoridad alguna para tomar decisiones eficaces. Debería haberlo imaginado, considerando especialmente el modo en el que fui tratada: escoltada por servicios de seguridad y observada como un ladrón que entra en una joyería. Incluso merodeaban ante la puerta del baño cuando yo entraba en él. Me trataron como una apestada e incluso comprobaron mi i-phone para verificar que no había grabado nada.

Expliqué mi posición sobre diferentes cuestiones. Cuando se produjo la reunión, más de treinta productos de pastas y quesos Kraft que contenían colorantes artificiales estaban siendo comercializados en Estados Unidos. En cambio, en Europa, Kraft retiró los colorantes, reemplazándolos por ingredientes naturales, como pimentón y betacarotenos.

Los investigadores confirmaron lo que ya se sospechaba: que esos colorantes alimentarios artificiales, elaborados con derivados del petróleo, pueden producir reacciones alérgicas, contener carcinógenos (potenciales causantes de cáncer) y, al menos en un estudio, se habían correlacionado con hiperactividad en niños. ¿Podría considerar Kraft un cambio en el etiquetado para advertir a los consumidores? La respuesta era inmediata y directa: No.

¿Cómo se atrevían?

A pesar de todo, no cejé en mi empeño. Les hice ver que la pasta con queso forma parte de los menús infantiles de varias de las mayores cadenas de restaurantes de Estados Unidos, como Applebee's, IHOP y Bob Evans. Todos los niños que la piden toman colorantes artificiales sin saberlo, puesto que los ingredientes no se especifican en los menús. Pregunté a los representantes de Kraft si considerarían ofrecer una versión sin colorantes, pero declinaron responder.

Era vergonzoso, sobre todo considerando que sabían cómo desarrollar un producto más seguro, que ya utilizaban en otros países.

Les pregunté por los productos de Kraft comercializados en el Reino Unido.

«¿Por qué reelaboran la receta de macarrones con queso sin colorantes en el extranjero pero no en Estados Unidos? Esos colorantes aún están autorizados en Europa, pero ustedes reformulan allí el producto. ¿Por qué?»

La reunión adquirió visos patéticos. Ellos actuaban como si no me hubieran escuchado. Es posible que estuvieran reflexionando sobre la naturaleza de mis objeciones, aunque lo más probable es que estuvieran retrocediendo a posiciones en las que la negación del todo los aislara del efecto de mis palabras.

Visiblemente incómodos, me miraban estupefactos. Nadie tomaba notas, excepto yo.

Kraft está alimentando a millones de familias con sustancias tóxicas ¿Cómo pueden dormir por las noches?

Repetían como autómatas que ellos cumplían con las normas de la FDA y que consultaban a «científicos y organismos reguladores» cuando formulaban sus productos.

Esa postura de la empresa, bien ensayada, me llevó a plantear otras preguntas: «¿Por qué ha gastado Kraft más de diez millones de dólares en los últimos cinco años para ejercer presión sobre la FDA y por qué en Europa se exige una etiqueta de advertencia sobre la presencia de esos colorantes?».

Sus respuestas fueron siempre evasivas: «No sabemos», «Kraft está haciendo lo correcto», «lo aceptamos pero no lo compartimos», etc.

Estas megaempresas habían optado por convertirse en los principales proveedores de alimentos que se supone que debían fortalecer a las familias de todo el país, cuando no de todo el mundo, pero esos alimentos estaban llenos de productos químicos no pensados para aportar ningún beneficio nutricional, sino solo con el «sano» objetivo de aumentar sus ingresos y engrosar su cuenta de beneficios. ¿Por qué no hacen nada estas compañías para que sus alimentos sean más nutritivos? Cuando elegimos los productos en las estanterías del supermercado, confiamos en que los fabricantes tienen en mente nuestro propio interés y que su consumo es seguro. Y, sin embargo, nos están estafando. Es posible que algún día algunos fabricantes capten el mensaje... y entonces viviremos «felices para siempre».

Soy Vani Hari, también conocida como *Food Babe*, y esto es a lo que me dedico: a hacer que las empresas alimentarias se hagan responsables de sus actos.

Aunque sé que incordia sobremanera al *establishment* de las compañías alimentarias, con regularidad doy a conocer los ingredientes y prácticas no saludables que esas compañías intentan mantener ocultos. Me saca de quicio ver cómo las grandes corporaciones adulteran nuestros alimentos con grasas *trans*, harina refinada, contenidos extra de azúcar, potenciadores de masa, falsos saborizantes, aditivos químicos, pesticidas, hormonas, organismos genéticamente modificados y un largo etcétera de compuestos. Con la ayuda de una legión de ciudadanos preocupados por esta cuestión, he venido haciendo presión sobre varias grandes compañías alimentarias —no solo Kraft, sino también Chipotle, Starbucks, Chick-fil-A y Subway, por citar algunas— con el fin de que revelen los ingredientes de sus productos y, cuando estos sean tóxicos, los eliminen de ellos. Hemos cargado contra la industria alimentaria a diferentes niveles.

Cuando no estoy luchando contra los altos estamentos de la industria alimentaria, es fácil encontrarme en mercados de productos naturales y de alimentos de productores locales. Me encanta tomar alimentos ecológicos producidos por medios orgánicos y sin aditivos. Me abstraigo descubriendo nuevos productos e investigando qué tipo de ingredientes pueden acechar en su composición. Estudio el etiquetado de los alimentos a conciencia. Me apasiona la investigación de los alimentos y la salud, en revistas médicas, trabajos académicos y libros, muchos de los cuales son publicados fuera de Estados Unidos. Así he entablado amistad con numerosos científicos, nutricionistas y expertos que no temen decir la verdad sobre lo que está sucediendo en nuestro sistema de abastecimiento de alimentos ni hablar de sus repercusiones para la salud. Estoy obsesionada por saber que es lo que las personas introducen en su cuerpo cuando comen. He pasado días enteros, a veces semanas, rastreando alimentos y productos alimentarios hasta remontarme a sus orígenes. He visitado cadenas de restaurantes y tiendas de alimentación preguntando a empleados, responsables de atención al cliente y personal directivo. He visitado, asimismo, fábricas de productos alimentarios, con objeto de conocer los procesos y a las personas implicados en la elaboración de los alimentos que tomamos. Me he comprometido a que mi misión en esta vida sea intentar informar debidamente a la mayor cantidad de personas posible para que conduzcan una vida de estilo orgánico, en un mundo atestado de alimentos sobreprocesados y contaminados.

No soy más que una persona normal que está cansada de ser una víctima de las grandes empresas alimentarias y que se ha armado del valor necesario para buscar la verdad. No formo parte de las estructuras dirigentes nutricionales, dietéticas o médicas, y ello debe considerarse como algo positivo, dado que muchos de tales estamentos han transigido y se han puesto del lado de quienes nos han conducido a un estado de enfermedad, obesidad generalizada y pautas no saludables mayor que nunca en la historia. Padecemos tasas crecientes de obesidad, cardiopatías, diabetes, trastornos autoinmunes, problemas neurológicos y diferentes tipos de cáncer. Me indigna el modo en el que los grupos dirigentes —y los propios estamentos gubernamentales— se niegan a reconocer las causas de estos fenómenos epidémicos. Esconden la cabeza como las avestruces, fomentan la misma conducta que nos han llevado a esta situación y se limitan a decir «No sabemos».

No estoy en absoluto de acuerdo; sí sabe y sí sabemos. Pero ellos no quieren reconocer la realidad, o tener que responder a ella. Es más fácil que los médicos continúen tratando los síntomas en vez de las causas y que las compañías farmacéuticas desarrollen nuevos medicamentos, con los consiguientes beneficios, que cambiar el sistema de abastecimiento de alimentos del país.

Y eso lo sé porque yo fui una chica estadounidense normal, que creció comiendo lo que comían todos los que me rodeaban: me encantaban la pizza, la comida rápida, las tartas precocinadas, los dulces y todo aquello que estuviera envasado o hubiera sido sometido a un procesado industrial. Fue así como me vine abajo estrepitosamente y terminé por caer enferma, realmente enferma.

LA COMIDA BASURA Y YO

Antes de continuar, desearía compartir mi vida con los lectores, explicando cómo crecí y qué fue lo que me llevó a dedicarme a la investigación y el activismo en favor de una alimentación saludable.

Mi padre nació en la India y fue el primero de nuestra familia en emigrar a Estados Unidos. Vino para conocer y vivir el Sueño Americano. Cuando sus padres (mis abuelos) lo emplazaron para que regresara a la India para contraer matrimonio, en una boda dispuesta según la tradición, le fue presentada mi madre junto a un amplio grupo de otras mujeres, todas ellas en fila. Enseguida supo que mi madre era la elegida, puesto que ninguna de las otras podía comparársele. Una de mis tías me ha contado esa historia cientos de veces.

Pensando que se trataba de un viaje de fin de semana para conocer a un caballero, mi madre no podía siquiera imaginar que pocos días más tarde se casaría y haría un viaje de luna de miel a Estados Unidos, donde viviría el resto de su vida. Ni siquiera tuvo tiempo de embalar todas sus cosas. Mi padre amaba tanto Estados Unidos que no solo trajo al país a su esposa, sino también a otros muchos miembros de su familia, ayudándoles a obtener la ciudadanía y conseguir trabajo y todo lo necesario para que llevaran una vida confortable. Mi tía, por ejemplo, encontró trabajo en McDonald's, donde comíamos con frecuencia.

Mis padres se instalaron en Charlotte, Carolina del Norte. Como muchas otras ciudades del sur de Estados Unidos, la ciudad contaba con numerosos establecimientos de cadenas de restaurantes muy populares, que servían platos en los que abundaban las frituras, rebozados y salsas. Todo el mundo comía en ellos cuando yo era niña. También adquirían alimentos en cadenas de supermercados locales, como Harris Teeter y Food Lion. En mi barrio abundaban los locales en los que se podían adquirir algunos de los productos de alimentación menos saludables del mundo: todo tipo de ería industrial, sándwiches de helado, patatas fritas y otros productos fritos prefabricados, barritas de chocolate, y así sucesivamente. Y yo los engullía sin inmutarme, y sin darme cuenta, que el niño con el que solía jugar padecía un grave sobrepeso. Los demás niños se reían de él en el colegio. Podría pensarse que debería haberlo sabido, pero por aquel entonces yo ignoraba cuáles eran las posibles consecuencias de la mala alimentación.

Mi padre y mi madre tuvieron a mi hermano primero y, siete años más tarde, nací yo. Me llamaron Vani, nombre que yo odiaba de niña, porque mis compañeros de clase se reían de él porque no sabían pronunciarlo correctamente, pero, en hindi, ese nombre significa «voz», lo que no deja de resultar profético, puesto que con el tiempo yo llegaría ciertamente a dar voz a un importante mensaje. Cuando era pequeña, me gustaba ir a la tienda de comestibles con mi madre y allí me quedaba fascinada frente a las cajas de cereales, con los muñecos dibujados en las cajas, devolviéndome la mirada. Pensaba que los cereales sabían mejor si en la caja aparecían muñecos y tiraba de la chaqueta de mi madre para que los comprara. Alguna vez robé alguna golosina (porque mi madre no quería comprármela) y la guardaba en el bolsillo hasta llegar a casa. Después la ocultaba en un cajón de un mueble que había cerca del sofá del salón para comérmela más tarde a escondidas.

Crecer en una ciudad del sur de Estados Unidos siendo la única niña de origen indio de la clase no siempre era fácil. Yo quería congeniar con mis compañeras. Quería ser como ellas y por eso comía lo mismo que ellas. Evité la cocina de mi madre desde el primer momento. Es una de las mejores cocineras de comida india que conozco y pensar en que, en realidad, no llegué a comprobarlo hasta después de los veinte años me deprime profundamente.

Mamá solía preparar dos comidas al día: lo normal es que fuera magnífica comida vegetariana india para mi padre y ella, mientras que mi hermano y yo podíamos comer lo que quisiéramos, no había reglas. Si queríamos hamburguesas de McDonald's, nos las compraba; si se nos antojaba comida de Wendy's, otro tanto. Si queríamos barritas de mozzarella, nos las hacía en la freidora. Uno de mis platos favoritos eran los filetes rusos con puré de patatas, que no había más que sacar del congelador y calentar unos minutos en el microondas. Nuestras tartas de cumpleaños siempre las comprábamos en la sección de congelados de la tienda de alimentación o en establecimientos de comida rápida. La celebración de mi sexto cumpleaños en Burger

King fue todo un acontecimiento para mí. Mi madre no estaba muy familiarizada con la comida americana, por lo que solía recurrir a «expertos»: platos congelados, atestados de conservantes, mezclas para pasteles en polvo de la marca Betty Crocker, con todo tipo de grasas *trans* y colorantes artificiales o latas de sopa Campbell's, con aditivos como el MSG, y muchos otros.

Yo era una niña bastante quisquillosa para la comida. Comía todo en seco, sin salsas de ningún tipo. Durante un viaje con mis padres a Chicago, pedí en un Burger King un croissant relleno: no sabía exactamente de qué se trataba y recuerdo que comerlo resultó algo realmente grotesco. Lo único a lo que no ponía reparos eran los dulces. Los tomaba en grandes cantidades en el sofá cada noche con mi padre (que con el tiempo acabaría por desarrollar una diabetes de tipo 2). Era adicta a ellos. Para mi familia y mis amigos, yo era la reina de los dulces. Conocía todas las marcas y todos los sabores y siempre tenía uno a mano.

En mis fotos de niña, casi siempre aparezco con uno, lo que me hace pensar que nadie hacía nada por quitármelos.

Junto a estos hábitos alimentarios, tanto mi hermano como yo teníamos otros problemas. Los dos padecíamos alergias, asma y trastornos gástricos y de piel. Mis padres nos llevaron a varios médicos, intentando encontrar un tratamiento que nos curara. En consecuencia, los dos tomábamos varios medicamentos y casi todos los años pasábamos al menos un ciclo de tratamiento con antibióticos y esteroides. Había tenido eccemas desde pequeña, pero en mis años de estudiante de bachillerato la erupción me llenaba casi toda la cara. Cuando tenía 18 años, mi hermano me llevó a Europa, visitamos ciudades y lugares increíbles, pero en todas las fotos que hicimos, en la piel de mi cara aparece una extensa mancha roja.

Por naturaleza, soy bastante decidida y franca. Sin embargo, por aquel entonces intentaba evitar todas las situaciones en las que pudiera haber una cámara de fotos, como bodas, fiestas de cumpleaños o cualquier otra celebración. En aquellas imágenes siempre aparezco procurando esconderme al fondo, lejos del objetivo, y en todas ellas mi aspecto era muy poco sugestivo. No recuerdo un solo día en el que no pensara en el aspecto de mi piel: nunca me sentía atractiva.

También empecé a engordar. Debido al asma y a las distintas alergias, la ganancia de peso trajo consigo años de auténtica amargura. Por aquel entonces, no asociaba todos estos problemas a lo que comía. No tenía a quien consultar ni tampoco una base de conocimientos que me permitiera decirme a mí misma que los alimentos que tomaba estaban intoxicándome y convirtiéndome en obesa.

En el instituto tomé una decisión que condicionaría mi vida para siempre: dejé el equipo de animadoras y me inscribí en el grupo de debate. Dedicaba gran parte de mi tiempo libre a pensar en el tema de debate que se estuviera tratando y así comencé a saber considerar los distintos aspectos que toda cuestión tiene, tanto desde la perspectiva positiva como desde la negativa. A partir de esa experiencia aprendí a discutir y argumentar desde diferentes puntos de vista. En mi etapa de integrante del grupo de debate pasaba más tiempo en la biblioteca estudiando los temas a debatir y el modo en el que superar a mis contrincantes que haciendo el propio trabajo escolar. Estaba obsesionada. En aquella época aún no existía Google, así que teníamos que pasar inacabables horas en bibliotecas, investigando y fotocopiando revistas y periódicos que nos sirvieran como base de argumentación en los torneos de debate. Recuerdo estas competiciones como una de las experiencias más apasionantes de mi vida. Llegué a ganar un notable prestigio a nivel nacional, participando en el acreditado torneo de debate de Harvard y en el Torneo de Campeones y siendo requerida para participar en grupos de debate de universidades de todo el país. No podía imaginar en aquel momento que de este modo estaba perfeccionando capacidades que me servirían, y de qué manera, en mi posterior etapa como investigadora y activista en favor de la alimentación sana.

No obstante, mis padres y mi hermano acabaron por convencerme de que no debía convertirme en un debate viviente, por lo que abandoné el grupo en la universidad para concentrarme en lo que realmente estaba estudiando: informática, la llamada del futuro.

Cuando terminé mis estudios universitarios, recibí una oferta de trabajo de Accenture, una de las principales compañías de consultoría de gestión. Fui la única mujer de mi promoción que recibió una oferta de tan prestigiosa firma, por lo que pensé que me había tocado la lotería.

Sin embargo, me sentía bastante intimidada. Todo el mundo trabajaba hasta la extenuación, a veces hasta ochenta horas por semana. Para seguir ese ritmo, volví de nuevo a imitar a mis compañeros. Seguí otra vez la pauta de comer intentado adaptarme a las circunstancias, por lo que mantenía los hábitos de alimentación de los que trabajaban conmigo. A diario, la empresa encargaba servicios de comida en los restaurantes cercanos, por lo que comíamos deprisa para volver enseguida al trabajo. Recuerdo que solíamos comer pollo a la parmesana, pasta, carnes a la barbacoa y donuts y bollos de la marca Krispy Kreme. Trabajaba durante jornadas de doce horas, alternando cuatro días de turno de día y cuatro de turno de noche, además de tener que realizar infinidad de viajes de negocios. Engordé doce kilos en apenas tres meses.

Y el peso no era lo único: los eccemas aún continuaban dándome problemas. Pensaba que mi estado era incurable. Mis alergias no remitían y tenía que tomar todo tipo de medicamentos para tratar tanto la alergia como el asma. Me sentía desbordada.

Después de concluir un importante proyecto, me encargaron un trabajo que debía realizar en mi ciudad natal, Charlotte, de modo que al menos durante unos días no tendría que viajar. Hacer una pausa en los viajes y en las agotadoras jornadas de trabajo hasta altas horas de la noche supuso un desahogo, aunque seguía comiendo mal. Como tantas otras personas, me convertí en adicta a la comida tratada químicamente. Fue a partir de ese momento cuando mi vida cambió.

MI DESPERTAR

Era el mes de diciembre de 2002. Al salir del gimnasio me paré en un establecimiento de la cadena Chick-fil-A, una de las grandes cadenas de comida rápida de Estados Unidos, para comprar un bocadillo de pollo de menos de 300 calorías. Por entonces creía que eso era un alimento saludable y tomaba tres o cuatro de esos bocadillos cada semana, a veces más.

Al llegar a casa, caí al suelo al sentir en el estómago un dolor punzante más intenso que ninguno de los que antes había soportado. Llamé a mi hermano que, a su vez, llamó a mis padres. Todos me llevaron rápidamente a urgencias. El dolor me hacía retorcerme en la sala de espera.

Tras examinarme, el médico que me atendió me dijo que no era nada grave y me mandó a casa, indicándome que tomara un ibuprofeno cada cuatro o seis horas. Pero la medicación no funcionó. El dolor persistía implacable. A la mañana siguiente mis padres me apremiaron para que acudiera a la consulta de mi médico de cabecera, quien me diagnosticó una apendicitis aguda y me remitió con urgencia a los servicios de cirugía. Allí me extirparon el apéndice de inmediato.

A lo largo del mes de diciembre, habitualmente festivo y lleno de celebraciones, estuve en casa recuperándome. La recuperación de una operación de apendicitis en una persona normal suele durar como promedio una o dos semanas. A mí me llevó casi cuatro. No sabía entonces que ello se debía a que mi cuerpo estaba extremadamente enfermo y debilitado por todos los alimentos procesados que había estado tomando.

Los médicos especializados en el tema afirman que la apendicitis es un cuadro que se presenta de manera más o menos aleatoria. Creo que en mi caso los malos hábitos nutricionales fueron la causa de que me sucediera algo tan terrible. Todo mi cuerpo estaba inflamado, por lo que es fácil comprender el motivo por el que un órgano de mi sistema digestivo también lo estuviera.

Aquellas semanas se me hicieron interminables. Estando postrada en cama, mientras los demás se dedicaban a hacer compras y a celebrar las fiestas, establecí un compromiso conmigo misma: a partir de ese instante mi salud se convertiría en mi principal prioridad.

Tan pronto como recuperé energías, me dediqué resueltamente a aplicar las capacidades que había aprendido en los grupos de debate y a investigar cuáles eran los alimentos más nutritivos y saludables. Decidí asimismo llegar a comprender y conocer qué era lo que contenían los alimentos que había venido tomando, qué era, en primer lugar, lo que había hecho que cayera enferma. Estaba realmente obsesionada con este proceso de descubrimiento y me entregué con vehemencia a la investigación de todo lo que tuviera que ver con el tema: aditivos de nombre impronunciable, colorantes obtenidos a partir de productos petroquímicos o de insectos desecados y molidos, conservantes cancerígenos y muchos otros...

Cuanta más información obtenía mayor era mi indignación. No podía creer que mi helado de vainilla contuviera una secreción anal de los castores, que en los macarrones con queso hubiera alquitrán de hulla, que el pan tuviera los mismos aditivos de las colchonetas de yoga o las suelas de los zapatos o que las patatas fritas prefabricadas contienen el mismo ingrediente que la masilla blanda con la que juegan los niños. No podría haber imaginado ni por aproximación que muchos «condimentos naturales» se elaboran en realidad a partir de despojos animales o que el chile con carne precocinado contiene vidrio pulverizado (arena de vidrio). Investigando descubrí que los organismos genéticamente modificados (OGM) son comunes en los platos preparados. Ello significa que algunos de nuestros alimentos contienen genes extraños a la especie humana para hacerlos más duraderos, menos sensibles a las plagas o, en general, más resistentes, creándose un escenario propio de lo que en inglés se ha dado en llamar *Frankenfood*, evocando el mito del monstruo de Frankenstein asociado en este caso a los alimentos transgénicos. Por otro lado, a lo largo de los últimos quince años, la carne y los lácteos que tomamos han procedido de vacas a las que se les inyectan hormonas y a cuyos piensos se les añaden antibióticos para aumentar su producción.

A otro nivel, no deseaba realmente creer los hechos que iba conociendo. En cierta manera quería cerrar los ojos y taparme los oídos. Yo nunca autoricé a nadie para que convirtiera mi cuerpo en un vertedero de residuos tóxicos ni para que hiciera con él experimentos científicos. Todo lo que había estado introduciendo en él a través de la comida procedía de fábricas de productos químicos, había sido tratado con ellos o se había modificado genéticamente, para hacer que las grandes empresas alimentarias fueran cada vez más ricas y que yo estuviera cada vez más enferma.

LA LIBERACIÓN DE LOS ADITIVOS ALIMENTARIOS: MI TRANSFORMACIÓN

Mis propios problemas crónicos de salud me llevaron a establecer una conexión con los alimentos, un vínculo que adquirió sentido cuando empecé a estudiar los efectos de ciertos compuestos químicos sobre el organismo. Aprendí a desintoxicar mi cuerpo saturado de toxinas y, cuando lo conseguí, todos mis problemas de salud comenzaron a desaparecer.

Adelgacé doce kilos. Mi eccema, supuestamente incurable, se desvaneció por completo y mi piel recuperó su tersura. Mis trastornos gástricos se disiparon y mi ansiedad cedió por fin. Dejé de tener que tomar medicamentos, tanto recetados como de libre dispensación.

Hoy la gente me pregunta qué hice para lograr esa transformación. No seguí ninguna dieta, no fui a ningún gimnasio ni tuve que recurrir a ningún régimen especial de belleza. De hecho, mi transformación no tuvo en realidad nada que ver directamente con la pérdida de peso, la mejora de la piel o la desaparición de las alergias. Esta no eran más que consecuencias de una resolución que tomé de manera radical: *liberarme de toda relación química con los alimentos.*

Mis amigos y mi familia fueron testigos del giro de 180 grados que se produjo en mi salud y en mi aspecto. Todos me preguntaban cómo había logrado cambiar tan radicalmente. Aún hoy mi tía continúa jurando y perjurando que me había hecho algo en un quirófano. Y ciertamente, hice algo, aunque no tenía nada que ver con la cirugía estética. Lo que hice fue analizar a conciencia, aplicando pautas de pensamiento intencional, todo lo que aportaba a mi cuerpo una vez conocido el grado de contaminación de los alimentos que ingerimos.

Todas las personas que conocía me animaban a crear un blog y a incorporarme a las redes sociales, con objeto de compartir mi experiencia y mi nueva forma de vida. Así lo hice. Comencé a trabajar en el blog en 2011, con el objetivo de que la gente conociera los ingredientes de los alimentos que consumen y con la finalidad de enseñarles las pautas a seguir para mantener un estilo de vida saludable, basado en los alimentos orgánicos y libres de aditivos. Con un seudónimo ciertamente poco convencional, como Food Babe, he sido capaz de hacer frente a los grandes gigantes de la industria alimentaria y de plantearles ataques a los que nunca antes habían estado expuestos. Sin embargo, el nombre no fue idea mía, sino de mi marido. En principio, quise darle al blog un nombre completamente distinto, algo así como «Eat Healthy Live Forever.com», pero él me dijo que nadie recordaría eso. Y así surgió la idea de llamarlo «Food Babe».

Al principio me mostraba algo escéptica. Es un nombre corto y resulta entrañable, pero tal vez sonara demasiado egocéntrico. ¿Sería capaz de encarnarme en el personaje, de convertirme yo misma en Food Babe?

A pesar de mis dudas, seguí el instinto de mi esposo y me plantee la idea de enseñar a todos cómo llegar a convertirse en Food Babe.

Dado que aún trabajaba en el mundo empresarial, mantuve mi identidad en secreto y nunca cité mi nombre real en el blog, Siempre firmaba cada post del blog como «Food Babe» hasta que dejé mi empleo y realmente empecé a comprender que mi misión en la vida iba a ser este trabajo.

Mi creciente desconfianza en el sistema predominante de abastecimiento de alimentos me llevó a investigar a fondo a las grandes empresas alimentarias. En ningún momento me reprimí. Escribí sin el menor temor sobre las injusticias que descubría. Mi blog atrajo a millones de personas que deseaban que los grandes consorcios se hicieran responsables de sus actos y compartieran información esencial para su salud y para la de sus seres queridos.

En la actualidad mis lectores se han convertido para mí en lo que yo llamo la Legión Food Babe, en un ejército de personas que no solo se preocupan por lo que comen ellas mismas y sus familias, sino por lo lo que todos comemos, esforzándose denodadamente porque los alimentos que tomamos sean más saludables. Enérgico y asombroso, su activismo colectivo se ha convertido en una potente voz en Estados Unidos. Juntos podemos ahora plantear peticiones a las grandes compañías que nos están envenenando y podemos promover la concienciación sobre la contaminación de los alimentos. En la actualidad no soy yo la única que ha recobrado su salud, sino que son ya miles de miembros de la legión Food Babe los que la han recuperado también.

Con energía perseverante y con una arraigada motivación, continuaremos diciendo lo que pensamos o consiguiendo que las grandes corporaciones hagan cambios. Hemos de ser inasequibles al desaliento. He adquirido conciencia de que cuando crees en algo y compartes la verdad, la gente toma la iniciativa.

Paradójicamente, debo estar agradecida a mis antiguos malos hábitos de alimentación, por ser ellos la razón de que pudiera finalmente abrir los ojos y abordar una nueva forma de vida que me ha aportado un mejor estado de forma y más belleza, luminosidad y energía de los que nunca hubiera podido imaginar.

DEJEN DE PONER EN PELIGRO SU SALUD

Cuando alguien deja de hacer que las sustancias químicas tóxicas invadan su cuerpo, automáticamente pasa a estar más delgado, a resultar más atractivo y a encontrarse más sano y con mayor vitalidad que nunca. De hecho, permítanme plantear algunas preguntas:

- ¿Siempre hay unos kilos de más que nunca desaparecen, a pesar de las dietas que se puedan seguir?

- ¿Les gustaría conocer el contenido real de lo que compran y de lo que comen?
- ¿Les resulta difícil concentrarse en lo que hacen a lo largo del día?
- ¿Toman demasiados alimentos procesados y pocos naturales?
- ¿Desean tener un aspecto más sano, atractivo y vivo?
- ¿Se están planteando configurar y seguir una dieta a base de alimentos orgánicos saludables y carentes de aditivos?
- Si la respuesta a estas preguntas es afirmativa, *El método Food Babe* es sin duda para ustedes.

A medida que avancemos juntos a lo largo de este libro, no solo trataremos cuestiones referidas al contenido perjudicial de lo que comemos. En él también se puede conocer una amplia variedad de alimentos de consumo seguro y saludable y se ofrece un práctico programa, de 21 días de duración y de fácil seguimiento, y planes de alimentación libre de aditivos, que contribuirán a configurar el camino hacia la consecución de un estado más saludable y vital, de un aspecto más atractivo y más esbelto.

La acumulación de productos, dietas, regímenes y tratamientos no es la solución. Lo más importante es liberarse de los elementos contaminantes de los alimentos y recuperar el sentido común sobre lo que realmente son los alimentos saludables y naturales. *El método Food Babe* permite hacerlo, tomando conciencia de que los alimentos que comemos determinan en buena medida nuestra salud y nuestro bienestar futuros. He recopilado la información que he obtenido y el trabajo que he realizado para elaborar un plan aplicado a la vida diaria.

TRANSFORMEN SU PESO, SU SALUD Y SU VIDA EN 21 DÍAS

En *El método Food Babe* es posible aprender a alcanzar una serie de objetivos:

- Desarrollar un conjunto de 21 hábitos positivos y duraderos, poniendo en práctica uno cada día, que permiten liberarse de los alimentos contaminados con compuestos químicos y de sus efectos.

- Seguir una dieta de alimentos realmente naturales que permita trasformar la propia configuración corporal, la vida y la salud.
- Reemplazar los alimentos que engordan, envejecen y debilitan por otros sabrosos y realmente saludables.
- Aprender a interpretar las etiquetas de información nutricional y a evitar los alimentos que puedan ser perjudiciales para la salud.
- Aprender a detectar la información que la industria alimentaria intenta intencionadamente ocultar.
- Añadir a la propia dieta algunos alimentos de alto valor nutricional que contribuyan a eliminar las toxinas del cuerpo.
- Adquirir alimentos orgánicos y naturales que no sean muy costosos.
- Elaborar platos sin aditivos con ayuda de sencillas y deliciosas recetas.
- Estar preparado para cualquier situación, desde hacer la compra en la tienda de alimentación hasta comer en un restaurante sofisticado.

Créanme, en apenas 21 días podrán contar con los conocimientos necesarios para tomar en cada caso la decisión correcta y debidamente fundamentada en la información adecuada. En el curso del proceso podrán perder peso y, lo más importante, desarrollar una serie de hábitos que permitan llevar un estilo de vida sano y ecológico, presentar un aspecto más sano y sentirse mejor, ya para siempre.

En el pasado pensaba que yo era de una especie distinta a la de las personas atractivas que me rodeaban. Siempre iba, primero a la escuela y la universidad, y luego al trabajo, con esa idea. Pero la especie extraña no era yo. Mi estado era consecuencia de las sustancias nocivas que ingería, por mérito exclusivo de la industria de la alimentación. Durante años viví la vida de espaldas a la salud y al sentido común. Pero al final salí vencedora en mi larga batalla contra mi cuerpo, contra mi especto físico y contra mí misma.

Todos podemos hacerlo. Solo hay que desafiar a las grandes compañías alimentarias e irse liberando gradualmente de los compuestos químicos innecesarios presentes en los alimentos. No se trata de un proceso que dure diez o veinte años. Bastan apenas 21 días.

Desearía que este libro se convirtiera en su biblia personal. Subrayen palabras, destaquen frases, hagan marcas en las páginas. Con él podrán aprender a convertirse en investigadores de los alimentos, en activistas y estudiosos de la nutrición sana, y contarán con los conocimientos precisos para tomar el control de su vida y para desarrollar un programa que da resultados espectaculares y permanentes. Les invito a que hagan ese viaje conmigo.

El método Food Babe lleva implícita en sus páginas una profunda y radical transformación física y emocional.

PARTE I

ESOS ASTUTOS HIJOS DE...

CAPÍTULO 1

NOS HAN ENGAÑADO

CADA BOCADO DE ALIMENTO y cada vaso de agua que bebemos son potenciales fuentes de sustancias químicas tóxicas, entre las que se cuentan residuos de pesticidas, conservantes, saborizantes y colorantes artificiales, azúcares y grasas de alto poder adictivo, organismos genéticamente modificados, y muchas otras. Estas toxinas pueden desplazarse hacia los órganos del cuerpo, asentándose en ellos, en especial en el hígado, los riñones, el tubo digestivo y los pulmones, causando graves daños. Actualmente, los investigadores culpan a los alimentos sobrecargados de compuestos químicos del drástico aumento de los casos de obesidad, cardiopatía, síndrome de fatiga crónica, infertilidad, demencia y otros trastornos mentales y de otras patologías. Nuestro sistema alimentario está en una situación ciertamente lamentable y, como consecuencia de ello, también lo estamos nosotros.

UNA ACTIVISTA ACCIDENTAL

Hace ya varios años, después de tomar conciencia de que podía vivir una vida libre del yugo de los alimentos llenos de toxinas químicas, me embarqué en un emocionante e inolvidable viaje. Por aquel entonces escribía en mi blog por las noches, mientras mi carrera en el ámbito de la consultoría comercial parecía ir viento en popa. Sin embargo, me sentía como si estuviera viviendo una doble vida. Soy curiosa por naturaleza. Me gusta conocer todo lo que se puede saber de una situación. No puedo imaginar nada peor que no experimentar cosas y circunstancias nuevas, ya se trate de un alimento ecológico, un libro o un país extranjero que visitar.

Así, cuando descubrí el yogur helado de la marca Yoforia, que me pareció más sabroso que los de otras marcas, empecé a tomarlo como si no hubiera un mañana. Yoforia había abierto una tienda en centro comercial al que solía ir, que se convirtió en mi lugar preferido para hacer una parada y tomar algo.

Yoforia anunciaba sus productos como ecológicos. En las paredes del establecimiento había grandes carteles que proclamaban «Lo ecológico sabe mejor». Con este tipo de mensajes, el yogur no podía tener más que ingredientes ricos y saludables. Además, era posible tomarlo con un aderezo a base de fruta fresca.

Recuerdo que un día en el trabajo mi compañera Rachel me dijo que el día anterior se había dado el capricho de comprar un gran bol de yogur helado Yoforia y que estaba para morirse. Se me hacía la boca agua; no veía el momento de tomar uno.

Sin embargo, hubo algo que me hizo pensar: con tantos sabores como ofrecía ¿qué ingredientes utilizaría Yoforia para conseguir tal variedad? Fui a algunos establecimientos de la cadena y pregunté. Nadie supo decirme cuáles eran los componentes del yogur; tampoco podían consultarse en Internet.

Intenté ponerme en contacto con la empresa por correo electrónico. Silencio administrativo. Así que empecé a sospechar.

Finalmente, convencí a uno de los empleados de que me diera una bolsa con el producto en polvo que añadían al yogur y me puse a investigar, llegando a la conclusión de que había un lado oscuro en mi helado favorito. El principal ingrediente orgánico era la leche. Pero el resto ¡eran grasas *trans*, colorantes alimentarios y todo tipo de conservantes y aditivos a cual más nocivo!

Me habían engañado. Rachel había sido engañada. Muchas personas inocentes habían sido burladas por el *marketing* de Yoforia. Quise que todo el mundo conociera la historia, por lo que la conté en el blog foodbabe.com. Hice especial hincapié en el hecho de que se trataba de un fraude: el producto se comercializaba como ecológico, pero no se revelaba la lista completa de los ingredientes que lo componían. Sin yo saberlo, mi artículo se hizo viral entre un amplio grupo de clientes habituales de Yoforia.

Entonces sí hubo reacción. El consejero delegado de Yoforia montó en cólera ante la ineficacia del servicio de atención al cliente de la empresa y me escribió personalmente una carta disculpándose y afirmando que ya se estaba trabajando para modificar los ingredientes.

Honestamente, la carta estaba llena de excusas. No obstante, meses más tarde me encontré con ese alto cargo en persona en una feria de alimentación y discutimos la cuestión. Utilizando todas mis habilidades aprendidas en los torneos de debate universitarios, objeté que el yogur helado de Yoforia no era exactamente algo que pudiera considerarse saludable, o incluso natural y que, en mi opinión, resultaba muy engañoso utilizar los términos «ecológico» u «orgánico» de manera tan destacada para promocionarlo. Me parecía que la publicidad de Yoforia era fraudulenta y así se lo hice saber. Tras esa reunión el consejero delegado cedió e indicó al departamento de *marketing* que se incluyera la información sobre los ingredientes en la página de Internet de la empresa. Sin embargo, hasta la fecha los ingredientes no se han modificado y Yoforia continúa utilizando mensajes publicitarios engañosos. En cualquier caso, me quedé anonadada ante la influencia de mi blog y pensé «Si puedo conseguir que una compañía cambie a mejor, es posible que suceda lo mismo con otras empresas responsables de casos similares».

De esta manera, casi inadvertidamente, entré en el mundo de los estudios de mercado y del llamado periodismo ciudadano o social. Estaba convencida de que si las compañías alimentarias no modificaban su manera de actuar, continuaríamos sufriendo las consecuencias de los peligrosos aditivos que se incorporan a lo que comemos. Sabía que, simplemente como una chica normal que escribe en su blog, tenía posibilidades de conseguir que las grandes corporaciones de la alimentación cambiaran sus políticas. Fue así como me convertí en activista de la nutrición, como afloró mi pasión por mostrar toda la verdad sobre la industria alimentaria.

¿SON LOS DE CHIPOTLE «ALIMENTOS CON INTEGRIDAD»?

La experiencia de Yoforia me animó a ponerme manos a la obra. ¿Decían la verdad o mentían las otras cadenas que lanzaban mensajes de «*marketing* saludable»?

Decidí investigar a Chipotle —una de las grandes cadenas de comida *tex-mex* de Estados Unidos— debido a su eslogan: «Alimentos con integridad». Curiosamente, observé que en su página web no se especificaban los ingredientes contenidos en los productos que ofrecía, cosa que, ya de partida, me hizo mostrarme más que escéptica. Llamé a la sede central de la compañía para intentar saber el motivo.

«¿Es alérgica a algo?», fue la respuesta del representante de Chipotle con el que hablé.

«¿Por qué necesito ser alérgica para saber lo que hay en su comida? ¿No tengo acaso derecho a saber lo que como?»

«Lo siento, pero no le puedo proporcionar los ingredientes.»

Sin desanimarme, fui a varios establecimientos de la cadena formulando la misma pregunta. En ninguno de ellos me dieron la información hasta que, finalmente, un empleado de uno de sus restaurantes me puso en antecedentes.

Así pues, afirmé alto y claro en mi blog que nadie puede confiar en una empresa que se niega a revelar los ingredientes de la comida que vende: «¿Cómo podemos fiarnos de lo que Chipotle define como "alimentos con integridad" cuando se niegan a mostrar sus ingredientes en su página web y a enviar información al respecto a las personas que la solicitan?».

El público, airado y frustrado, se abalanzó en las redes sociales sobre las páginas de Chipotle; algunos incluso pusieron en marcha una petición *on-line* en mi nombre para ejercer presión sobre la empresa a fin de que proporcionara información veraz sobre en modo en el que elaboran sus alimentos. Reunimos 2.000 firmas casi de inmediato.

Creo que lo que más indignó a la gente fue la información que Chipotle se negaba a hacer pública y que yo ya había descubierto. Por ejemplo, ocultaban que las tortillas para sus famosos burritos contenían grasas *trans*, varios de los platos de sus menús contenían maíz o soja manipulados genéticamente y casi nada en ellos era de cultivo ecológico.

Chipotle había sufrido una publicidad negativa de tal alcance que sus propios directivos se pusieron en contacto conmigo para concertar una cita.

En la reunión se comprometieron a hacer pública la información sobre sus ingredientes.

Al principio no los creí, pero, aun así, les ofrecí mi ayuda. «Escuchen», les dije, «ya que ustedes saben lo que contiene su comida, hacer públicos sus ingredientes es verdaderamente muy fácil. ¿Por qué están tardando tanto en hacerlo? Yo puedo ayudarles a mostrarlos *on-line* sin ningún coste por su parte. Sé cómo funcionan las páginas web y puedo ayudarles a hacerlo en muy poco tiempo. Basta con descargar un PDF en la página y mañana estará todo listo».

«Bueno, en realidad quisiéramos modificar alguno de nuestros ingredientes antes de enseñarlos en la web», me respondieron.

Pensé que era un buen principio.

El 22 de marzo de 2013 Chipotle me envió un correo electrónico que decía «¡Tachán!» e incluía un enlace a la lista *on-line* de ingredientes, en la que se habían incorporado notables mejoras. No solo aparecía la lista completa de ingredientes, sino que se indicaba qué preparaciones incorporaban ingredientes a base de organismos genéticamente modificados (OGM) y se expresaba el compromiso de prescindir de ellos en el futuro. También supe que estaban en proceso de corregir la composición de las tortillas para burritos. El mensaje me llegó el día de mi cumpleaños y puede decirse que es uno de los mejores regalos de cumpleaños que he recibido nunca.

¿CHICK-FIL-A O QUIM-FIL-A?

Cierto día mi marido, a quien ahora llamo cariñosamente Mr. Food Babe, llegó del trabajo con una guía nutricional de Chick-fil-A. Todo lo que pensé fue: «¡Dios mío! Espero que no haya comido ahí».

Pero no se trataba de eso. Me habló de una compañera suya de trabajo que solía comer en Chick-fil-A y de que él estaba intentando convencerla de que no continuara haciéndolo (me sentí muy orgullosa). La mujer volvió a la oficina después de comer con un folleto que enseñó a mi esposo diciéndole: «Mira, tampoco es para tanto. El bocadillo que he tomado solo tiene 390 calorías».

Él redirigió rápidamente su atención hacia la información más importante del folleto: la relativa a los ingredientes, no a las calorías. El bocadillo más consumido de la cadena tenía nada menos que ¡más de 100 ingredientes!

Tomé una imagen de esa lista con mi teléfono y la reproduje de inmediato en mi página personal de Facebook. Las reacciones que pude percibir entre mis familiares y amigos variaban desde el más completo rechazo hasta «nadie podrá detenerme hasta que pueda probar esos 100 deliciosos ingredientes».

Esas reacciones tan diferentes me sirvieron de inspiración para uno de los posts del blog que se han hecho más populares hasta la fecha, titulado «¿Chick-fil-A o Quim-fil-A?». En realidad, en el verano de 2012 escribí varios textos referidos a los nocivos ingredientes que la compañía utilizaba, desde antibióticos a GMS, OMG o TBHQ.

Hagamos un breve inciso llegados a este punto para puntualizar que es difícil encontrar un componente de mayor toxicidad que el TBHQ. Se trata de un aditivo que corresponde a la sigla de la butilhidroquinona terciaria, presente dos veces en la lista de ingredientes de los bocadillos de Chick-fil-A, una en el rebozado del pollo y otra en la composición del bollo. El TBHQ es un compuesto químico ciertamente temible. Se forma a partir de butano (un gas muy tóxico) y que solo puede utilizarse en concentraciones inferiores al 00,2% de la grasa total de un producto. ¿Cabe preguntarse cuál es la razón de ser de tal limitación? Es posible que se relacione con el hecho de que se ha demostrado que la ingestión de solo un gramo de este conservante tóxico produce todo tipo de alteraciones, tales como trastorno por déficit de atención con hiperactividad (TDAH) en niños, asma, alergia, dermatitis y mareo. En animales de laboratorio se han dado incluso casos de inducción de cáncer de estómago.

He entrevistado a padres a los que he preguntado por qué llevaban a sus hijos a los establecimientos de Chick-fil-A. Las tres repuestas más habituales eran las siguientes: «porque ellos lo piden» (¿quién está al mando, usted o sus hijos?); «porque la calidad es buena y los productos son frescos» (difícilmente con casi cincuenta aditivos en cada bocadillo), y «porque si se devuelve el juguete que dan a los niños, se consigue un helado de cucurucho que a mi hijo le encanta» (el helado tiene toda clase de azúcares procesados, grasas *trans* y colorantes artificiales).

Los posts que aludían a la compañía llegaron a oídos de sus directivos y un día, como llovida del cielo, me llegó una invitación de Chick-fil-A. En aquel momento yo estaba de viaje, viviendo en una tienda de campaña en el llamado Triángulo de Oro, en la confluencia entre Tailandia, Birmania y Laos. De repente, escuché una señal en el móvil, que indicaba la entrada de un correo electrónico. Desperté a mi marido, que estaba medio dormido, y grité: «¡Es de locos! me invitan a mí, a mí. Deben estar furiosos por lo que estoy haciendo y quieren que deje de hacerlo».

En un primer momento me sentí algo alarmada, nerviosa e insegura sobre si debía responder o no. De hecho, no lo hice de inmediato. Esperé unos días hasta que decidí que, cuando se quiere cambiar el mundo, hay que estar dispuesto a hacer frente al enemigo.

En octubre de 2012 volé a Atlanta donde tiene su sede central la compañía. Pude convencer a sus directivos de que me acompañara un operador de vídeo para grabar la reunión, de modo que pudiera informar de todo lo que sucediera. Mandaron a recogerme al aeropuerto un *cow-mobile*, una camioneta pintada como su fuera la piel de una vaca. Al llegar, lo primero que vi fue el modelo original del Batmobile, utilizado en la película *Batman*. Lo más que pude pensar fue «¡Maldita sea! Han tenido que vender muchos pollos criados en naves industriales y llenos de aditivos para comprar esta reliquia».

Pasé todo el día en sus oficinas: el trato por su parte fue amable, probablemente en un intento de ganarse mi favor. Pero eso no iba a suceder. Estaba cumpliendo una misión. Les expuse la lista de todos los puntos que me preocupaban. Durante la reunión los ejecutivos me pidieron que estableciera un orden de prioridades en mis solicitudes. Les dije que la eliminación de los colorantes era algo que había que hacer con urgencia. Me referí específicamente al que utilizaban en su helado de vainilla: «¿Por qué utilizan colorante amarillo número 5 en el helado de vainilla, un producto que en cualquier caso debe ser blanco?». La respuesta elusiva fue que antes utilizaban yema de huevo, pero dejaron de hacerlo por motivos del procesado. El argumento no me pareció nada convincente e insistí en que, de cualquier modo, debían volver a utilizar ingredientes naturales.

No obstante, mi solicitud más importante era que las aves de sus explotaciones fueran criadas en condiciones más seguras y sostenibles, con piensos carentes de antibióticos o transgénicos.

La eliminación de los antibióticos era un requisito ciertamente significativo. Cuantos más antibióticos se utilicen en nuestro entorno, menor será su eficacia en el tratamiento de determinadas infecciones provocadas por bacterias multirresistentes. El uso generalizado de antibióticos en la alimentación animal ha dado lugar al desarrollo de cepas resistentes de bacterias que, de manera cada vez más evidente, podrían acaban con la raza humana si no se comienza a hacer algo al respecto desde este preciso momento.

Hasta la fecha, Chick-fil-A ha indicado que trabajará con sus actuales proveedores en este proceso de transición, en vez de adquirir carne libre de antibióticos de otros proveedores, fácilmente disponible. Sin embargo, dicha transición se puede prologar hasta cinco años, hecho que no deja de producirme cierta angustia. Hubiera preferido que se mostraran más decididos a la hora de presionar a sus proveedores, como Tyson, Perdue, y otros, a fin de que aceleraran el proceso, o bien que consideraran la contratación de proveedores que no utilizan antibióticos entretanto. En cualquier caso, la decisión tendrá un enorme impacto en el conjunto de la industria de la comida rápida y supone una sensible presión para que otras grande cadenas asuman finalmente las pautas correctas en este sentido.

El resto de mis demandas se centraron en la retirada indiscriminada de todos los ingredientes artificiales de los bocadillos de Chick-fil-A. Hice ver a sus directivos que se sorprenderían de ver cuántas personas optarían por los alimentos ecológicos si se los ofrecieran. Incluso les prometí que si hacían que su menú fuera ecológico y sin aditivos, me disfrazaría de pollo, de vaca o de lo que ellos quisieran y saldría paseando con el disfraz en televisión.

Poco después de esa reunión recibí un correo electrónico de los directivos de Chick-fil-A, confirmando que la empresa se comprometía a:

- Eliminar el colorante amarillo número 5 y reducir el sodio en su sopa de pollo. La nueva sopa se introdujo en establecimientos de toda la cadena en 2014.
- Retirar el jarabe de maíz de alta fructosa y los colorantes artificiales de varias salsas y aderezos. Los nuevos condimentos mejorados fueron probados y presentados en 2014.
- Realizar en varios mercados pruebas con aceite de cacahuete sin TBHQ, con planes de comenzar a usar ese nuevo aceite en 2014.
- Producir y probar panecillos libres de aditivos y sin azodicarbonamida, compuesto al que suelo llamar la toxina de la colchoneta de yoga, porque forma parte de la composición de la goma de estas colchonetas. Los fabricantes de panadería y bollería industrial lo utilizan, porque da al pan un aspecto lustroso y esponjoso. Sin embargo, su composición química se ha asociado a trastornos respiratorios, por ejemplo asma en operarios de fábricas, y, cuando se calienta, produce semicarbacida, un conocido carcinógeno.

La constante presión sobre Chick-fil-A a lo largo de dos años había hecho su efecto.

LOS TRANSGÉNICOS, LA POLÍTICA Y YO

Mientras sucedía todo esto, me enfrenté en una elecciones a otras 250 personas de mi distrito y fui elegida delegada para la Convención Nacional Demócrata. En el sistema electoral estadounidense un delegado es alguien que representa a los ciudadanos de un distrito electoral en la convención política en la que se elige los candidatos de un partido a la presidencia y la vicepresidencia de la nación. A estas convenciones, que se celebran cada cuatro años, asisten políticos, medios de comunicación y gestores y directivos de todo el país. Deseaba captar su atención.

Me presenté a las elecciones para delegados con el objetivo de discutir con los dirigentes de nuestro gobierno los motivos por los que la administración Obama no había aprobado una ley que obligara a las empresas a incluir una indicación expresa en el etiquetado de aquellos de sus productos que contuvieran organismos genéticamente modificados (OGM), también conocidos como *transgénicos*. El presidente Obama había abandonado esta iniciativa. ¿Por qué lo había hecho? Contrariar a las grandes corporaciones de la agroindustria y la industria química no le ayudaría a ser reelegido en 2012. La protección de los consumidores y el cumplimiento de sus compromisos electorales eran, obviamente, cuestiones secundarias.

La modificación genética se produce cuando genes, virus o bacterias obtenidos de un organismo son inyectados artificialmente en una fruta o una verdura, en un proceso que tiene lugar en laboratorio pero no en la naturaleza. La modificación genética se lleva a cabo para que las frutas y verduras sean más resistentes o menos sensibles a la aplicación de pesticidas específicos, pesticidas que, por otro lado, están relacionados con infinidad de enfermedades.

Los OGM están presentes en más del 70% de los alimentos procesados. Las legislaciones de más de 64 países del mundo exigen que el uso de los OGM sea explicitado en el etiquetado o, en cualquier caso, regulado. Ello no sucede en Estados Unidos.

Durante las reuniones y las fiestas que se celebraron durante la semana de la convención, mantuve numerosas conversaciones sobre el etiquetado de los OGM con dirigentes, periodistas y personalidades relevantes del Partido Demócrata. Jesse Jackson, en su día candidato a la presidencia, y Rahm Emanuel, alcalde de Chicago y antiguo jefe de gabinete del presidente Obama, dijeron no saber nada sobre el tema y me hicieron repetirles dos veces la pregunta. El expresidente Bill Clinton declinó hábilmente responder y, en cambio, comenzó a hablarme del veganismo. Chris Matthews, presentador de un popular programa de entrevistas en la cadena de televisión por cable MSNBC, puso los ojos en blanco y me preguntó: «¿Cuándo se ha hablado de eso (el etiquetado de transgénicos) en uno de mis programas?».

Ahora sé el motivo por el que esa ley nunca fue aprobada.

Para llamar la atención sobre la cuestión, durante el discurso de Michelle Obama, saqué mi barra de labios, de una tonalidad llamada True Blood, y escribí en el reverso del programa de actos con grandes letras «¡Etiqueten los OGM!».

Al día siguiente ya fui preparada con rotuladores. Cuando el secretario de agricultura, Tom Vilsack, hablaba en la convención, me coloqué en la primera fila para poder expresar mi protesta justo frente a él. Me resultaba difícil escuchar lo que decía, porque estaba rodeada de operadores de vídeo y fotógrafos tomando imágenes de lo que yo hacía. Durante el resto de la convención me «asignaron» específicamente un guardia de seguridad que no me perdía de vista ni un momento y me relegaron a las filas más alejadas de la tribuna de oradores, castigo que, sin embargo, para mí mereció la pena. Si una convención no es el lugar para expresar las propias opiniones y reclamar los propios derechos no sé cuál es su razón de ser.

Más tarde, cuando volví a leer el discurso de Vilsack, pude comprobar que quien hablaba era un burócrata, no alguien dispuesto a anteponer la protección de los derechos y la salud de los ciudadanos a los intereses económicos. A pesar de que los sondeos mostraban claramente que más del 90 % de la población estaba a favor del etiquetado específico de los OGM, los dirigentes de Washington se negaban a reconocer el hecho y a obligar a las compañías a consignar la presencia de transgénicos en las etiquetas de los alimentos.

En aquella época aún continuaba con mi exigente trabajo como consultora de gestión. Tenía éxito en él y podía mantener un buen nivel de vida. El problema era que mi apasionamiento por el activismo en el ámbito de los alimentos superaba ya con creces a mi vocación por el trabajo empresarial. La suerte estaba echada. Asumí que tenía una voz y una fuerza que me capacitaban para cambiar el mundo de la alimentación. Dentro del orden general de las cosas, sentía que algo me llamaba a hacer algo más importante con mi vida, algo que tuviera consecuencias en el mundo. Fue entonces cuando empecé a considerar la idea de dejar mi trabajo. No obstante, estaba bastante inquieta. Me preocupaban el pago de la hipoteca, del seguro sanitario y de los costes de mantenimiento de mi hogar.

Tenía la impresión de estar a punto de dar un salto sin red. De todos modos, en diciembre de 2010 decidí poner fin a mi carrera profesional de trece años en el campo de la consultoría.

En los primeros meses del año siguiente no ganaba dinero y no tenía un «trabajo real». En realidad, estaba en números rojos, ya que tuve que invertir mis ahorros en la puesta en marcha de mi blog. Sin embargo, una vez dado el salto, no había vuelta atrás.

Tan pronto como pude dedicarme por completo al blog, las cosas comenzaron a cambiar de manera radical. Me dedique a él con ahínco, trabajado de la mañana a la noche. Mis artículos se hicieron virales. Uno de ellos tuvo más de 100.000 «Me gusta» en Facebook y millones de visitas.

Me di cuenta enseguida de que los últimos años de mi vida laboral habían sido un puente hacia esta nueva vía y, francamente, llegados a este punto, el dinero dejó de ser un problema. Todo lo que había aprendido hasta entonces me había servido para abordar esta nueva transición. Había sido capaz de combinar mi instinto para los negocios y mi pasión por mejorar la calidad de los alimentos. Pensaba que todo lo bueno que me había sucedido se relacionaba, de un modo u otro, con mi decisión de acometer este gran cambio.

LAS ARGUCIAS DE KRAFT

Ahora que podía dedicarme por entero al activismo, necesitaba conocer en profundidad el alcance del uso de los colorantes artificiales en el sistema alimentario. Recibí miles de cartas de padres que me contaban cómo había mejorado la salud de sus hijos tras dejar de consumir productos con colorantes. Por supuesto, los macarrones con queso de Kraft contienen todo tipo de colorantes derivados del petróleo que, al menos en un estudio, se han correlacionado con el desarrollo de hiperactividad en niños. Me dejó estupefacta el hecho de que esa compañía pudiera exponer a sus consumidores, y en especial a los niños, a tanto riesgo potencial y de que la FDA permitiera que sustancias como esas se incluyeran en la composición de los alimentos. Me planteé el objetivo de que Kraft dejara de utilizar esos colorantes. Ya lo había hecho en los productos que comercializa en el Reino Unido. ¿Por qué no hacía lo mismo en Estados Unidos?

Junto con mi amiga Lisa Leake, el 5 de marzo de 2013 dirigí una primera petición a Kraft, solicitando que retiraran los colorantes artificiales de sus macarrones con queso. En 24 horas la petición recibió más de 24.000 firmas de apoyo y esa respuesta generó una verdadera conmoción en los medios de comunicación.

Esa semana se pusieron en contacto conmigo todas las agencias de noticias habidas y por haber. Deseaban saber qué era lo que me motivaba mi queja y por qué había formulado esa solicitud a Kraft. Respondí a los reporteros que estaba hastiada de que los ciudadanos estadounidenses fueran explotados solamente en aras de la consecución de mayores beneficios para las empresas y que la industria alimentaria no podía seguir ocultándose más tiempo. Cuando fui invitada a intervenir en *The Dr. Oz Show* (popular programa de entrevistas de la televisión estadounidense que versa sobre temas médicos y de alimentación y salud) me llevé una gran alegría. Sabía que el programa era la plataforma que necesitaba para conseguir que Kraft comenzara a introducir los cambios que yo reclamaba. Ciertamente, ya había agitado muchos avisperos.

Sin embargo, mi aparición en *The Dr. Oz Show* no suponía que los cambios fueran a ser inmediatos. Kraft hizo llegar una declaración al programa en la que afirmaba que la FDA consideraba que sus colorantes artificiales eran seguros. En cambió, omitió cualquier alusión al hecho de que esos mismos colorantes ya habían sido retirados de los productos que comercializa en Europa, ya que allí es obligatorio consignar su utilización en el etiquetado. De no haber eliminado los colorantes, Kraft se hubiera visto obligada a incluir en sus productos una aviso similar a este: «Puede causar efectos adversos sobre la atención y la actividad en niños». Lógicamente, era preferible para ellos retirar los colorantes que tener que estigmatizar su marca con semejantes advertencias.

En pocas semanas recibí más de 270.000 firmas de adhesión a las peticiones. No bastaba con hacérselas llegar a los directivos del gigante alimentario. Quise entregar en mano personalmente en las oficinas centrales de Kraft todas estas solicitudes, todas estas voces de padres y madres de todo el país. Y lo hice el primero de abril, el April Fools' Day, el equivalente estadounidense al día de los Santos inocentes. Sin embargo, en este caso no había nada sobre lo que bromear.

La mañana en la «Ciudad de los Vientos», como se conoce a Chicago, era gélida. Yo vestía un grueso abrigo, guantes y orejeras para protegerme del viento glacial. La cadena Fox News Chicago me entrevistó en directo e invitó a su experto en temas médicos a que participara en la entrevista para que confirmara que al menos un estudio había constatado la correlación entre la hiperactividad y el consumo de colorantes alimentarios artificiales.

Para demostrar que la versión de los macarrones con queso que Kraft comercializaba en el Reino Unido, con colorantes naturales, tenía el mismo color y el mismo sabor que la utilizada en Estados Unidos, hice una prueba de degustación entre el público en una calle de Chicago. Varios medios de comunicación se arremolinaban a mi alrededor haciéndome cientos de preguntas.

Poco a poco se formó una pequeña multitud cada vez mayor. Sujetando una bandeja de macarrones, intentaba hablar con el mayor número de personas que me era posible. Mis dedos estaban entumecidos incluso dentro de los guantes. Casi todo el mundo, sobre todo los niños, afirmaban que la versión británica del plato tenía muy buen sabor, que les gustaba su aspecto y que no veían diferencias de color entre una y otra. Resultó gratificante comprobar que, una vez entendida la finalidad de la prueba, la mayoría optaba por los macarrones sin colorantes artificiales.

Envié un mensaje por Facebook pidiendo a mis seguidores que enviaran peticiones en mi nombre a Kraft para que sus representantes se reunieran conmigo. Y no fui la única que lo hizo. Otros muchos defensores de la alimentación saludable (y amigos personales) compartieron ese mensaje con sus seguidores: el Center for Science in the Public Interest (CSPI); el Cornucopia Institute; el consejero delegado de Nutiva, John Roulac; Zuri Allen, de GMO Inside; Leah Segedie, de Mamavation; Cheri Johnson, de Label GMOs Hollywood; Max Goldberg, de Livingmaxwell; Lisa Leake, de 100 Days of Real Food, y muchos otros.

Después del singular ardid publicitario que supuso la prueba, me dirigí a Northfield, Illinois, donde se encontraban las oficinas centrales de Kraft, para hacer entrega de las peticiones. Junto con algunos de los que me acompañaban, llevé las cajas que contenían las 270.000 firmas hasta la esquina donde se encontraba la entrada de seguridad (técnicamente ya en la propiedad de Kraft) y me sitúe en la acera para explicar en un breve discurso cuál era nuestra misión. Varios miembros de Change.org y otras personas que apoyaban las peticiones se unieron a mí en aquel gélido día.

Terminadas las alocuciones, cogimos las cajas y nos dirigimos a la entrada principal. De inmediato, una guardia de seguridad salió de su caseta y me entregó una tarjeta identificativa para que consignara mi nombre en ella. Señalándome me dijo: «Usted es la única a la que se le autoriza el paso», y nos dijo que dejáramos las cajas para que pudieran recogerlas.

Miré a mi alrededor y grité «¡SÍ!», abrazando a Pulin Modi, de Change.org, y a otros activistas que nos acompañaban. Estaba sobrepasada. Nuestra insistencia había conseguido que Kraft accediera finalmente a reunirse conmigo. Sentí el peso de las más de 270.000 voces a las que representaba. Lágrimas de alegría corrían por mi cara, dispersando el maquillaje de los ojos por cada ángulo que había en ella. Era una extraordinaria oportunidad. Mucha gente había luchado por acabar con los colorantes artificiales durante décadas.

Ya en el edificio, me encontré con los representantes de asuntos corporativos de la empresa —en la fría y tensa reunión a la que aludía al comienzo del libro.

Durante los meses siguientes mantuve la presión sobre Kraft. Seguí dando entrevistas en diversos medios de comunicación para que, con la ayuda de activistas de todo el país, se propagara el mensaje. Elaboré gráficos para favorecer el boicot a Kraft optando por otras marcas más seguras.

El público comenzó a rechazar los productos de Kraft y a adquirir más los de la marca Annie's, que no utilizaba colorantes artificiales y que vio cómo sus beneficios aumentaban en un 14 % en el siguiente trimestre. Kraft estaba sufriendo en lo que más le dolía, sus balances financieros.

Poco después, dos meses más tarde de la presentación de sus resultados trimestrales, según parece, se demostró que habíamos dado en la diana. En octubre de 2013 anunciaron que eliminarían los colorantes artificiales de tres de sus elaboraciones de macarrones con queso, hecho que consideré una rotunda victoria. Actualmente la compañía utiliza especias como el pimentón para aportar color a los productos destinados a niños, comercializados con personajes de dibujos animados, y en todas sus variedades *deluxe*. Espero que en breve extienda esa política de sustitución de colorantes a todos sus productos. La presión hace gradualmente su efecto y sé que, más temprano que tarde, la compañía realizará esos cambios.

TÁCTICAS DE MARKETING ENGAÑOSAS

Estábamos en junio de 2012. Un agente de policía estuvo a punto de expulsarme de uno de los centros comerciales en los que Subway —cadena de comida rápida especializada en la elaboración de sándwiches tipo «submarino», bocadillos y ensaladas— tiene uno de sus establecimientos, por intentar grabar en vídeo el proceso de elaboración de sus productos.

Afortunadamente, una de mis mejores amigas, Nicole, ya había grabado un vídeo de lo que necesitábamos con mi i-phone. Deseaba mostrar a la gente la «comida real» que toman en Subway.

Cuando trabajaba como consultora, comía muchas veces en Subway cuando viajaba. Consideraba que se trataba de comida sana, si bien ya había perdido la confianza en otras cadenas de comida rápida años atrás.

Por entonces no imaginaba que Subway estuviera utilizando los mismos alimentos procesados que otros establecimientos de *fast-food*. Solía pedir un *sub* vegetariano, de más de 30 cm, tomando la mitad a mediodía y la mitad por la noche, ya en el hotel.

Con el tiempo simplemente acabé por cansarme de la comida de Subway, aunque seguí viendo como mis compañeros traían a sus mesas a la hora de comer esos largos bocadillos introducidos en bolsas de plástico transparente. Uno de mis compañeros de trabajo, y buen amigo, era Wes, que comía bocadillos de Subway con su jefe casi a diario. Fue eso lo que inicialmente me llevó a investigar los alimentos de Subway. Quería que amigos como Wes supieran lo que en realidad comían. Estudié su lista de ingredientes, con todos los aditivos y conservantes que utilizaban, y me propuse que todos conocieran la verdad de lo que estaban ingiriendo.

Las compañías alimentarias utilizan todo tipo de artimañas de *marketing* para hacer creer a los consumidores que los alimentos que ofrecen son frescos y nutritivos. Subway es uno de los mejores ejemplos de ello. Según indica la propia franquicia en su página web, «Nos hemos convertido en la mejor opción para las personas que buscan comidas rápidas y nutritivas, que toda la familia puede disfrutar».

Subway pretende que sus clientes crean que ofrece comida saludable. Utilizan numerosas técnicas de *marketing* para que este mensaje quede claro. Las tácticas que más me irritan son las que aluden a pretendidos vínculos con asociaciones médicas y dirigentes de movimiento políticos o sociales, en cuyo aval el público confía.

Esta es la realidad:

Comencemos con el apoyo de la American Heart Association a Subway, calificándola como marca «cardiosaludable». No se trata más que de una farsa. Subway fue la primera cadena de restaurantes en obtener la certificación de comida cardiosaludable de la American Heart Association para ciertos productos que componían sus menús, como algunos bocadillos sin queso ni salsas. Sin embargo, la empresa muestra de manera recurrente ese pequeño logotipo en todos sus materiales promocionales y sus cuñas publicitarias, añadiendo frases que pueden llevar a pensar que todos los productos de cada uno de sus menús son cardiosaludables.

También en el caso de las ensaladas, la certificación es válida solamente para las que se sirven con el aderezo de cebolleta sin grasas que, sin embargo, contiene abundante azúcar y dimetilpolisiloxano, un aditivo presente en la masilla blanda de juguete (Silly Putty) y en los implantes mamarios. Dudo que la American Heart Association considere cardiosaludable la ingestión de este aditivo, al que en ocasiones se le añade como conservante formaldehído.

Cabe reseñar también que en las cartas, servilletas, bolsas y cajas de Subway aparece la leyenda «Doctor's Associates Inc.». ¿Qué es en realidad ese grupo? Pues bien, no es más que el nombre de la compañía propietaria de los restaurantes Subway y no guarda relación con organización médica alguna. En vez de llamar a la compañía como otras cadenas de restaurantes (por ejemplo, McDonald's Corporation, Arby's Restaurant Group, Inc.), eligieron un nombre que sugería que se trataba de una organización médica. ¿Cómo explicarlo? Según su guía para empleados, «El nombre fue elegido por los fundadores de la empresa, el doctor Peter Buck y Fred DeLuca in 1966. El doctor Buck era doctor en física y físico nuclear de profesión y Fred aspiraba a entrar en la facultad de medicina para convertirse en doctor. Así pues, les pareció que el nombre Doctor's Associates Inc. reflejaba bien su situación».

¿No parece increíble?

Pues aún hay más. El apoyo de Michelle Obama a Subway como «opción saludable» en la alimentación infantil me contraría profundamente. Creo que la Primera Dama se pone en evidencia al declarar que «el menú de Subway para niños hace la vida más fácil a los padres, porque saben que no importa qué menú Subway escojan; seguro que será una opción saludable» y que «todos sus productos cumplen con las pautas nutricionales». Estas declaraciones las realizó después de que Subway anunciara una campaña publicitaria de 41 millones de dólares dirigida a los niños, «Pile on the veggies», «Cada vez más vegetarianos», en la que se utilizaban los Muppets, los populares Teleñecos, y desarrollada en cooperación con la iniciativa promovida por Michelle Obama Let's Move, A moverse.

Estaba realmente harta de la campaña de Subway «Come fresco». Así que envié a la compañía una petición para que retiraran de su pan la azodicarbonamida, el aditivo contenido en las colchonetas de yoga al que ya he hecho referencia. Este componente estaba presente en los bocadillos comercializados en Estados Unidos, pero no en los que se vendían en Europa, Australia y Asia. ¿Por que teníamos los estadounidenses que comer aditivos para colchonetas mientras que en otros países no lo hacían?

Subway ignoró por completo la investigación sobre sus ingredientes que realicé en 2012 y en 2013 intenté aumentar la presión, grabando un vídeo de mí misma fingiendo comer un trozo de colchoneta, para llamar la atención sobre la cuestión, y llamando por teléfono y enviando peticiones por correo electrónico a sus oficinas centrales. Más de 97.000 personas apoyaron con su firma mis solicitudes.

Finalmente, el 6 de febrero de 2014 Subway anunció que eliminaría la azodicarbonamida de sus panes. Sin embargo, sus productos continúan conteniendo otros ingredientes en absoluto saludables. Todavía les queda mucho trabajo por hacer. No obstante, este primer paso parece esperanzador.

Conseguir que una empresa retire un solo componente de sus productos es ciertamente una victoria. Pero la victoria real es la concienciación de que ese compuesto no es más que uno entre los muchos ingredientes tóxicos que pueden estar presentes en un alimento. La gente comienza a ser consciente de que todos los alimentos procesados industrialmente están contaminados y a movilizarse en contra de ello. Lograr que los consumidores se movilicen y tomen iniciativas destinadas a cambiar nuestras pautas de alimentación es la auténtica piedra angular del método Food Babe.

NO CULPEMOS SOLO A LAS COMPAÑÍAS ALIMENTARIAS...

Son muchos los que me preguntan por qué dirijo mis campañas contra compañías alimentarias específicas y no contra los organismos gubernamentales responsables de la aprobación de los ingredientes presentes en nuestros alimentos. Por desgracia, en el enrevesado sistema en el que vivimos, gran parte de los alimentos no son controlados por estamentos gubernamentales, sino directamente por las grandes corporaciones que los fabrican y comercializan. Las empresas alimentarias gastan millones de dólares en ejercer presión sobre los funcionarios del gobierno para que influyan en las votaciones de leyes y normativas reguladoras y, en ocasiones, eluden también las limitaciones que el sistema impone.

¿Creen que la Food and Drug Administration (FDA) protege a la población de toda esta infraestructura? Evidentemente, no. La agencia es, de hecho, parte del problema. La mayor parte de las decisiones relativas a la composición de los alimentos se toman sin el conocimiento de la FDA y, por supuesto, sin el nuestro.

Sirva como ejemplo un sucinto referente histórico: en 1958, el mismo año en el que se inventó el hula-hop, en el que Elvis se alistó en el ejército y en el que se fundó Pizza Hut, el Congreso promulgó una ley cuya supuesta finalidad era garantizar que los compuestos químicos que se añadían intencionadamente a los alimentos fueran seguros. La norma fue conocida como Ley de enmienda de los aditivos alimentarios y supuso un instrumento positivo para la salud de la población. Sin embargo, el Congreso y la FDA no tenían forma de saber en qué medida el suministro de alimentos se vería transformado en el futuro por la evolución de la ciencia y la tecnología de la alimentación. En la época en la que aquella ley fue aprobada había unos 800 aditivos alimentarios. Una década más tarde su número llegaba a 3.000. En la actualidad se estima que unos 10.000 compuestos químicos pueden entrar a formar parte de la composición de la comida que tomamos, en muchos casos sin ningún control de su seguridad a cargo de la FDA.

El motivo de ello es el siguiente: la Ley de enmienda de los aditivos alimentarios exime a ciertos ingredientes alimentarios comunes de la supervisión de la FDA, por evaluarlos como «generalmente considerados seguros» (GRAS, por sus siglas en inglés). En 1958 el Congreso consideraba que la seguridad de algunos aditivos, como el vinagre o el aceite, era tan obvia que no merecía la pena someterlos a supervisión o prueba. Sin embargo, la aplicación de esta disposición creó un enorme vacío legal, que hace que las compañías puedan asignar a los nuevos compuestos químicos que utilizan la categoría de GRAS sin ni tan siquiera tener que notificarlo a la FDA.

En la actualidad este organismo permite a los fabricantes de alimentos realizar sus propias pruebas para determinar si un aditivo es seguro. Cuando la compañía lo considera como tal, lo incorpora a la producción sin ninguna interferencia de los organismos gubernamentales y sin el conocimiento del público. Las pruebas suelen realizarse en animales, por lo que las dosis son cuestionables, y en un plazo de tiempo relativamente breve. En definitiva, en todo este tipo de procesos predomina siempre de la manera más descarada el interés del fabricante.

De hecho, la FDA nunca ha realizado controles sobre la seguridad de más de 3.000 sustancias químicas utilizadas en alimentación, ya que la gran mayoría de las empresas ni tan siquiera comunica su uso. Se estima que la utilización de unos 1.000 compuestos químicos solamente es conocida por los propios fabricantes.

Lo más indignante es que tampoco podemos fiarnos de las listas de ingredientes que aparecen en el etiquetado para intentar saber con certeza todo lo que estamos tomando, puesto que más de 5.000 sustancias no necesitan ser mencionadas en esas listas.

Si la propia FDA no sabe lo que contienen los alimentos, ¿cómo podemos saberlo nosotros?

Es obvio que no podemos, en la medida en la que, por otra parte, el organismo regulador es muy permisivo en lo que respecta a los potenciales peligros para la salud que plantean los aditivos.

«Simplemente no disponemos de la información necesaria para responder de la seguridad de muchos de estos compuestos químicos. No sabemos cuál es el volumen de ciertas sustancias químicas que se utiliza en el suministro de alimentos.»

Michael Taylor, antiguo comisionado de alimentos de la FDA

Por ejemplo, en 1959, el aditivo alimentario carragenina contaba oficialmente con la consideración de GRAS según la FDA. Sin embargo, a pesar de ser certificada como saludable por este organismo, hay varios argumentos en sentido contrario. La mayor parte de las dudas derivan de un estudio de la Universidad de Iowa publicado en la revista *Environmental Health Perspectives* en 2001. Basándose en investigaciones desarrolladas en animales y en laboratorio, este estudio puso de manifiesto que la carragenina puede dar lugar a la formación de úlceras en el colon e incluso al desarrollo de cáncer. La revisión indicaba que la carragenina apta para uso alimentario aprobada por la FDA está a veces contaminada con carragenina no alimentaria (carragenina degradada), que es un conocido carcinógeno. Creo, por tanto, que mantener la categoría GRAS para esta sustancia obtenida de ciertas algas es cuanto menos problemático.

En 1993 la FDA concedió a Monsanto la aprobación de la hormona del crecimiento bovina recombinante (rBGH) modificada genéticamente, cuyo nombre comercial es Posilac, para su uso en las granjas de producción lechera de Estados Unidos. Esta hormona aumenta en aproximadamente un 10 % la producción de leche de una vaca a lo largo de todo su ciclo vital. Se trata del fármaco de uso veterinario más vendido en el país.

Sin embargo, el Posilac siempre ha sido objeto de controversia. De hecho cada vez son más los oncólogos que desaconsejan su utilización, ya que es posible que incremente el riesgo de cáncer de mama, colon y próstata en humanos. Salvo que se consuma leche claramente consignada como «orgánica», «ecológica» o «sin rBGH», lo más probable es que cualquier otro tipo de leche contenga esta hormona, casualmente prohibida en Europa, Canadá, Australia y Japón. Ello debería hacernos pensar.

Incluso las vacas enferman por el uso de este fármaco. Basta con leer su prospecto para comprobar la amplia serie de efectos secundarios tóxicos que se les inducen a los pobre animales. Uno de ello es la mastitis, inflamación de las ubres, que debe ser tratada con antibióticos. Desgraciadamente, concentraciones traza de tales antibióticos pueden pasar a la leche y a otros derivados lácteos, que acaban en los estantes de las tiendas de alimentación.

Otros compuestos químicos GRAS preocupantes son el butilhidroxianisol (BHA) y el butilhidroxitolueno (BHT), usados para evitar el enranciamiento de grasas y aceites en los alimentos. Estos conservantes están presentes en los cereales de desayuno, las cremas para glaseado envasadas, puré de patas instantáneo, palomitas de maíz para microondas, bollería industrial, productos cárnicos precocinados y chicles. En diversos estudios animales se ha determinado que el BHA produce cáncer, lo que ha llevado a que el Programa Nacional de Toxicología de los National Institutes of Health lo defina como «causa razonablemente previsible de cáncer en humanos». Al menos, la FDA pone límites al empleo de BHA y BHT en los alimentos. Los conservantes no pueden superar el 0,02% del contenido en grasas de un producto. Sin embargo, dado que estas sustancias químicas están presentes en un número tan alto de alimentos, ¿cómo es posible saber cuántas se ingieren? En realidad, no se puede.

Los nitritos y los nitratos (que a su vez se transforman en nitritos en el organismo) son igualmente aditivos GRAS controvertidos. Se trata de sustancias químicas añadidas con profusión a las carnes curadas, con objeto de prevenir el botulismo. Sin embargo, la cocción de estos productos a altas temperaturas y, en menor medida, su digestión producen nitrosaminas, que provocan cáncer en animales de laboratorio.

No se trata, en definitiva, más que de vagos espejismos y sucesivas cortinas de humo, que me causan una profunda indignación.

Y, por si fuera poco, hemos podido asistir a la entrada en escena de la dimensión más indecente de la política.

En 2013 un grupo de expertos en aditivos, liderado por Tom Neltner, publicó un alarmante informe en el *Journal of the American Medical Association Internal Medicine*. Estos investigadores examinaron 451 notificaciones referidas a aditivos a los que se les había asignado la categoría GRAS remitidas voluntariamente por las compañías a la FDA entre 1997 y 2012, hallando conflictos de intereses «ubicuos» en las aprobaciones de los compuestos GRAS. Casi dos tercios de estas valoraciones relativas a la seguridad fueron efectuadas por «expertos» elegidos por las propias compañías alimentarias o por empresas consultoras, mientras que alrededor de una quinta parte de las mismas corrieron a cargo de nada menos que un investigador empleado por un fabricante de aditivos.

La FDA no vela por los ciudadanos de Estados Unidos, sino por los intereses de las compañías alimentarias.

No les quepa duda: la industria de la alimentación y los estamentos supuestamente encargados de su regulación duermen en la misma cama.

¡PROTEJÁMONOS YA!

Sé que sienten preocupación por lo que está sucediendo en la industria alimentaria y no les culpo. Tras conocer mis investigaciones y las de otros y comprobar que están siendo estafados, es probable que se planteen encontrar un modo de evitar continuar sintiéndose víctimas de las circunstancias. Lo entiendo perfectamente y puedo proponer una solución.

Para mantenerse sanos y en forma es necesario tomar el control de la situación. Ningún organismo oficial, ninguna gran compañía alimentaria ni ningún estamento de cualquier otro tipo va a hacer nada por nosotros. No se puede confiar más que en uno mismo.

Sean exigentes a la hora de elegir los alimentos y sepan a ciencia cierta lo que comen. Cuanto menor sea la cantidad de alimentos procesados que se consume, mayores serán los beneficios para la salud. Lean con detalle las etiquetas, no tanto en lo que respecta al número de calorías o al contenido en hidratos de carbono de un producto, como en lo relativo a la lista de ingredientes. Coman alimentos orgánicos, reales y no procesados. esa es la mejor manera de proteger su salud. Conviene tener presente que hay más de 10.000 sustancias que se añaden a lo que comemos, y que miles de ellas no son sometidas a prueba alguna. No es necesario conocerlas todas, pero hay quince ingredientes que sí desearía que supieran reconocer. Pasemos a hablar de ellos.

CAPÍTULO 2

SOMOS LOS COMPUESTOS QUÍMICOS QUE COMEMOS: LOS QUINCE GENERADORES DE ENFERMEDAD

Es habitual escuchar la expresión «Somos lo que comemos». En el contexto que nos ocupa, convendría replantearla transformándola en «somos los compuestos químicos que comemos», ya que son esos compuestos los que hacen que nos sintamos agotados, los que producen todo tipo de problemas cutáneos, como exantemas, manchas o sequedad de la piel, los que hacen que las personas engorden y se encuentren deprimidas, por mucho que se esfuercen el seguir dietas y hacer ejercicio hasta la extenuación, los que las exponen a riesgo de padecer enfermedades potencialmente mortales, como el cáncer.

La culpa de todos esos problemas no es de quienes los padecen. Hay toda una industria que tiene interés en ocultar o encubrir los posibles efectos de las sustancias químicas que ingerimos a diario. No es solo que existan alimentos buenos y alimentos malos. No se trata solo de que haya que comer esto y no lo otro. La clave está en que hay alimentos que ayudan a encontrarse bien y otros que son perjudiciales. Más tarde analizaremos cuál es la base de esos problemas y qué hacer para evitarlos. Examinemos ahora cuáles son las sustancias que favorecen el estado de enfermedad.

LOS QUINCE GENERADORES DE ENFERMEDAD

¿En qué alimentos están contenidas estas temibles sustancias químicas? La respuesta les sorprenderá. Probablemente se encuentren en cualquiera de los alimentos, *snacks* o bebidas que hayan tomado hoy. Repasemos estos quince generadores de enfermedad.

1. HORMONAS DEL CRECIMIENTO EN LA CARNE

Cuando se come carne convencional, con ella se ingieren probablemente hormonas, antibióticos, esteroides y compuestos químicos producidos como consecuencia del temor y el estrés al que son sometidos los animales en el matadero y, en general, en el curso de sus penosas condiciones de vida.

En 2009 dos investigadores japoneses publicaron un alarmante estudio en la revista *Annals of Oncology*. En él indicaban que en Japón se había registrado un brusco incremento de los casos de cáncer asociados a hormonas en paralelo al del consumo de carne. A lo largo de los últimos 25 años los cánceres dependientes de hormonas, como los de mama, ovarios, endometrio y próstata, se quintuplicaron en aquel país. Más del 25% de la carne importada por Japón procede de Estados Unidos, donde los ganaderos utilizan habitualmente estradiol, un esteroide de la hormona del crecimiento. Los investigadores observaron que la carne estadounidense tenía concentraciones de estrógenos mucho más altas que la japonesa, debido a las hormonas que se le añadían. Este dato los llevó a la conclusión de que el consumo elevado de carne con alto contenido de estrógenos podría ser el motivo del aumento de la incidencia de estos cánceres, potencialmente mortales.

Las inyecciones de hormonas como los estrógenos reproducen la actividad de las hormonas naturales e interfieren con su función, lo que origina un manifiesto caos fisiológico. Las hormonas del crecimiento añadidas pueden alterar el modo en el que se producen, se metabolizan o se eliminan. Esta especie de «impostores hormonales» inducen, además, un patrón de crecimiento celular no natural que en ocasiones deriva en el desarrollo de cáncer.

Estados Unidos es uno de los pocos países industrializados que aún permiten que a los animales se les inyecte hormona del crecimiento. Australia, Nueva Zelanda, Canadá, Japón y todos los miembros de la Unión Europea han prohibido el uso de rBGH y rBST, como consecuencia de sus peligrosos efectos sobre la salud, tanto humana como bovina.

Los ganaderos estadounidenses engordan a sus animales inyectándoles hormonas estrogénicas, que pueden pasar de la carne que comemos a nuestro cuerpo, estimulando posiblemente el desarrollo de cáncer de mama humano, según el Breast Cancer Fund (Fondo contra el Cáncer de Mama), organización comprometida en la prevención de este tipo de cáncer mediante la erradicación de la exposición a las toxinas vinculadas con la enfermedad.

En las explotaciones ganaderas de Estados Unidos también se utilizan otros fármacos estimuladores del crecimiento, como la ractopamina, comercializada como Paylean, para su uso en cerdos, como Optaflexx, para ganado vacuno, y como Topmax, para pavos, todos ellos prohibidos en otros países. La ractopamina es un betaagonista. Cuando los animales comen, canalizan la energía que el alimento les aporta hacia las células grasas. Sin embargo, cuando se les administran betaagonistas, parte de esa energía extra es dirigida al músculo en vez de a la grasa.

Supuestamente, los betaagonistas son seguros para los animales destinados a la alimentación, puesto que no se mantienen durante mucho tiempo en sus tejidos. Se descomponen con rapidez y son eliminados antes de que los animales sean sacrificados. No obstante, los residuos de estos fármacos pasan a los suelos a través de las heces.

La organización de protección al consumidor rusa, Rospotrebnadzor, financió un estudio sobre la ractopamina. En 2014 dio a conocer una serie de datos que indicaban que ingerir productos con trazas de ractopamina hace que aumente hasta niveles inaceptables el riesgo de padecer enfermedades cardiovasculares. Ello me confirma una vez más que no hay un nivel aceptable para la ingestión de sustancias químicas.

Beber un vaso de leche pasteurizada convencional puede ser equivalente a tomar un cóctel de hormonas. Algunos productores de leche inyectan a sus vacas diversas hormonas para aumentar el volumen de leche que producen. En el estudio *Nutrition and Cancer*, realizado en 2011, se constató que la leche de vaca estimula el crecimiento de las células de cáncer de próstata en placas de cultivo, mientras que la leche de almendras lo inhibe. Interesante, ¿no es cierto?

Optar por el consumo de productos lácteos orgánicos es muy importante. La leche obtenida por procedimientos ecológicos es mucho más saludable. Un reciente estudio de la Washington State University analizó el contenido nutricional de ambos tipos de leche y concluyó que la orgánica presenta mayor cantidad de ácidos grasos omega-3 y de proteínas cardiosaludables que la convencional.

El método Food Babe: no estoy en contra del consumo de carne o de leche y derivados lácteos. Sí lo estoy en cambio de tomarlos sin conocer el modo en el que se han desarrollado y producido. Afortunadamente, hay muchas explotaciones ganaderas especializadas en la cría de ganado sostenible, orgánico y con trato humanitario a los animales. Es necesario buscar carnes de vacuno, porcino o de aves y derivados lácteos de animales alimentados en condiciones ecológicas y con hierba y pastos naturales.

Lectura e interpretación avanzada de las etiquetas

Un «aditivo alimentario» es cualquier sustancia que se añade a los alimentos durante su producción, su procesado o su almacenamiento. La mayor parte de los alimentos procesados disponibles en la actualidad están atestados de aditivos e ingredientes artificiales. Cuando lo comprendí y empecé a prestar más atención a los componentes reales de los alimentos y, en general, al contenido de la comida, mi salud comenzó a mejorar a pasos agigantados.

Hasta ahora hemos leído las etiquetas de los alimentos para conocer su contenido en calorías, grasas, azúcares e hidratos de carbono. Pero de aquí en adelante hemos de aprender a interpretarlas para comprobar que los alimentos que adquirimos no contienen aditivos o compuestos químicos nocivos. Al terminar de leer este libro serán auténticos especialistas en lectura e interpretación de etiquetas.

¿Cómo se pueden tomar las decisiones nutricionales adecuadas si no se sabe lo que contiene lo que se compra? Es necesario ser un lector e intérprete minucioso de las etiquetas alimentarias. Nuestra salud depende de ello.

---

2. ANTIBIÓTICOS

Los antibióticos se administran a menudo al ganado para que los animales engorden y pueden hacer el mismo efecto en las personas que se alimentan de su carne. ¿Cómo es posible que ello suceda? Los antibióticos matan a las bacterias saludables de la flora intestinal, los llamados probióticos, que influyen en el modo en el que absorbemos los nutrientes, quemamos las calorías y mantenemos la línea. Los investigadores han podido demostrar que las personas delgadas tienen en su flora intestinal una mayor cantidad de estas bacterias, saludables y útiles contra la obesidad, que las que presentan sobrepeso. Según el doctor Martin J. Blaser, autor del innovador libro *Missing Microbes (Los microbios desaparecidos)*, el uso de los antibióticos está cambiando nuestro metabolismo y nuestra composición corporal. En experimentos realizado en ratas, el doctor Blaser determinó que las dietas de alto contenido calórico no explican por sí solas el rápido incremento de las tasas de obesidad. Este aumento puede atribuirse también al uso excesivo de antibióticos, en especial a edades tempranas.

Como promedio, los niños reciben unos veinte tratamientos con antibióticos a lo largo de su periodo de crecimiento. En un estudio desarrollado en el Reino Unido, los investigadores constataron que los niños a los que se les prescribían antibióticos con mayor frecuencia estaban más gordos, a los siete y a los quince años, que aquellos que eran tratados menos habitualmente con estos fármacos.

Los antibióticos se han recetado sin limitaciones durante décadas, llegando sin duda a prescribirse en millones y millones de tratamientos. Sin embargo, esta sobreexposición se ha trocado en preocupación creciente. Varios estudios nacionales publicados por el US Department of Health and Human Services (Departamento de Salud y Servicios Humanos de Estados Unidos) han detectado residuos de antibióticos en carnes, leches y, en algunas ciudades, incluso en el agua de la red de abastecimiento. Ello supone que, aunque se evite que los médicos los receten, pueden llegar al cuerpo humano a través de los productos que se adquieren en las tiendas de alimentación o al beber agua del grifo. Se estima que el 80% de los antibióticos que se utilizan en Estados Unidos son administrados al ganado y es este uso excesivo lo que está dando lugar al desarrollo de bacterias multirresistentes que podrían llegar a suponer una amenaza para toda la población humana.

Los antibióticos presentes en los alimentos son difíciles de eludir. A no ser que en el envase se especifique lo contrario, puede afirmarse que la práctica totalidad de los productos cárnicos y lácteos procesados —quesos, leches, cremas y helados— contienen antibióticos en mayor o menos medida.

El método Food Babe: compren siempre productos cárnicos y lácteos libres de antibióticos. La carne que cuenta con certificado de producción ecológica está también libre de estas sustancias. Es conveniente no comer carnes ni lácteos en los restaurantes que no cuenten con este tipo de certificación.

En relación con la salud personal, yo solo tomo antibióticos cuando es absolutamente necesario, no para curarme un resfriado. De hecho, los enfriamientos suelen ser infecciones víricas y los antibióticos solo son eficaces contra las bacterias. Conviene estar absolutamente seguro de que los antibióticos son precisos antes de pedir al médico que nos los recete.

Asimismo es importante utilizar lo menos posibles las lociones higienizantes de manos a base de alcohol, ya que estos productos atacan a las bacterias saludables que nos ayudan a mantenernos sanos. El jabón funciona igual y no es perjudicial. Por último, también puede considerarse el uso de suplementos probióticos para contribuir a la renovación de las bacterias saludables de la flora intestinal. Yo tomo uno a diario.

3. PESTICIDAS

Los pesticidas, los fungicidas y los herbicidas se fumigan sobre frutas, verduras, cereales, frutos secos y semillas —virtualmente sobre cualquier cosa que crezca en la naturaleza—, y se cuentan entre las sustancias más tóxicas existentes y causan un daño impredecible a nuestro cuerpo.

En primer lugar, imitan a los estrógenos (hormonas formadoras de grasas) y alteran la función tiroidea, efectos ambos que favorecen la ganancia de peso. Según el Environmental Working Group (Grupo de Trabajo Ambiental), organización sin ánimo de lucro estadounidense dedicada al estudio de los problemas ambientales de salud pública, las manzanas son las frutas que con mayor frecuencia son fumigadas. ¿Es acaso posible que los pesticidas que se han fumigado sobre una manzana nos hagan engordar? Muy probablemente, en especial si se considera la exposición y la acumulación progresivas de pesticidas en el cuerpo.

También hay estudios que correlacionan los pesticidas con el cáncer. Cuando se expone a estas sustancias, el cuerpo no puede defenderse de la manera apropiada de los carcinógenos derivados de otras fuentes, con lo cual aumenta sensiblemente el riesgo de contraer la enfermedad. En caso de sobrepeso se ha de estar especialmente atento: los pesticidas tienden a asentarse en los tejidos grasos, permaneciendo en ellos. Allí comienzan a simular la función de los estrógenos, lo que favorece el desarrollo de trastornos asociados a los mismos, como el cáncer de mama.

Uno de los más nefastos pesticidas es el glifosfato, habitualmente conocido por su marca comercial Roundup y fabricado por la compañía biotecnológica química Monsanto. Esta misma empresa ha patentado semillas y ha creado cultivos resistentes al glifosfato mediante técnicas de ingeniería genética. Como consecuencia de ello, numerosos agricultores estadounidenses han aumentado su uso. En la actualidad se sabe, gracias a las investigaciones realizadas en este ámbito, que el glifosfato hallado en los alimentos genéticamente modificados es una toxina que se acumula en el organismo a medida que aumenta la exposición a él. Se ha asociado a enfermedades renales, cáncer de mama y algunos trastornos congénitos. Asimismo, afecta al sistema inmunitario y hace que el metabolismo sea más lento. Se trata sin duda de un compuesto realmente perjudicial.

Algo que resulta realmente desconcertante es el hecho de que para definir los productos alimentarios desarrollados o cultivados con pesticidas se emplee el término «convencional». No hay nada convencional en la utilización de pesticidas para el cultivo de alimentos.

El método Food Babe: ¿No se supone que hay que tomar frutas y verduras para mantenerse sano? Ciertamente, pero siempre que estas no estén llenas de residuos de pesticidas. Así pues, lo importante es adquirir frutas y verduras con certificación de cultivo orgánico. Los alimentos orgánicos, o ecológicos, no han sido fumigados ni tratados con pesticidas o fungicidas sintéticos no con ninguna otra sustancia química nociva. En caso de que no se tenga acceso a alimentos orgánicos, puede optarse por adquirir frutas y verduras de temporada en mercados locales en los que los propios agricultores vendan su productos. El motivo de ello es que los productos hortofrutícolas que son transportados a lo largo de grandes distancias, o sometidos a procesos de conservación por no ser de temporada, suelen haber sido tratados con compuestos químicos de diferentes tipos. Conviene asimismo evitar los vegetales que con frecuencia son manipulados genéticamente, tales como maíz, soja, colza, remolacha, semilla de algodón, papaya, calabacín o calabaza. También es importante lavar cuidadosamente todos los productos vegetales.

Alimentos orgánicos para principiantes

En este libro utilizaré con frecuencia los términos «orgánico» y «ecológico» repetidas veces. Pero ¿qué significan en realidad? He aquí algunas definiciones:

Producto orgánico certificado: esta calificación supone que el 95% del total de los ingredientes del producto, exceptuando la sal y el agua, son orgánicos. Según el Departamento de Agricultura de Estadios Unidos (USDA) : «Los alimentos orgánicos son producidos por productores que dan prioridad al uso de recursos renovables y a la conservación de los suelos y el agua a fin de mejorar la calidad medioambiental para las futuras generaciones. La carne de vacuno, porcino o aves de corral, los huevos y los productos lácteos proceden de animales a los que no se les han administrado antibióticos ni hormonas del crecimiento. Los alimentos orgánicos se producen sin uso de pesticidas convencionales, fertilizantes hechos con ingredientes sintéticos o aguas residuales, bioingeniería, o radiación iónica. Antes de que un producto sea calificado como 'orgánico' un certificador autorizado por el gobierno inspecciona la explotación en la que se cría o cultiva el alimento con objeto de verificar que se siguen todas las normas señaladas por el USDA para que se asigne la categoría de orgánico. Las compañías que manipulan o procesan alimentos orgánicos antes de transferirlos al supermercado o restaurante en el que se comercializan han de recibir asimismo la pertinente certificación». Estos productos pueden mostrar el sello de «orgánico» del USDA.

Producto orgánico certificado 100%: esta calificación implica que el 100% del total de los ingredientes del producto, excepto la sal y el agua, son orgánicos y da derecho a que este exhiba el sello de «orgánico» del USDA.

Producto elaborado con ingredientes orgánicos: a esta clase pertenecen los productos en los que son orgánicos el 70% de los ingredientes, excepción hecha de la sal y el agua. Se trata de productos que pueden contener componentes genéticamente modificados y no muestran el sello de «orgánico» del USDA.

4. HARINA REFINADA Y ENRIQUECIDA

Esta es una harina a la que se le han extraído todos los nutrientes y toda la fibra sin aportar nada a cambio. Los fabricantes «enriquecen» esta harina muerta incorporándole nutrientes sintéticos. Hay que estarles agradecidos. A algunas de ellas incluso se les añade cloro o peróxido para que su color sea más blanco, pensando que hay gente que asocia el color blanco a la calidad. ¿Qué pretenden? ¿Que tomemos un poco de desinfectante a la hora de comer?

Por si fuera poco, hay muchos tipos de pan industrial a los que se les añaden azúcares para mejorar su sabor. ¿Es realmente necesario? El azúcar es perjudicial para mantener la línea, para la piel y para el aspecto físico en general, además de aumentar el riesgo de padecer diabetes, enfermedades cardiovasculares y otros muchos trastornos. Además de harina blanca, también podemos tomar una importante dosis de azúcar con el pan.

El método Food Babe: siempre que tomen pan o productos de bollería industrial comprueben cuidadosamente las etiquetas. Es importante asegurarse de que están elaborados con harina de «trigo integral» o «cereales integrales». Este debe ser el principal ingrediente de la lista de componentes. Igualmente, es necesario evitar siempre las harinas enriquecidas o blanqueadas o la «harina blanca de trigo». Es preferible optar por las de trigo integral o, en cualquier caso, por las de cereales integrales o las harinas de avena, centeno, alforfón (trigo sarraceno), almendra o quinua. Esta pauta vale tanto para el pan como para todos los demás productos que contienen harina, como las galletas, los bollos, las pastas y todos los productos de bollería industrial.

5. BISFENOL A (BPA)

Esta sustancia no es un alimento en sí mismo. Se trata de un compuesto químico tóxico presente en plásticos y envases alimentarios y en el revestimiento interior de las latas de conservas y refrescos. El BPA altera las hormonas que regulan el metabolismo, el crecimiento, la reproducción y otros procesos esenciales para el organismo.

El BPA está prohibido en la Unión Europea y Canadá, pero no en Estados Unidos, excepto en biberones y envases de leche en polvo para lactantes, de cuya composición ha sido específicamente excluido por la FDA.

La exposición al BPA no solo se ha correlacionado con la obesidad, sino que también se asocia al cáncer de próstata y mama y a problemas de tiroides. Asimismo, se ha vinculado a casos de infertilidad, diabetes, pubertad precoz y alteraciones del comportamiento en niños.

Un estudio de 2011 de la Universidad de Harvard determinó que una persona que toma sopa enlatada una vez al día durante cinco días tiene una cantidad de BPA en su organismo diez veces superior a la que toma sopa natural preparada en casa. Si este es el riesgo, prefiero no correrlo.

El método Food Babe: son miles los productos químicos permitidos en la composición de los envases utilizados en la industria alimentaria y los efectos de la gran mayoría de ellos son desconocidos. Por ello, yo siempre procuro evitar los plásticos en la mayor medida posible, optando por los envases de vidrio o acero inoxidable. Una buena solución es adquirir alimentos en los que se indique expresamente que en el envase no se utiliza BPA. En Estados Unidos hay varias compañías de productos de alimentación que usan envases sin este componente. Cabe mencionar entre ellas Eden Foods, Native Forest y Vital Choice Wild Seafood & Organics.

Para tomar una buena sopa es siempre preferible prepararla en casa a partir de productos naturales. Pueden consultar mis recetas de sopas en el capítulo 8. También es importante conservar los alimentos y las bebidas en recipientes plásticos que no contengan BPA.

Otro consejo: en vez de comprar el tomate en lata, es recomendable adquirirlo en tarros de vidrio y, siempre que sea posible, de marcas de productos de cultivo orgánico. En cuanto a las judías y alubias enlatadas, lo mejor es prescindir de ellas. Así se evita el BPA y se ahorra dinero.

Cuidado con las palomitas

Si toman palomitas de maíz de microondas o conocen a gente que lo hace, presten atención. No puedo recordar cuántas veces pude llegar a tomar este tipo de palomitas cuando trabajaba en la oficina. Mis compañeros solían sacar a menudo un paquete de la máquina expendedora que había en el área de descanso y, cuando lo metían en el microondas, un aroma delicioso llenaba toda la planta. Lo cierto es que yo no podía contenerme y acudía de inmediato a la máquina a sacar otro paquete. Era el único producto que había que reponer todas las semanas. Y, sin embargo, estoy muy contenta por haber conseguido dejar el hábito de comer esas palomitas, ya que se trata de algo nefasto para la salud. He aquí por qué.

El interior de las bolsas que contienen la mayor parte de las variedades de palomitas de microondas está revestido de ácido perfluorooctanoico (APFO). Se trata del mismo compuesto químico tóxico presente en las cacerolas y sartenes con revestimiento de teflón, que puede mantenerse inalterable en el medio ambiente y en el cuerpo humano durante largos periodos de tiempo. En animales de laboratorio se ha constatado que, cuando esta sustancia se calienta, puede correlacionarse con casos de infertilidad, cáncer y otras enfermedades. No se dispone de estudios a largo plazo realizados en humanos, pero la EPA de Estados Unidos la clasifica como carcinógena.

A parte de este revestimiento, a las palomitas se les añaden aceites procesados, saborizantes artificiales (como el diacetilo, causante de la bronquiolitis obliterante, también llamada pulmón de las palomitas de maíz), saborizantes naturales, sodio, conservantes (incluido el altamente tóxico TBHQ) y grasas trans.

Aunque de momento no se han utilizado en estas preparaciones semillas de maíz transgénico, en ellas hay varios ingredientes a base de OGM en aceites y emulsionantes. Asimismo, son pocos los fabricantes de estos productos que utilizan maíz orgánico, por lo que es casi seguro que contengan pesticidas.

No obstante, no me olvido de los incondicionales de las palomitas: puede consultarse la forma de preparar unas palomitas con categoría de «superalimento» en la página 376, en la sección de recetas. Son de elaboración sencilla y con ellas se evitan todos los inconvenientes de las palomitas procesadas. Preparadas en casa, pueden llevarse en un bolsa a la oficina o a cualquier otro lugar.

6. JARABE DE MAÍZ DE ALTA FRUCTOSA (JMAF)

El JMAF es un derivado químico del jarabe o almíbar de maíz, contra cuyo uso se han formulado infinidad de reclamaciones y que se encuentra en una cantidad de alimentos también incalculable. Por citar solo algunos ejemplos, forma parte de la composición de panes procesados, bebidas carbonatadas, yogures de frutas y galletas saladas o dulces. Un estudio publicado en el *International Journal of Obesity* en 2008 constató que el ingente aumento de la obesidad registrado en los últimos 35 años ha ido en paralelo al uso creciente del JMAF, que comenzó a emplearse en la industria alimentaria poco antes de 1970. Los JMAF hacen engordar, sobre todo por sus efectos sobre dos hormonas, la insulina y la leptina. Cuando se ingiere JMAF, los niveles de insulina se disparan, con lo que se favorece el almacenamiento de reservas de grasa. Este edulcorante no solo eleva la concentración de insulina, sino que también causa estragos en la leptina, la hormona que regula el apetito. Este jarabe inhibe la respuesta del cuerpo o a la leptina, por lo que hace que quien lo tome sienta continuamente un hambre feroz. Como consecuencia de ello, el cuerpo se hace adicto a la acumulación de grasas.

Otro de los problemas vinculados al JMAF es mencionado en un estudio de la American Chemical Society. El profesor de ciencias de los alimentos Chi-Tang Ho, de la Rutgers University, realizó pruebas químicas en once refrescos con gas distintos, todos los cuales contenían JMAF. Este investigador halló concentraciones «sorprendentemente altas» de carbonilos reactivos en las bebidas. Se cree que estos compuestos, de efectos nada deseables y asociados a moléculas «libres» de fructosa y glucosa, provocan lesión de los tejidos. En cambio, los carbonilos reactivos no están presentes en el azúcar de mesa o azúcar común, en la que los componentes de fructosa y glucosa están «unidos» y son químicamente estables.

El método Food Babe: es importante examinar el etiquetado de los envases para detectar la presencia de jarabe de maíz de alta fructosa. Está presente en muchos más productos de lo que se puede imaginar. Más adelante trataré el modo de identificar otras fuentes ocultas de azúcares y de seleccionar productos que contengan azúcares no refinados, como frutas naturales, dátiles, azúcar de coco, jarabe de arce o miel.

7. EDULCORANTES ARTIFICIALES

Quienes piensen que tomar refrescos *light* es una buena manera de perder peso, conviene que se replanteen seriamente esa idea. Los edulcorantes artificiales, desde el aspartamo a la sacarina, con toda una gama de variantes intermedias, no son en absoluto recomendables para controlar el peso. Están contenidos en todo tipo de alimentos, bebidas, dulces y postres dietéticos, así como en otros muchos alimentos procesados. Siempre se ha de indagar en el etiquetado la presencia de aspartamo, neotame, sacarina, sucralosa, eritritol o acesulfamo de potasio (acesulfamo K). También aparecen a veces con los nombres comerciales de las marcas fabricantes como NutraSweet, Sweet'N Low, Equal o Splenda.

Los edulcorantes artificiales producen más daño que beneficio y tres son las principales razones de que así sea. En primer lugar, algunos de ellos, como el acesulfamo de potasio y el aspartamo, pueden ralentizar el metabolismo. Además, son sustancias que, en realidad, no hacen más que entrenar a la persona que los consume para que tome más dulces. Como tercer elemento a considerar, la presencia de edulcorantes artificiales en un producto no implica automáticamente que en él no haya otros edulcorantes naturales de alto contenido calórico, ya que son muchos los fabricantes que utilizan ambos de modo simultáneo.

¿Y qué decir de la seguridad de estos compuestos? Se trata de una cuestión que ha suscitado enconados debates durante décadas. Algunos estudios sostienen que son seguros, mientras que otros mantienen la posición contraria. Todo lo que sé es que nunca he visto crecer en los árboles paquetitos con edulcorantes rosas, amarillos o azules, así que prefiero evitarlos.

El método Food Babe: en este contexto es recomendable optar por edulcorantes naturales bajos en calorías, como las hojas de stevia, en polvo o en líquido, siempre con moderación.

8. CONSERVANTES

Al avanzar por los pasillos de las tiendas de alimentación, piensen que los productos procesados envasados en cajas, latas, frascos o cualquier tipo de recipiente no son más que ataúdes llenos de alimentos muertos. Todos ellos están embalsamados con conservantes que pueden causar un gran perjuicio a la salud.

Una de las peores categorías de conservantes la constituyen los nitratos, utilizados en las preparaciones de carne para prevenir el crecimiento bacteriano y para mantener el color. Tóxicos para el cerebro, los nitratos se vinculan a la enfermedad de Alzheimer y a varios tipos de cáncer.

Igualmente nocivos son los conservantes BHA y BHT, ambos prohibidos en casi todo el mundo, pero aún autorizados en Estados Unidos. El BHA y el BHT son derivados del petróleo que se emplean en ese país para preservar las grasas y los aceites. Se ha confirmado que producen cáncer en ratas, ratones y hámsteres. La Agencia Internacional para la Investigación de Cáncer y el Programa Nacional de Toxicología de Estados Unidos califican al BHA como «sujeto a una probabilidad razonable de ser carcinógeno para los seres humanos» aunque, como se indicó en el capítulo anterior, la FDA estadounidense mantiene la autorización de su uso.

Se han efectuado estudios que demuestran que ratas alimentadas con la dosis del disruptor (interruptor) endocrino propil parabeno, que la FDA admite como límite máximo para su uso como conservante alimentario, presentan disminución del número de espermatozoides.

Otro controvertido conservante es el propilenglicol, empleado como espesante para conseguir absorción de agua. En ensayos realizados en animales, dosis altas de este compuesto han inducido depresión del sistema nervioso central y lesión renal.

Cabe citar asimismo el galato de propilo, aplicado a la conservación de aceites en preparaciones de alimentos frescos procesados. Se sabe que este compuesto provoca irritación de estómago o de piel en personas sensibles a él.

La comida rápida se caracteriza también por el uso de múltiples conservantes. Se ha de prestar especial atención al dimetilpolisiloxano, un tipo de silicona de propiedades antioxidantes que forma parte de la composición de diversos cosméticos y de otros productos como la ya citada masilla blanda de juguete. Se encuentra también en los bocadillos de pollo de la cadena Chick-fil-A, las patatas fritas de McDonald's o Five Guys, el puré de patatas y las galletas de KFC, los rollitos de canela de la cadena Taco Bell, los colines de Domino's Pizza, y un largo etcétera.

El método Food Babe: siempre es preferible optar por alimentos frescos que no contengan conservantes. No hay motivo para embalsamarse el cuerpo antes de morir.

9. GRASAS *TRANS*

El término «grasas *trans*» se ha convertido en familiar para muchos, debido a los titulares de prensa en los que, desgraciadamente, aparece con frecuencia. Pequeñas cantidades de estas grasas están presentes de manera natural en las carnes rojas y los derivados lácteos a base de leche entera; sin embargo, la gran mayoría de ellas proceden de un proceso de transformación humano llamado *hidrogenación,* que convierte los aceites vegetales en grasas sólidas. Las grasas *trans* contribuyen a que los alimentos procesados se mantengan sólidos a temperatura ambiente y a prolongar su duración.

Sin embargo, cuando se originan a partir de procesos industriales, pueden resultar mortales, aun en cantidades mínimas. Según un estudio publicado en 2012 por la revista *Annals of Internal Medicine,* un aumento de cuarenta calorías diarias en el aporte de grasas *trans,* el equivalente a apenas una o dos galletas de distribución comercial, ¡puede incrementar el riesgo de padecer una enfermedad cardiaca en un 23%! De hecho en Estados Unidos los Centers for Disease Control and Prevention (CDC) han atribuido a estas sustancias la responsabilidad de hasta 7.000 fallecimientos y de más de 20.00 ataques cardiacos. Igualmente, se sospecha que las grasas *trans* pueden provocar otros daños, puesto que elevan el contenido de azúcar en sangre, afectan a la función inmunitaria y hacen que las células grasas del cuerpo sean más grandes y más numerosas.

Por curiosidad, he investigado los antecedente históricos de tan mortales compuestos. Fueron elaboradas a principios del siglo XX por un químico que intentaba hallar un sustituto que fuera más barato que la cera de las velas. Experimentando, descubrió que hirviendo aceite de semillas de algodón y dejándolo enfriar se obtenía una grasa endurecida con la que se podían formar bloques que ardían de manera similar a cera de las velas. Viendo el potencial beneficio económico, la empresa Procter & Gamble adquirió la patente y comenzó a producir grasas alimentarias de bajo coste, que luego se aplicarían en alimentación.¡Que asco!

El método Food Babe: las grasas *trans* son fáciles de rastrear. Basta con buscar la expresión «parcialmente hidrogenado» en cualquier ingrediente de galletas, pasteles y otros productos de bollería industrial, masas y aperitivos. No hay que fiarse de frases resaltadas como «Sin grasas *trans*» que aparece en el envase de algunos productos; a veces se aprovechan los resquicios de la normativa de la FDA para utilizar estos señuelos. Siempre debe verificarse con sumo cuidado la lista de ingredientes. A lo largo del libro presentaremos alimentos que contienen aceites no perjudiciales, como los de coco, sésamo, oliva, semilla de cáñamo o palma roja. No hay que preocuparse. También es posible tomar grasas saludables. Cabe puntualizar por último que, gracias a Dios, las grasas *trans* están siendo retiradas gradualmente de la composición de los alimentos.

10. SABORIZANTES ARTIFICIALES Y NATURALES

Advertencia: este epígrafe contiene material que puede herir la sensibilidad de lector que vaya a comer dentro de poco.

Los aditivos que intensifican el sabor pueden proceder de compuestos tóxicos de bajo coste, como ciertos derivados del petróleo, o de cualquier elemento de la naturaleza, incluidos tejidos de diversas partes de los animales.

Los lectores de mi blog saben que cuando alguien toma un helado de cucurucho de vainilla tiene muchas posibilidades de estar saboreando secreciones procedentes de las glándulas anales de los castores, lo que realmente pone a prueba la capacidad de vomitar de cada cual.

Llamada castóreo, esta secreción se emplea como «sabor natural», no solo en los helados de vainilla, sino también en los copos de avena con sabor a fresa y en diversos productos que tienen sabor a frambuesa.

Es probable, igualmente, que los aficionados al chicle, cuando lo mascan masquen también lanolina, una secreción oleosa presente en la lana de oveja que se añade a ciertos tipos de chicle para ablandarlos. ¿Qué valor nutricional pueden tener estos desagradables aditivos para el organismo? ¡Ninguno! Solo se utilizan para hacer que el público adquiera productos adulterados, que no pueden ser considerados alimentos, en vez de ofrecer alternativas nutricionales reales.

¿Cómo hablar de «sabores naturales»? Son cualquier cosa menos eso. Legalmente, los saborizantes naturales pueden contener derivados naturales del glutamato que actúan como el GMS, una conocida excitotoxina. Las excitotoxinas hacen que la comida resulte irresistible, pero pueden también ser las causantes de un accidente cerebrovascular, de enfermedad de Alzheimer, enfermedad de Parkinson, obesidad, migrañas, fatiga y depresión.

Los compuestos químicos que constituyen los saborizantes naturales y artificiales de lo que comemos están contribuyendo a lo que David Kessler, antiguo director de la FDA, denominó un «carnaval alimentario» en nuestras bocas. Son sustancias que engañan a la mente para que se desee comer más y más. Las grandes compañías alimentarias están secuestrando nuestras papilas gustativas una a una al tiempo que sus directivos llenan sus bolsillos mientras nosotros compramos cada vez más productos llenos de estos saborizantes adictivos.

El método Food Babe: la palabra *natural* impresa en una etiqueta es la mayoría de las veces un engaño que casi nunca equivale a «bueno». Cuando en el etiquetado de un producto aparecen saborizantes artificiales o naturales, es siempre preferible devolverlo al estante en el que se encuentra. Siempre hay otra opción. Se puede dejar de modo pasivo que las empresas alimentarias continúen la guerra química contra nosotros, o bien es posible considerarlas el enemigo y hacerles frente dejando simplemente de comprar lo que ofrecen. La solución es sencilla: elijan alimentos orgánicos y otros productos que no contengan saborizantes añadidos.

11. COLORANTES ALIMENTARIOS

Los colorantes alimentarios artificiales son creados sintéticamente y/o obtenidos a partir de derivados del petróleo, entre los cuales hay notorios carcinógenos, o incluso son obtenidos a partir de insectos (estos últimos pueden ser menos perjudiciales que los elaborados a partir del petróleo). Las personas que toman habitualmente pepinillos en vinagre, barritas energéticas, helados, dulces, golosinas, mermelada, guindas al marrasquino o tartas, a lo largo de su vida pueden llegar a ingerir hasta medio kilo de colorante rojo.

En general, tendemos a comer tanto con los ojos como con la boca, y los fabricantes de alimentos se aprovechan de ello. Los alimentos con colorantes nos engañan, asumiendo un aspecto que parece más apetitoso. Sin embargo, los colorantes artificiales se asocian a hiperactividad en niños, asma, alergias y alteraciones de la piel. En algunos países están prohibidos y, en general, en Europa requieren una advertencia de su utilización en el etiquetado. Ciertamente, es un problema preocupante.

El método Food Babe: la clave es la misma que en los casos anteriores: Hay que comprobar la composición en las etiquetas. Los colorantes que implican mayor riesgo son el amarillo número 5, o tartracina (E102), y el amarillo número 6 (E110); ambos pueden estar contaminados por bencidina, un carcinógeno humano. Otros colorantes perjudiciales son el rojo cítrico 2 (E121), el rojo 3 (E127), el rojo 40 (E129), el azul 1 (E133) y el azul 2 (E132). También es importante detectar la presencia de colorante «color caramelo», que en ocasiones se obtiene artificialmente. Los colorantes artificiales están contenidos en refrescos, golosinas y productos de bollería industrial, e incluso se aplican a veces a ciertas frutas como las cerezas y las guindas y demás frutas para cócteles. No obstante, la disponibilidad de alimentos sin colorantes, sobre los que se puede obtener mucha información en este libro, es amplísima.

12. ACONDICIONADORES DE MASA

Los acondicionadores de masa son la razón por la que la mayor parte de los productos de panadería y bollería industrial se conservan tanto tiempo. Estos compuestos químicos se le añaden a la masa del pan para mejorar su textura, retrasar su caducidad y reducir el tiempo de procesado. Uno de los ingredientes de este tipo de sustancias es el aminoácido L-cisteína, obtenido de pelo humano o de plumas de pato. Apetecible, ¿no?

Estos acondicionadores permiten que los fabricantes hagan que los productos procesados químicamente parezcan «recién horneados», puesto que crean burbujas de aire minúsculas y uniformes en la masa, mejorando su textura cuando sale de las grandes máquinas de procesado industrial. Varios acondicionadores de masa se han relacionado con casos de cáncer, alergias y asma. Si se examina la composición de los productos de comida rápida, es fácil comprobar la presencia de acondicionadores en prácticamente todos los bollos, panes, magdalenas, galletas o tortillas para tacos y burritos.

El método Food Babe: yo suelo comprar pan del día recién horneado en la panadería o, incluso, hacerlo en casa. Por comodidad puede optarse por panes integrales a base de cereales germinados, de los que hay varias marcas, comprobando siempre detenidamente el listado de ingredientes y que el pan no contiene «acondicionadores de masa» o nombres específicos de los mismos, tales como azodicarbonamida (el ya citado aditivo presente en la composición de las colchonetas de yoga), DATEM, bromato de potasio, monoglicéridos y diglicéridos.

13. CARRAGENINA

Vuelvo a mencionar la *carragenina*, porque es posible leer en diversas publicaciones en Internet que se trata de un aditivo derivado de algas de uso seguro. ¡Nada más falso!

Este aditivo tiene efectos inflamatorios y se halla en numerosos productos, desde distintos tipos de postres preparados hasta la pasta de dientes. La carragenina se emplea como espesante, estabilizador y/o emulsionante (una sustancia que mantiene unidos de forma homogénea líquidos que tienden a separarse). Por desgracia, su utilización se permite en ciertos productos orgánicos, como las leches de origen vegetal, a pesar de que se ha correlacionado con afecciones digestivas, que van desde el síndrome del intestino irritable hasta el cáncer de colon. El Cornucopia Institute, grupo activista estadounidense en defensa de los alimentos orgánicos, ha abogado por la prohibición del uso de la carragenina en todos los productos comestibles.

El método Food Babe: La carragenina aparece en los listados de componentes de ciertas leches de origen animal o vegetal y de productos como yogur, queso, requesón, crema agria, queso crema, nata, helados y fiambres procesados, entre otros. Teniendo en cuenta que se trata de un aditivo bastante sospechoso, prefiero elaborar yo misma algunas de estas preparaciones cuando es posible y, en cualquier caso, evito comprar productos en los que aparece entre los ingredientes.

14. GLUTAMATO MONOSÓDICO (GMS)

Este «potenciador del sabor» se encuentra en numerosas preparaciones de comida rápida y alimentos procesados. Refuerza el sabor de los alimentos excitando las neuronas cerebrales cuando se ingiere. Su uso podría parecer una buena idea para hacer que los alimentos insípidos resulten más sabrosos; sin embargo, el GMS cuenta con un largo y pernicioso historial. Repasemos algunos de los puntos del mismo. En las personas que son alérgicas a este, por lo demás muy frecuente, aditivo produce erupciones cutáneas, picores, náuseas, vómitos, cefaleas, asma, arritmias cardiacas, depresión e incluso convulsiones.

El GMS también se asocia a la obesidad. En 2008 un estudio desarrollado por investigadores de la Universidad de Carolina del Norte analizó la dieta de 752 hombres y mujeres en tres pueblos del norte y el sur de China (el glutamato es de uso habitual en la cocina asiática). La mayoría de ellos tomaban alimentos naturales, aunque el 80% añadían GMS al cocinarlos. Tras introducir elementos de ajuste en lo que respecta a factores tales como el consumo de tabaco o la mayor o menor actividad física, los investigadores llegaron a la conclusión de que los que tomaban alimentos tratados con GMS presentaban una probabilidad tres veces mayor de padecer sobrepeso que los que prescindían de él. Los expertos piensan que el hecho de que este aditivo potencie el sabor hace que quien lo ingiere tienda a comer en exceso. Las empresas alimentarias diseñan sus productos con el objetivo de lograr sabores irresistibles y que persistan en la memoria, con el fin de que los consumidores de sus alimentos coman más.

No, gracias. Prefiero ser fiel a los alimentos nutritivos que son sabrosos por sí mismos, sin necesidad de añadirles GMS.

El método Food Babe: el GMS se consigna en las listas de ingredientes de las etiquetas como glutamato monosódico; su uso es habitual en patatas fritas precocinadas, salsas, platos preparados congelados, aderezos para ensaladas y sopas y guisos enlatados. Algunos fabricantes intentan engañar a los consumidores incluyendo en el etiquetado la indicación expresa «Sin GMS añadido». No obstante, este aditivo es un maestro del disfraz. El glutamato oculto (ácido glutámico libre) puede aparecer bajo distintos nombres comunes, que se enumeran en el cuadro que aparece en la página siguiente.

15. METALES PESADOS Y NEUROTOXINAS

¿Les gustaría tomar una buena ración de aluminio, plomo, mercurio o arsénico en la comida de hoy? Parece de locos, lo sé. Y, no obstante, es probable que su cuerpo se esté llenando de metales pesados sin que lo sepa.

Seudónimos engañosos del GMS

Ácido glutámico	Proteína de suero de leche
Glutamato	Concentrado de proteína de suero de leche
Glutamato monopotásico	Aislado de proteína de suero de leche
Glutamato de calcio	Proteína de soja
Glutamato monoamónico	Concentrado de proteína de soja
Glutamato de magnesio	Aislado de proteína de soja
Glutamato sódico	Cualquier compuesto con «proteínas»
Cualquier compuesto «hidrolizado»	Cualquier compuesto «reforzado con proteínas»
Cualquier «proteína hidrolizada»	Salsa de soja
Caseinato de calcio	Extracto de salsa de soja
Caseinato de sodio	Proteasa
Extracto de levadura	Cualquier compuesto «modificado con enzimas»
Levadura de tórula	Cualquier compuesto que contenga «enzimas»
Levadura alimentaria	Cualquier producto «fermentado»
Nutriente de levadura	Vetsin®
Levadura autolisada	Ajinomoto®
Gelatina	Umami
Proteína texturizada	

¿Cómo pueden llegar a invadir nuestro organismo? La respuesta es sencilla: a través de los alimentos tratados con pesticidas, el pescado de piscifactoría y los materiales contenidos en los envases de los alimentos procesados.

La raíz del problema radica en que el cuerpo humano no puede eliminar ni descomponer fácilmente esos residuos, que quedan almacenados el lugares como la los tejidos adiposos, pasando con el tiempo al torrente circulatorio y llegando al cerebro, los pulmones, el corazón, los ojos, el estómago, el hígado y los órganos sexuales. Los metales pesados son especialmente tóxicos para las células del cerebro, en el que llegan a inducir pérdida de memoria, migrañas y envejecimiento prematuro de las neuronas.

El método Food Babe: resulta difícil evitar la exposición a los metales pesados, por lo que yo recomiendo el consumo con los alimentos de plantas de las que se sabe depuran el organismo, contribuyendo a la eliminación de estos mortíferos venenos:

- Cilantro, también conocido como coriandro o perejil chino, que ayuda a eliminar del cuerpo los residuos de mercurio, aluminio y plomo, ya que puede atravesar la barrera hematoencefálica para ejercer su mágico efecto.
- Verduras de la familia de las crucíferas, como el brécol, la col rizada, el repollo y ciertas herbáceas como el diente de león. Estos vegetales tienen un contenido elevado de antioxidantes, que aumentan la producción de diversas enzimas desintoxicantes del cuerpo.
- Alimentos con alto contenido en azufre, como la cebolla o el ajo, que también desempeñan un activo papel en la eliminación de metales pesados.

Es aconsejable limitar el consumo de pescado a una o dos veces por semana y consultar cuáles son las variedades con menores niveles de mercurio, en páginas web como seafoodwatch.org (inglés) o vivosano.org (español).

AÚN QUEDA UNA SORPRENDENTE VARIEDAD DE ALIMENTOS SALUDABLES

Me doy cuenta de que todo lo expuesto es como una granada de mano lanzada contra la despensa y el frigorífico. Probablemente estén pensando

---

**ALERTA FOOD BABE:
METALES Y TOXINAS EN EL CEREBRO**

Lo cierto es que nuestra capacidad de razonamiento está disminuyendo cada vez más. El cociente intelectual (CI) global en Estados Unidos se ha reducido en 41 millones de puntos, según el doctor David Bellinger, quien en 2012 redactó un informe al respecto publicado por National Institutes of Health. Otro estudio publicado en 2014 en la revista *The Lancet Neurology* mencionaba diversos compuestos químicos de uso habitual como responsables, no solo de la disminución del CI, sino del incremento del trastorno de espectro autista y del TDAH. Los expertos han identificado toda una serie de sustancias químicas lesivas para el cerebro, llamadas neurotoxinas, que se consideraban responsables de estas y otras alteraciones cerebrales.

(Continúa)

Neurotoxina	Fuentes	Efectos sobre el cerebro y el organismo
Arsénico	Pesticida que se ha hallado en el arroz, el jarabe de arroz integral y los productos que los contienen (barritas de cereales y barritas energéticas, leche maternizada y alimentos de alto contenido energético para deportistas, zumo de manzana y zumo de uva)	La exposición a bajas concentraciones de arsénico a largo plazo se ha correlacionado con cánceres de piel y pulmón y enfermedad cardiovascular. También puede contribuir a la aparición de problemas en el embarazo, como aborto espontáneo y bajo peso al nacer, y de alteraciones respiratorias y del desarrollo cerebral de los lactantes
Clorpirifós	Pesticida fumigado sobre plantaciones de cereales, cítricos, vides, brécoles y almendros	Daña el sistema nervioso y deteriora el desarrollo cerebral fetal e infantil
DDT y DDE (un metabolito del DDT)	Aunque prohibidos en Estados Unidos, pueden penetrar en el organismo en alimentos importados que hayan sido expuestos a estos pesticidas	Vinculados a la enfermedad de Alzheimer
Etanol	Bebidas alcohólicas	Induce depresión y ralentiza la función de las áreas del sistema nervioso central responsables de la regulación de la frecuencia cardiaca, la respiración y el control motor
Fluoruro	Agua del grifo	En dosis altas reduce el CI y afecta al desarrollo cerebral en niños
Manganeso	Agua del grifo, acero inoxidable y latas de bebidas	Puede inducir disfunción del aprendizaje y de la coordinación, cambios de comportamiento y un trastorno similar a la enfermedad de Parkinson
Mercurio	Pescados grandes que se alimentan de otros peces: atún, pez espada y tiburón	Asociado a cánceres y anomalías reproductivas, cefaleas, irritabilidad, fatiga, depresión y falta de concentración
Plomo	Arroz importado	En niños de corta edad, puede disminuir la capacidad de aprendizaje y retrasar el desarrollo intelectual. En adultos, aumenta la presión arterial y provoca enfermedades cardiovasculares

¿hay entonces algo que se pueda comer? ¿Tal vez alguna lechuga? En las páginas siguientes se puede comprobar que existe una amplia gama de alimentos que pueden tomarse sin problemas, desde carnes a frutas y verduras, desde platos de pasta hasta los más diversos postres. No hay más límites que los impuestos por la cuidadosa lectura de los ingredientes en las etiquetas de los productos y por consultar la información contenida en este libro, con objeto de saber identificar todos los que están saturados de aditivos químicos.

Es mucho lo que pueden hacer por sí mismos y por sus familias. La clave está en que sea cada uno de nosotros —y no las compañías alimentarias— el que adquiera el control de lo que come. Este programa de alimentación no requiere cambios drásticos e irracionales en la forma de comer ni en el estilo de vida. Puede comenzarse introduciendo un cambio cada día. Es posible que pueda parecer un proceso excesivamente lento, pero, créanme, una pequeña modificación diaria que se sucede a lo largo de 21 días supone un radical planteamiento de la propia vida. Todo lo que hay que hacer es reformar y depurar la dieta y ser consciente de la importancia que tiene no llevarse a la boca un conjunto de innecesarios y nocivos compuestos químicos.

Basta con erradicar los azúcares perjudiciales, las grasas *trans*, los alimentos procesados, los aditivos y colorantes y la «basura» envasada. Por consiguiente, se pueden tomar alimentos reales, como el salmón salvaje, las carnes de animales alimentados con hierba y pasto, las frutas, verduras y frutos secos orgánicos libres de pesticidas, aceites como los de oliva o coco, y tantos otros alimentos. De esta forma, nuestro metabolismo mejorará y hará que nuestro organismo vuelva a ser la máquina perfectamente ajustada que era cuando fue creado.

Sé que han escogido este libro por varias razones y estoy segura de que una de ellas es la intención de perder peso. Con toda sinceridad, estoy convencida de que el cuerpo no puede adelgazar si no se deshace antes del efecto engordante de las toxinas. Pero si se le nutre con alimentos sabrosos y saludables, es posible conseguir la línea que siempre se ha deseado, sin sentirse en ningún momento hambriento o privado de algún nutriente.

A continuación trataremos de todo ello y, esencialmente, del proceso a través del cual el cuerpo puede deshacerse de las calorías químicas, lo que hará que disminuya su peso, se sienta más fuerte y recupere la senda de la salud.

CAPÍTULO 3

EL FIN DE LAS CALORÍAS QUÍMICAS

ME CUESTA CREER que un día llegara a tener un sobrepeso de más de doce kilos. Primero, en mi adolescencia y, más tarde, durante mi trabajo como consultora de gestión, ya con más de veinte años; estaba gorda y me sentía cansada y estresada. Siempre. No hacía más que trabajar y trabajar. Si tenía media hora libre, me apresuraba a tomar cualquier tipo de comida rápida. Si no, tomaba cualquier tentempié dulce que tuviera a mano para matar el hambre.

En realidad, no deseaba seguir viviendo con ese cuerpo nada saludable que me miraba desde el otro lado del espejo. Así que me puse a leer. Estudié todo lo que caía en mis manos con la finalidad última de descubrir qué era lo que me estaba pasando.

Finalmente, dejé de tomar azúcares refinados y casi todo tipo de carnes. Procuraba evitar los alimentos procesados como el veneno que son. Empecé a tomar solo alimentos orgánicos frescos —frutas, verduras, cereales, grasas saludables y todo tipo de alimentos integrales— y reservé el tiempo necesario para hacer que mi cuerpo recuperase la senda de la salud.

La única cosa que no hice fue «ponerme a dieta». Solo comencé a prestar atención a lo que comía y a seguir unas pautas acordes con ese principio.

Empecé a perder kilos y a ganar cada vez más y más energía, aunque, en realidad, no estaba haciendo ningún esfuerzo titánico por adelgazar. Volví a recuperar un peso normal y una figura atractiva y los he mantenido, a pesar de ingerir hasta 2.000 calorías diarias, que son muchas para una mujer de mi complexión. ¿Qué había cambiado?

Ahora tomaba alimentos sanos y sin toxinas. Esta era la única diferencia.

EL AUGE DE LOS OBESÓGENOS

Todo el mundo sabe que la población de Estados Unidos tiene como promedio problemas de peso y que tiende a engordar cada vez más. Repasemos algunos alarmantes datos estadísticos:

- Más del 65% de los estadounidenses presentan sobrepeso y el 33% son obesos.
- El 32% de los niños padecen sobrepeso u obesidad.
- Las proyecciones a 10 años indican que, transcurrido ese tiempo, el 43% de la población será obesa.
- Después del nefasto hábito de fumar, la obesidad es la principal causa de muerte prematura en el país y se asocia al 70% de los casos de cardiopatía y al 80% de los de diabetes.

¿Cuáles son las razones de tan inquietantes cifras?

No se trata solo de comer demasiados bollos y dulces. El problema va más allá. Ahora sabemos que los compuestos químicos que contiene lo que comemos no solo nos enferma, sino que también nos hace engordar, sin que importe la fe que pongamos en el seguimiento de las dietas de adelgazamiento.

Estas sustancias se denominan *obesógenos*, según un término acuñado por Bruce Blumberg, de la Universidad de California, Irvine, para designar a ciertos compuestos que hacen que nuestro cuerpo almacene grasas aunque nosotros limitemos las calorías que ingerimos.

La teoría de que los obesógenos presentes en los alimentos y en el medio ambiente pueden hacernos engordar fue objeto de una creciente aceptación desde que la investigadora Paula F. Baillie-Hamilton publicó en 2002 un artículo en el *Journal of Alternative and Complementary Medicine*, en el que aportaba sólidas evidencias de que la exposición a agentes químicos inducía ganancia de peso en animales de experimentación. Desde entonces han sido muchos los estudios en los que se ha corroborado la idea de que las sustancias químicas nos hacen engordar.

«A lo largo de la última década y especialmente en los últimos cinco años, ha habido una avalancha de nuevos datos», afirma Kristina Thayer, directora de la Oficina de Valoración de la Salud e Investigación aplicada del Programa Nacional de Toxicología (NTP), en un artículo publicado en *Environmental Health Perspectives* por Wendee Holtcamp. Thayer continúa: «Hay numerosos estudios, desarrollados tanto en humanos como en animales. El NTP ha constatado posibilidades biológicas reales a este respecto».

Robert H. Lustig, estudioso de la obesidad y profesor de pediatría clínica en la Universidad de California, San Francisco, observa en su libro *Obesity Before Birth: Maternal and Prenatal Influences on the Offspring(La obesidad antes del nacimiento: efectos maternos y prenatales sobre la descendencia)* que diferentes obesógenos actúan, también de manera diferente, en el organismo. Unos aumentan el número de células adiposas y otros incrementan su tamaño, y aun otros influyen en el apetito, la saciedad y en la capacidad del cuerpo para quemar calorías. La conclusión de todo ello es que, ciertamente, estas sustancias químicas tienen un efecto negativo sobre nuestro peso. Penetran en el organismo con los alimentos y alteran de manera drástica la producción de hormonas y el metabolismo. Cuando se ingieren estos perniciosos compuestos, el cuerpo se convierte en un sumidero de residuos tóxicos.

➡ ALERTA FOOD BABE: COMPUESTOS QUÍMICOS QUE ENGORDAN		
Algunos obesógenos frecuentes	Tipo/Fuente	Cómo producen ganancia de peso
Atracina	Pesticida	Aumenta la grasa corporal en niños
BPA	Envases plásticos	Programa las células adiposas para que incorporen más grasa, con lo que aumenta su tamaño
Estradiol	Estrógeno sintético administrado a las vacas de leche para que aumenten su producción; está presente en la leche de producción no ecológica	Interfiere con las reservas de grasa normales del cuerpo y con su mecanismo de formación
Fructosa (jarabe de maíz de alta fructosa)	Alimentos procesados, refrescos carbonatados	Es metabolizada en el cuerpo como una grasa
Genisteína	Sustancia química natural presente en los alimentos con soja	Imita la acción de los estrógenos, hormonas generadoras de grasa
Glutamato monosódico (GMS)	Numerosos alimentos procesados y platos de la cocina asiática	Potencia el sabor de los alimentos para hacerlos más sabrosos y adictivos; quienes lo consumen, acaban por tomar más calorías de las que necesitan
Ftalatos	Envases de alimentos	Aumentan el perímetro de la cintura en hombres y produce problemas en el manejo de la insulina, hormona generadora de grasas
Tributiltina (TBT)	Pescados y mariscos	Activa los genes causantes del crecimiento de las células grasas

¿POR QUÉ ESTABA GORDA Y ENFERMA?

Estoy segura de que en los años en los que me sentía poco atractiva y con mala salud comía todos los obesógenos que hay en el mundo. Esas sustancias no hacían más que llenar mi cuerpo de grasa sin mi consentimiento.

Solo hace relativamente poco tiempo me decidí a analizar la dieta que tomaba de adolescente para saber qué tipo de sustancias químicas y de obesógenos consumía. El resultado fue estremecedor. He aquí una muestra de lo que solía comer. Tomaba prácticamente a diario todos y cada uno de los quince generadores de enfermedad (los agentes nocivos y los obesógenos están destacados en negrita).

Desayuno

Limonada de marca Florida: agua, zumo de limón, **azúcar,** zumo de pomelo con pulpa (¡27 gramos de azúcar!)

Barrita de manzana y canela de marca Nutri-Grain: masa de la corteza: avena integral, **harina enriquecida** (harina de trigo, niacina, hierro reducido, vitamina B_1 [mononitrato de tiamina], vitamina B_2 [riboflavina], ácido fólico, harina de trigo integral, **aceite de soja y/o de colza, fibra de maíz soluble, azúcar, dextrosa, fructosa, carbonato cálcico**, suero de leche, salvado de trigo, sal, **celulosa,** bicarbonato potásico, **saborizantes naturales y artificiales,** canela, **monoglicéridos y diglicéridos, lecitina de soja,** gluten de trigo, niacinamida, palmitato de vitamin A, **carragenina,** óxido de cinc, goma guar, vitamina B_6 (clorhidrato de piridoxina), vitamina B_1 (clorhidrato de tiamina). Relleno: **azúcar invertido, jarabe de maíz,** concentrado de puré de manzana, glicerina, **azúcar, almidón de maíz modificado,** alginato sódico, ácido málico, **metilcelulosa,** fosfato dicálcico, canela, **ácido cítrico, colorante color caramelo** (¡12 gramos de azúcar!)

Comida

Carne de pavo marca Buddig: pavo, **carne de pavo separada mecánicamente,** caldo de pavo, sal, menos del 2% de: **almidón alimentario modificado,** lactato potásico, **dextrosa, fosfato sódico, carragenina,** diacetato sódico, **eritorbato sódico, nitrito sódico,** miel, saborizante natural (tomaba la mezcla aditiva conocida como «baba blanca», restos de carne de pavo y nitratos ¡casi a diario en mi época de estudiante de secundaria!).

Pan blanco de trigo de marca Nature's Own: **harina enriquecida sin blanquear** (harina de trigo, harina de cebada malteada, niacina, hierro reducido, mononitrato de tiamina, riboflavina, ácido fólico), agua, **azúcar,** gluten de trigo, fibra (contenido de una o más de las siguientes: **soja,** avena, **semillas de algodón** o celulosa), levadura, contenido de un 2% o menos de cada uno de los siguientes: sulfato cálcico, **harina de soja,** sal, **aceite de soja,** harina de trigo cultivada, carbonato cálcico, **acondicionadores de masa** (contenido de uno o más de los siguientes: **estearoíl lactilato sódico, estearoíl lactilato cálcico, monoglicéridos y/o diglicéridos, monoglicéridos destilados, paróxido cálcico, yodato cálcico, DATEM, mono y diglicéridos etoxilados, enzimas,** ácido ascórbico), vinagre, goma guar, **ácido cítrico, fosfato monocálcico,** citrato sódico. **lecitina de soja,** niacina, hierro (sulfato ferroso), clorhidrato de tiamina, riboflavina, ácido fólico, sulfato amónico, natamicina (para retrasar la degradación).

Rollo de fruta de marca Fruit Roll-Up: concentrado de pera, **jarabe de maíz, jarabe de maíz desecado, azúcar, aceite de semilla de algodón parcialmente hidrogenado, ácido cítrico,** citrato sódico, **mono y diglicéridos acetilado,** pectina, ácido málico, **saborizante natural,** vitamina C (ácido ascórbico), **colorantes (rojo, amarillos 5 y 6, azul 1).**

Doritos: **maíz,** aceites vegetales (de girasol, **colza y/o maíz**), **maltodextrina (de maíz),** sal, **suero de leche, glutamato monosódico, suero de mantequilla, queso romano (leche de vaca, cultivo de queso, sal, enzimas), queso cheddar (leche de vaca, cultivo de queso, sal, enzimas),** cebolla en polvo, **saborizantes naturales y artificiales, dextrosa,** tomate en polvo, **colorantes artificiales (incluyendo amarillo 5 lago, amarillo 5, rojo 40 lago),** especias, caseinato sódico, **lactosa,** ácido láctico, **ácido cítrico, azúcar,** ajo en polvo, pimiento rojo y verde en polvo, **leche desnatada, iosinato disódico** y **guanilato disódico.** Contienen ingredientes lácteos.

Cena

Lasaña: sémola, **harina de trigo duro,** niacina (harina procesada).

Salsa ragú: puré de tomate (agua, pasta de tomate), tomates troceados en su jugo, **azúcar, aceites vegetales (de maíz, semilla de algodón y/o colza),** sal, cebolla en polvo, especias (albahaca, orégano, otras), ajo deshidratado, **ácido cítrico,** perejil deshidratado y saborizantes (¡aceites inflamatorios!)

Ricotta (requesón) envasada de marca Polly-O: **leche pasteurizada, suero de leche, grasa láctea,** sal, vinagre, goma guar, **carragenina, goma xantana** (¡posiblemente hormonas más antibióticos!)

Mozzarella rallada Kraft: **queso parcialmente descremado de baja humedad (leche desnatada parcialmente pasteurizada, cultivo de queso,** sal, enzimas), **queso crema en polvo (grasa láctea, leche sin grasa, fosfato sódico,** sal, goma garrofín, **cultivo de queso); celulosa en polvo** para evitar la aglutinación; natamicina (inhibidor de mohos natural). Contiene: leche. La celulosa es pulpa de madera (¡posiblemente hormonas más antibióticos!)

Algunos de mis *snacks* y tentempiés habituales

Fruta: distintas variedades, aunque me gustaban en especial las manzanas. Mi madre no solía adquirir la fruta en mercados o tiendas de alimentación de producción local; no comprábamos productos orgánicos, por lo que incluso la fruta suponía una dosis importante de pesticidas añadidos.

En cualquier caso, la fruta no era lo más habitual cuando comía entre horas. Solía más bien tomar bollos, ganchitos y todo tipo de productos cargados de aditivos químicos, grasas *trans*, aceites, azúcares, GMS, saborizantes artificiales, ácidos y toda clase de ingredientes a cual más cuestionable.

Este es un ejemplo de lo que conformaba más o menos mi dieta cuando era adolescente. Por entonces mi piel tenía un aspecto horrible, estaba más bien gorda y me sentía mal y realmente enferma. No hay más que decir: mi cuerpo era un verdadero almacén de obesógenos y compuestos químicos.

EL DILEMA DE LA DIETA

Más de 80 millones de personas practican algún tipo de dieta, la mayoría de las veces sin demasiado éxito. ¿Qué es lo que no funciona de las dietas? La virtual totalidad de los libros de dietas recomiendan comer de manera correcta y hacer ejercicio; pero, en realidad ¿qué es lo que eso significa? He conocido a muchas personas para las que «comer lo correcto» consiste en ingerir cantidades ilimitadas de carnes rojas y grasas y para las que hacer ejercicio consiste en agotarse hasta quedar exhaustas durante cuatro horas o más, llevando su cuerpo hasta más allá de los límites de su resistencia.

Así pues, en su momento decidí indagar para hallar algunas respuestas. Mis investigaciones no se basaban en ningún libro de dietética, sino que estaban más bien inspiradas en un revelador artículo publicado en la revista literaria y cultural *The Atlantic* titulado «La ciencia ha comparado todas las dietas, y la vencedora es la comida auténtica». El artículo resumía los resultados de un estudio independiente, publicado en la *Annual Review of Public Health* en 2014, en el que se efectuaba una revisión de los principales tipos de dieta y se llegaba a la conclusión de que «una dieta a base de alimentos mínimamente procesados, cercana a la naturaleza e integrada sobre todo por vegetales de asocia decisivamente al fomento de la salud y a la prevención de las enfermedades».

Aquel artículo me llevó a leer de inmediato el estudio completo. En él se avalaba y se confirmaba todo aquello que yo había estado haciendo y recomendando desde hace años. Una dieta natural y basada esencialmente en el consumo de productos vegetales es la clave para conservar la línea y sentirse vigoroso y saludable. Otras dietas no funcionan a largo plazo, y una de las razones de ello es que acaban haciendo que se ingieran grandes cantidades de calorías químicas y, en consecuencia, que se pierda la capacidad de mantener el peso. Al final de cada uno de los siguientes epígrafes se enumeran las sustancias químicas que pueden tomarse con cada tipo de dieta, resaltando en negrita, como en el epígrafe anterior, los que producen efectos más nocivos. Examinemos, pues, las clases de dietas más comunes.

1. LA DIETA BAJA EN CALORÍAS

¿De qué se trata?: Una dieta baja en calorías se basa en limitar la ingesta diaria de alimento a 500 calorías o menos. Su fundamento es el principio según el cual «una caloría es siempre una caloría».

¿Cuáles son sus inconvenientes?: Todas las calorías no son iguales. Por ejemplo, un yogur con sabor a frutas puede contener 100 calorías, la misma cantidad que una manzana grande. Sin embargo, al consultar la lista de ingredientes de la mayor parte de los yogures, se comprueba que el producto contiene edulcorantes artificiales, sucralosa y acesulfamo potásico (Ace-K). Estos dos componentes ejercen un efecto perjudicial, al hacer que se sientan más ganas de comer. El yogur puede contener otros componentes poco saludables, mientras que una manzana es solo una buena fuente natural de fibra. Además, la dieta baja en calorías es difícil de mantener y son muchas las personas que la practican que vuelven a ganar peso cuando la abandonan.

He aquí algunos compuestos químicos que se pueden ingerir con esta dieta:

Pepsi *light:* agua carbonatada, **colorante color caramelo, aspartamo, ácido fosfórico, benzoato potásico** (conservante que mantiene la frescura del producto), cafeína, **ácido cítrico, saborizante natural, acesulfamo potásico.**

Yogur griego de 100 calorías marca Yoplait 100: leche pasteurizada con vainilla desnatada de grado A, **azúcar.** Contenido de un 2% o menos de **almidón de maíz, sorbato potásico** (para mantener la frescura del producto), **saborizante natural,** cultivos de yogur (*L. bulgaricus*, *S. thermophilus*), **sucralosa, acesulfamo potásico,** acetato de vitamina A, vitamina D_3.

Enchiladas de pollo marca Smart Ones de Weight Watchers: enchilada de pollo (relleno constituido por carne de pollo magra, carne de pollo grasa, sal, **aislado de proteína de soja, almidón de maíz modificado** y **fosfato sódico**); agua, aderezo para enchilada (**almidón de maíz modificado,** emulsionantes [**almidón de maíz modificado, maltodextrina de maíz, lecitina de soja, estearoíl lactilato sódico, goma xantana,** goma guar], **harina de maíz para amasar,** leche desnatada, cebolla deshidratada, sal, ajo en polvo, grasa de pollo, suero de leche cultivado, especias, suero de leche, **saborizante artificial [maltodex-trina de maíz, almidón de maíz modificado, aceite de semilla de algodón/soja parcialmente hidrogenado, ácido cítrico, edetato cálcico disódico, BHA]**, caldo de pollo deshidratado, **saborizante de humo natural, maltodextrina de maíz]**, saborizante de chile verde [sal, extracto de levadura autolisada, pimientos verdes deshidratados, **mal-todextrina de maíz**, especias, **saborizante natural]**, chiles jalapeños deshidratados, **ácido cítrico,** saborizante de pollo [**maíz hidrolizado, soja y** proteína de gluten de trigo, **extracto de levadura autolisada,** caldo de pollo deshidratado, grasa de pollo, clorhidrato de tiamina, **resi-duos sólidos de jarabe de maíz]**, cilantro deshidratado, chiles verdes (pimientos verdes tipo chile, **ácido cítrico**), **almidón de maíz modifi-cado, almidón de maíz, metilcelulosa,** clara de huevo en polvo, **goma xantana,** goma guar], tortilla para enchilada [**harina blanca de maíz,** agua, **almidón alimentario modificado, mono y diglicéridos,** sal, **goma xantana,** goma guar, cal]), salsa (agua, crema agria *light* [leche y crema desnatadas cultivadas, **almidón de maíz modificado,** gelatina, **fosfato disódico,** goma guar, **carragenina,** goma garrofín], chiles verdes [pimientos verdes tipo chile, **ácido cítrico**], leche desnatada, cebolla, jala-peños [pimientos tipo jalapeño, **ácido cítrico**], **almidón de maíz mo-dificado,** nata, **harina de trigo enriquecida**).

Bebida isotónica baja en calorías con sabor a uva de marca Gatorade G2: agua, jarabe de sacarosa, jarabe de maíz de alta fructosa (jarabe de glucosa-fructosa), ácido cítrico, citrato sódico, sal, **saborizantes naturales y artificiales, fosfato monopotásico, sucralosa, acesulfamo potásico, colorantes rojo 40, azul 1.**

2. LA DIETA BAJA EN GRASAS

¿De qué se trata?: este tipo de dieta controla los gramos de grasa y mantiene por debajo del 20% (o menos) la ingesta diaria de calorías. A me-nudo va seguida de una disminución de la frecuencia cardiaca, pero también de pérdida de peso.

¿Cuáles son sus inconvenientes?: una dieta baja en grasas se centra en restringir el porcentaje de grasas de los alimentos, pero no en limitar otros

nutrientes que se tomen. Asimismo, aboga por la sustitución de las versiones con grasas de los alimentos por sus equivalentes libres de grasas (por ejemplo, los aderezos para ensalada sin grasas). El problema que plantean estas alternativas es que generalmente no suele ser más que bazofia procesada, atestada de azúcares, almidones y gomas. En consecuencia, al tomar este tipo de sustitutos se ingieren cantidades ingentes de hidratos de carbono nocivos, presentes en los azúcares y en la harina blanca, que pueden causar estragos en las concentraciones de insulina, aumentar el riesgo de diabetes y, paradójicamente, incrementar la probabilidad de padecer un ataque cardiaco. Se ha constatado que las dietas bajas en grasas no sirven para perder peso. Siempre es necesaria cierta cantidad de grasa en los alimentos que se toman, puesto que las grasas contribuyen a absorber las vitaminas A, D, K y E. Las grasas no saturadas presentes en los frutos secos, los aceites de oliva o sésamo y los aguacates ayudan a prevenir las enfermedades cardiacas. Por su parte, el aceite de coco contribuye a reducir el colesterol y la grasa abdominal.

He aquí algunos compuestos químicos que se pueden ingerir con esta dieta:

Pollo con manzana y arándanos de marca Lean Cuisine: pasta orzo de trigo integral blanqueado (agua, harina de trigo duro integral), carne magra de pollo cocida (carne magra de pollo, agua, almidón de tapioca (yuca) modificada, saborizante de pollo (caldo de pollo deshidratado, carne de pollo en polvo, **saborizante natural**), **carragenina,** concentrado de proteína de suero de leche, **aceite de soja, residuos sólidos de jarabe de maíz, fosfato sódico,** sal), agua, zanahorias, judías verdes, granos de trigo, concentrado de zumo de manzana, arándanos rojos deshidratados (arándanos, azúcar, aceite de girasol), manzanas (manzanas, **ácido cítrico,** sal, agua), 2% o menos de mantequilla (mantequilla, sal), **almidón de maíz modificado,** caldo de pollo, concentrado de zumo de naranja, vinagre de manzana, azúcar, **aceite de soja,** sal marina, puré de jengibre (jengibre, agua, **ácido cítrico**), **extracto de levadura,** especias, concentrado de zumo de limón, **ácido cítrico.**

Sándwich de helado de vainilla bajo en grasa de marca Skinny Cow: leche desnatada, galletas (**harina de trigo blanqueada, isomaltosa hidrogenada*, malitol*, colorante color caramelo, sorbitol*,** aceite de palma, coco, **harina de maíz, almidón de maíz modificado,**

sal, bicarbonato sódico (levadura para hornear), **saborizante natural, lecitina de soja**), **maltodextrina, polidextrosa, sorbitol*, nata,** estabilizante (**mono y diglicéridos, gel de celulosa, goma de celulosa, carragenina**), **sucralosa (marca Splenda)**, palmitato de vitamina A, **acesulfamo potásico, saborizante natural, saborizante artificial.** *Las personas sensibles pueden experimentar un efecto laxante con un consumo excesivo de este ingrediente.

Batido de chocolate bajo en grasas de marca Nesquik, de Nestlé, con palmitato de vitamina A y vitamina D$_3$ añadidos: azúcar, menos del 2% de coco procesado con álcalis, carbonato cálcico, **gel de celulosa, saborizantes naturales y artificiales,** sal, **carragenina, goma de celulosa.** Contiene los ingredientes de la leche.

Cereales con miel bajos en grasa de marca Special K: copos de avena integral, azúcar, **jarabe de maíz,** salvado de avena, arroz, contiene un 2% o menos de miel, **almidón de maíz modificado, sémola de soja,** melazas, fibra de trigo soluble, **saborizante natural, harina de maíz,** goma arábiga, sal, **aislado de proteína de soja,** fibra de avena, zumo de caña de azúcar evaporado, **saborizante de malta, BHT para conservar el producto.** Vitaminas y minerales: niacinamida, hierro reducido, vitamina B$_6$ (clorhidrato de piridoxina), vitamina B$_1$ (clorhidrato de tiamina), vitamina B$_2$ (riboflavina), palmitato de vitamina A, ácido fólico, vitamina D, vitamina B$_{12}$. Contiene ingredientes de soja y trigo.

3. LA DIETA BAJA EN HIDRATOS DE CARBONO

¿De qué se trata?: este tipo de dieta presenta un contenido elevado en proteínas y grasas y muy bajo en hidratos de carbono. Está enfocada al control de los niveles de insulina para perder peso y a la prevención de la diabetes, objetivos ambos ciertamente meritorios.

¿Cuáles son sus inconvenientes?: con esta dieta se toman grandes cantidades de carne y queso de alto contenido graso. Las carnes están a menudo intensamente procesadas con nitratos (por ejemplo, en el caso del beicon) o pueden proceder de reses a las que se les han inyectado hormonas y antibióticos. Además, la reducción en la cantidad de hidratos de carbono implica comer menos frutas y verduras, con el consiguiente riesgo de caren-

cias de nutrientes esenciales. Tal es la razón por la que a quienes practican esta clase de dietas se les recomienda a menudo que tomen suplementos de vitaminas y minerales.

He aquí algunos compuestos químicos que se pueden ingerir con esta dieta:

Salteado para wok de pollo al sésamo con verduras de marca Atkins: tiras de pollo a la parrilla condimentado (carne de pechuga de pollo, agua, menos del 2% de concentrado de limón, vinagre, sal), agua, brécol, judías verdes, pimiento rojo, **aceite de colza** (agua, trigo, **soja,** sal, alcohol, vinagre, ácido láctico), contiene menos del 2% de alguno de los ingredientes siguientes: caldo de pollo, aceite de sésamo tostado, pasta de ajo, grasa de pollo, puré de jengibre (jengibre, agua), concentrado de zumo de pasas, **almidón alimentario modificado,** saborizante de aceite para wok (aceite de cártamo, aceite de semilla de sésamo, aceite de salvado de arroz, **saborizantes naturales**), semillas de sésamo tostado, vinagre de manzana, **colorante color caramelo, lecitina de soja, goma xantana, inosinato disódico, guanilato disódico,** especias, **sucralosa.**

Barrita de chocolate negro con almendras de marca Atkins Advantage: almendras tostadas, coco tostado, revestimiento con sabor a chocolate negro (aceite de semilla de palma, **maltitol, concentrado de proteína de leche,** coco [procesado con álcalis], **dextrosa, lecitina de soja,** extracto de vainilla), **polidextrosa, jarabe de maltitol,** agua, aceite de girasol, sal, **saborizante natural, sucralosa.** Contiene almendras, coco, soja y leche. Este producto es fabricado en instalaciones en las que se utilizan huevos, trigo, semillas, cacahuetes y demás frutos secos.

4. LA DIETA PALEOLÍTICA

¿De qué se trata?: basada en un estilo de alimentación similar al del «hombre de las cavernas», esta dieta recomienda ingerir cantidades mayoritarias de proteínas, limitando la de lácteos y legumbres. Aunque se admite el consumo de verduras y hortalizas, fruta, frutos secos y semillas, la base de esta pauta dietética son la carne y las grasas.

¿Cuáles son sus inconvenientes?: obviamente, la carne que nosotros comemos no es ni por lo más remoto parecida a la que tomaban nuestros

primitivos ancestros. La que ellos comían no procedía de animales criados en granjas ni, por supuesto, estaba contaminada por todo tipo de antibióticos y hormonas. Para que esta dieta funcionara, sería necesario asegurarse de tomar siempre carne orgánica, de animales criados de forma natural a base de hierba y pasto, objetivo que no resulta ciertamente realista si se tiene que viajar y o comer fuera de casa. Por otra parte, tampoco se contempla el consumo de cereales o legumbres, con importantes fuentes de nutrientes específicos. Quienes se muestran favorables a la dieta paleolítica argumentan que las legumbres contienen «antinutrientes». Uno de ellos es la lectina, una proteína que se une a las membranas celulares y, supuestamente, destruye los tejidos. El fallo en este razonamiento estriba en que este proceso se produce predominantemente en los animales, pero no en los seres humanos.

Resulta increíble que una dieta indique que no se tomen legumbres. Existen evidencias irrefutables de que las legumbres reducen el riesgo de cáncer y aumentan la longevidad. Además, dado que presentan un elevado contenido en fibra, ayudan a perder peso, como todos los alimentos ricos en fibra natural.

Otro de los considerados antinutrientes es el ácido fítico, que evita que el organismo absorba minerales tales como calcio, magnesio y hierro. El contenido de ácido fítico de las legumbres es solo moderado. ¿Significa eso que es necesario dejar de tomarlas? Obviamente no. Lo que se debe hacer es comer una amplia variedad de productos de origen vegetal, con lo que se regulará la cantidad de ácido fítico que se ingiere.

Por otra parte, a no ser que se tomen abundantes vegetales, este tipo de dieta aporta escasos probióticos, que mejoran la salud y el estado general, y pueden tender a incrementar la formación de ácidos. Las dietas ácidas son potencialmente favorecedoras del desarrollo de células cancerosas. Las proteínas animales estimulan, además, la producción de factor del crecimiento IGF-1, una proteína natural formada en el hígado. Las concentraciones elevadas de IGF-1, de estructura similar a la insulina, pueden acelerar el envejecimiento y favorecer el crecimiento de células cancerosas en fases avanzadas de la vida. Los alimentos de origen vegetal ricos en proteínas, por ejemplo, las semillas, los frutos secos, las legumbres y las verduras de hoja verde oscuro no elevan los niveles de IGF-1.

Es posible que cantidades ilimitadas de carne, aceites, huevos y pescado consigan mantener cierto control del peso, pero no la salud a largo plazo.

Por lo demás, si todos adoptáramos la dieta paleolítica, la carne disponible se agotaría pronto. El planteamiento de esta dieta parece en principio una buena idea, pero su aplicación no resulta sostenible, salvo que su principal componente sean los alimentos de origen vegetal.

He aquí algunos compuestos químicos que se pueden ingerir con esta dieta:

Hormonas, OGM, los antibióticos que se le administran al ganado, **pesticidas, carragenina, vitaminas sintéticas** y **saborizantes naturales.**

Leche de almendras sin edulcorantes de marca Almond Breeze: leche de almendras (agua filtrada, almendras), carbonato cálcico, sal marina, citrato potásico, **carragenina,** lecitina de girasol, **saborizante natural, palmitato de vitamina A, vitamina D_2 y D-alfa-tocoferol (vitamina E natural).**

5. LA DIETA DE LOS ALIMENTOS CRUDOS

¿De qué se trata?: este régimen se basa en el consumo de alimentos vegetales crudos no procesados (verduras, frutas, cereales, otros brotes germinados, frutos secos). También se conoce como dieta cruda o dieta de los alimento vivos, ya que su planteamiento teórico consiste en tomar productos que permanezcan vivos el mayor tiempo posible.

¿Cuáles son sus inconvenientes?: la dieta de alimentos crudos tiene muchos seguidores y siempre es recomendable tomar frutas y verduras crudas con frecuencia hasta cubrir al menos un 50% del total de lo que se ingiere. Esta dieta también elimina la exposición a la mayor parte de los quince generadores de enfermedad. Sin embargo, mantener una dieta cruda al 100% resulta difícil, puesto que limita sensiblemente las opciones y, además, con ella se descartan algunos de los llamados superalimentos, como la quinua cocida, las alubias y otras legumbres o el boniato (batata). Aunque la mayoría de los vegetales han de consumirse preferiblemente crudos, hay algunos, como las zanahorias o los tomates, que aumentan su valor nutricional al cocinarse. Por otro lado, esta clase de dietas puede dar lugar a peligrosas carencias de ciertos nutrientes, tales como calcio, hierro, vitamina B_{12}, vitamina D y ácidos omega-3.

He aquí algunos compuestos químicos que se pueden ingerir con esta dieta:

Pesticidas, presentes en frutas y verduras.

jarabe de agave (una forma de azúcar refinada).

Carragenina, utilizada como estabilizante y espesante en algunos postres no horneados.

6. LA DIETA SIN GLUTEN

¿De qué se trata?: esta dieta excluye por completo los alimentos que contienen gluten, una proteína del trigo, la cebada y el centeno. Es un régimen médicamente necesario para las personas que padecen enfermedad celíaca o alergia al gluten. Otros la siguen porque presentan cierto grado de intolerancia al gluten que, en ocasiones puede producir trastornos digestivos u otras alteraciones, o bien para perder peso. Sin embargo, esta dieta no ayuda a rebajar el peso, ya que un ingrediente se elimina íntegramente de la alimentación, obligando a reemplazarlo por otro, tal vez de menor valor nutricional. Además, hace que a veces se opte por alimentos procesados por el simple hecho de que se promocionan mediante el lema «sin gluten».

¿Cuáles son sus inconvenientes?: mi principal queja en lo que respecta a las dietas libres de gluten es que promueven el consumo de alimentos procesados, como el azúcar refinado, el arroz blanco, los refrescos o ciertos aceites. El auge de las dietas sin gluten ha dado lugar al desarrollo de toda una industria de producción de platos preparados libres de gluten, pero que contienen diversos aditivos sospechosos, azúcares añadidos o almidones de patata o de tapioca, que elevan los niveles de insulina sin aportar nutriente alguno. El arroz integral es a menudo sustituido en los panes, pastas y productos de bollería sin gluten que, en cambio, pueden estar contaminados por arsénico. Sin embargo, siempre es posible tomar productos que no contengan gluten sin exponerse a esos contaminantes. Las personas con sensibilidad al gluten pueden optar por alimentos naturales carentes de gluten, como la quinua, los frutos secos y semillas y las frutas y verduras.

He aquí algunos compuestos químicos que se pueden ingerir con esta dieta:

Masa para pizza sin gluten marca Pillsbury: agua, **almidón de tapioca modificado,** harina integral de sorgo, harina integral de mijo,

harina de arroz, fructosa, clara de huevo, azúcar moreno, **aceite de soja.** Contiene el 2% o menos de sal, aceite de oliva virgen extra, **aceite de soja hidrogenado, goma xantana,** agente fermentador (impulsor) (**fosfato de sodio y aluminio,** bicarbonato sódico (levadura para hornear), goma guar, **saborizantes naturales y artificiales,** levadura, **extracto de levadura.**

Pan integral sin gluten de marca Udi: mezcla para masa Udi (almidones de tapioca y patata, harinas de arroz integral y de tef, almidón de tapioca modificado, agua, aceite vegetal sin OGM (aceites de **colza,** girasol o cártamo), clara de huevo, **zumo de caña de azúcar evaporado, maltodextrina** de tapioca, jarabe de tapioca, levadura, linaza, **goma xantana,** sal, polvo para hornear (**pirofosfato ácido de sodio,** bicarbonato sódico, **almidón de maíz, fosfato monocálcico**), **residuos sólidos de jarabe de maíz cultivado** (inhibidor natural de mohos), melazas secas, enzimas.

Cereales con miel sin gluten de marca Chex: harina de maíz, azúcar, maíz integral, miel, sal, extracto de malta de cebada, melaza de azúcar moreno, aceite de salvado de arroz y/o **colza, colorante añadido, saborizantes naturales y artificiales, saborizante de almendra natural.**

Dulce de azúcar recubierto con pretzels de marca Glutino: balu de azúcar (**azúcar,** aceite de semilla de palma, sólidos grasos deshidratados no grasos, coco en polvo, **lecitina de soja,** sal, **saborizante natural**), pretzels (**almidón de maíz,** almidón de patata, harina de arroz, **fibra de maíz soluble,** aceite de palma, **azúcar,** sal, **goma de celulosa, lecitina de soja, extracto de levadura,** bicarbonato sódico, pirofosfato ácido de sodio, **ácido cítrico**).

7. LA DIETA VEGANA

¿De qué se trata?: los veganos se alimentan con una dieta vegetariana estricta, que excluye cualquier producto de origen animal (carne, huevos, lácteos e incluso miel). En general, esta dieta suele adoptarse por motivos éticos, más que por sus potenciales efectos saludables o para perder peso.

¿Cuáles son sus inconvenientes?: habitualmente la dieta vegana no tiene en cuenta si los alimentos son de cultivo ecológico o si contienen transgénicos. Los veganos están expuestos a riesgo de padecer carencia de vitamina B_{12}, que solo está presente en productos animales, por lo que deben

tomar suplementos de este nutriente. Con frecuencia la alimentación de los veganos se basa sustancialmente en sustitutos procesados de la carne y en abundantes derivados de la soja, que pueden provocar alteraciones hormonales y que contienen componentes elaborados a partir de OGM.

Indudablemente, el veganismo tiene sus pros y sus contras, pero aplicado como pauta general para perder peso, son muchos sus inconvenientes, a no ser que se sigan los principios apuntados en los capítulos siguientes de este libro.

He aquí algunos compuestos químicos que se pueden ingerir con esta dieta:

Crujiente sustitutivo de la carne de marca Beyond Meat: agua, aislado de proteína de guisantes sin transgénicos, **aceite de colza extruido-prensado sin transgénicos,** especias, saborizante con sabor a carne (**extracto de levadura,** maltodextrina, **saborizante natural,** sal, aceite de girasol, cebolla en polvo), fibra de raíz de achicoria (variedades: endibia, escarola), harina de arroz, tomate en polvo, colorante color caramelo (natural), **azúcar,** contiene un 0,5% o menos de: sulfato cálcico, cloruro potásico, concentrado de zumo de lima, **ácido cítrico,** extracto de cebolla, extracto de chile, extracto de ajo, extracto de pimentón picante.

Tiras de sustituto de queso tipo Cheddar de marca Daiya: agua filtrada, harinas de tapioca y/o arruruz, **aceite de colza** y /o cártamo **extruido-prensado sin transgénicos,** aceite de coco, proteína de guisantes, sal, levadura inactiva, **saborizantes naturales para veganos,** glicerina vegetal, **goma xantana, ácido cítrico** (saborizante), bixina, **dióxido de titanio** (mineral presente en la naturaleza).

Hamburguesas veganas de marca Boca Burgers: agua, **concentrado de proteína de soja,** gluten de trigo, contiene menos de un 2% de **metilcelulosa,** sal, **colorante color caramelo,** cebolla deshidratada, **extracto de levadura,** aceite de sésamo, **proteína de trigo hidrolizada, saborizantes naturales y artificiales (no con sabor a carne), guanilato disódico, inosinato disódico.**

8. LA DIETA PESCETARIANA

¿De qué se trata?: los pescetarianos comen pescado, pero rechazan cualquier otra proteína de origen animal.

¿Cuáles son sus inconvenientes?: esta dieta no hace suficiente hincapié en los riesgos de los alimentos procesados. Además, en ella se puede comer, por ejemplo, salmón de piscifactoría, que suele contener antibióticos, transgénicos y colorantes.

He aquí algunos compuestos químicos que se pueden ingerir con esta dieta:

Salmón de piscifactoría: antibióticos, transgénicos y colorantes, a menudo contaminados por PCB. Peces como el tiburón (cazón, marrajo, cañabota son las especies comestibles más comunes), el pez espada, la caballa real (también llamada carite), el blanquillo o el atún son los que contienen concentraciones más altas de mercurio en su carne.

Palitos de cangrejo de marca Trans-Ocean (utilizados habitualmente en ensaladas y preparaciones de sushi): abadejo de Alaska, agua, clara de huevo, almidón de trigo, **azúcar, almidón de maíz, sorbitol,** contiene un 2% o menos de los siguientes componentes: cangrejo real, **saborizantes naturales y artificiales,** extractos de cangrejo, ostras, langosta y diversos pescados (salmón, anchoa, bonito, pez sable), aceite de pescado refinado* (de anchoa, sardina), vino de arroz (arroz, agua, koji, levadura, sal), sal marina, almidón de tapioca (yuca) modificado, **carragenina,** harina de ñame, **soja, maíz** y proteínas de trigo **hidrolizadas,** cloruro potásico, **inosinato y guanilato disódicos, pirofosfato sódico, carmín,** pimentón, colorante añadido.

9. LA DIETA DESINTOXICANTE (DETOX)

¿De qué se trata?: las dietas desintoxicantes se plantean como objetivo la eliminación de toxinas del cuerpo —proceso ciertamente importante— por medio del consumo de fibra, zumos, verduras y hierbas medicinales. En algunas de ellas se recomiendan periodos de ayuno.

¿Cuáles son sus inconvenientes?: mi principal crítica a la mayor parte de las variantes de la dieta *detox* es que, en general, no suelen preparar el cuerpo antes de su aplicación y que no aportan consejos a largo plazo so-

---

* Aporta una cantidad insignificante de grasa. Contiene aceites de abadejo, salmón, anchoa, bonito, sardina o pez sable, cangrejo, langosta, soja, huevo y trigo.

bre la alimentación posterior a su aplicación. Para que una dieta sea eficaz es necesario que, mientras se realiza, el cuerpo mantenga su energía, de modo que pueda iniciar de nuevo en cualquier momento a lo largo de la vida. Estoy completamente a favor de practicar ocasionales depuraciones del organismo mediante zumos. No obstante, siempre es necesario contar con un plan para antes y después de estas depuraciones, de manera que pueda seguirse una pauta coherente a largo plazo. Las dietas *detox* tienden a aplicarse a corto plazo, con el consiguiente riesgo de que se produzca un efecto yo-yo. Es habitual que en estas dietas se eliminen diversos ingredientes o alimentos que pueden resultar saludables a largo plazo. Por otro lado, el ayuno no siempre es sano, en especial en personas diabéticas o que padecen enfermedades cardiacas. Cuando se toman los alimentos adecuados desde el primer momento, el cuerpo se va desintoxicando de forma continua y de manera natural. *El método Food Babe* enseña el modo de hacerlo.

He aquí algunos compuestos químicos que se pueden ingerir con esta dieta:

Pesticidas fumigados sobre productos agrícolas y aditivos incorporados a los zumos. En ocasiones, en estas dietas se recomienda utilizar suplementos que a menudo contienen ingredientes sintéticos o procesados químicamente.

10. LA DIETA MEDITERRÁNEA

¿De qué se trata?: esta dieta se basa en el patrón de alimentación propio de países mediterráneos como España, Italia o Grecia. Entre los alimentos que la integran cabe citar frutas, verduras, cereales (incluidos cereales refinados y, en consecuencia, la harina blanca), frutos secos, semillas y legumbres. Las principales fuentes de grasa son en ella el aceite de oliva, el queso y el yogur. Puede comerse alguna carne roja y beber vino, siempre con moderación. Un estudio publicado por el *New England Journal of Medicine* puso de manifiesto que la dieta de tipo mediterráneo, con consumo predominante de productos como el aceite de oliva, los frutos secos o el vino tinto, reduce el riesgo de derrame cerebral en hasta un 30%.

¿Cuáles son sus inconvenientes?: los patrones alimentarios de la dieta mediterránea son bastante equilibrados y tienden a disuadir del consumo de alimentos procesados. Sin embargo, mi objeción para este modelo

dietético es que no da la debida importancia al origen de los alimentos, a si son de cultivo o cría por métodos orgánicos o si contienen transgénicos. En ella se toman abundantes cereales, por lo que las personas que tienen problemas con el gluten deben hallar los correspondientes sustitutos. El pan y la pasta elaborados con harina blanca refinada son como el azúcar, por lo que no deben consumirse regularmente. Por otro lado, hay una importante limitación: si se toma un exceso de aceite de oliva, queso, frutos secos o vino, la línea sin duda lo notará.

He aquí algunos compuestos químicos que se pueden ingerir con esta dieta:

— Sulfitos añadidos al vino.
— Falso aceite de oliva adulterado con aceites que contienen transgénicos.
— Pesticidas.
— Antibióticos o transgénicos presentes en los quesos y yogures convencionales.
— Pasta y pan blanco elaborados con harinas refinadas.

LA NUTRICIÓN CON ALIMENTOS AUTÉNTICOS: EL MÉTODO FOOD BABE

Es probable que ninguna dieta logre su objetivo. Muchas personas consiguen comer de forma saludable durante unos días, para terminar cayendo en la tentación de atiborrarse de helado o de galletas. Otros consiguen hacer todo lo posible para mantener una vida activa y saludable para terminar también cayendo el torbellino de las dietas durante años.

¿No es hora de poner fin al tira y afloja de la lucha contra la comida? Como ya he indicado antes en este capítulo, perder peso y mejorar el estado de salud no tiene tanto que ver con la cantidad de calorías o de gramos de grasas o hidratos de carbono como nos han hecho creer.

La clave estriba en liberarse de los aditivos alimentarios y los obesógenos que hacen que el organismo tenga dificultades para quemar las grasas y para mantenerse sano. Ese objetivo puede conseguirse tomando alimentos auténticos, puros al 100% y libres de toxinas. Así no tendrán que preocuparse del azúcar, de los coágulos que obstruyen las arterias, ni de las calorías, los hidratos de carbono o los compuestos químicos de los que están llenos los alimentos preparados, de efectos tan perniciosamente tóxicos. Si se siguen las recomendaciones de este libro, su peso —y su salud— se regularán por sí mismos.

ASÍ ES COMO FUNCIONA...

El método Food Babe es un programa de 21 días de duración específicamente diseñado para conseguir un mejor estado de salud y un cuerpo más delgado y en mejor forma en el menor tiempo. Un requisito imprescindible para la consecución de tal objetivo es adquirir nuevos hábitos y abandonar otros anteriores. Es algo que puede lograrse con facilidad y de manera satisfactoria.

Los psicólogos consideran que 21 días son un intervalo de tiempo adecuado para la adquisición de nuevos hábitos y los especialistas en nutrición holística están asimismo de acuerdo en que ese tiempo es suficiente para inducir un cambio en la química del organismo. El presente programa está proyectado en torno a dos premisas fundamentales. Cada día es necesario poner en práctica un nuevo hábito relacionado con la comida, o bien renunciar a un comportamiento no saludable (como, por ejemplo, el consumo de *fast-food*). Todo el mundo desearía que la planificación de los menús diarios y el control del peso fueran procesos inconscientes; pensar a diario «¿qué tomo mañana para comer?» puede llegar a ser agobiante. En estas páginas yo me encargo de todo, desde el menú hasta las recetas. Día a día la comida grasa, llena de azúcares y cargada de aditivos químicos será reemplazada por alimentos integrales, con nutrientes intactos y equilibrados y completamente orgánica. Este programa no solo les ayudará a mantener el control de su alimentación; también contribuirá a que pierdan peso, si es necesario, y a que sigan regularmente un estilo de vida saludable.

No es necesario contar calorías o hidratos de carbono ni obsesionarse con las cantidades de alimentos que se toman. Basta con leer con atención las etiquetas, con modificar ciertos hábitos a la hora de hacer la compra y de preparar las comidas y disfrutar de los alimentos de la manera para la que fueron concebidos, es decir, según pautas naturales e integrales.

Estoy convencida de que todos podemos comer siguiendo el método Food Babe. Los únicos motivos por el que he podido mantener mi peso ideal durante más de diez años, sintiéndome bien y sin esfuerzo, son mis hábitos alimentarios, mis pautas de selección de los alimentos y mi rutina diaria. Y son precisamente estos los factores que deseo compartir.

Una vez que se comienza a aplicar el programa, es fácil que cada persona que lo lleva a la práctica se sienta revitalizada desde el primer día. Y ya el segundo día puede esperarse que la digestión de los alimentos mejore de manera drástica en tan solo una noche, percibiéndose de inmediato un sensacional incremento de la propia energía. Lo prometo. Sigan adelante y sentirán que su cuerpo se pone a punto y recupera toda su vitalidad en apenas un día. No obstante, conviene mantener cierta modestia cuando la gente empiece a alabar los cambios y la mejora del propio aspecto, más atractivo, sexi y dinámico.

¿Están a gusto con el estilo de vida que han estado llevando ustedes y sus familias? Si no es así, piensen que nunca es demasiado tarde para cambiar y que ese cambio puede ponerse en práctica en solo 21 días.

El primero de esos días puede ser hoy mismo.

PARTE II

---

21 DÍAS DE BUENOS ALIMENTOS Y BUENOS HÁBITOS

CAPÍTULO 4

Semana 1: EL VALOR DE LOS LÍQUIDOS EN EL MÉTODO FOOD BABE

¡BIENVENIDOS A LA PRIMERA SEMANA! En ella el objetivo se centra en depurar el organismo, eliminando las toxinas y los antinutrientes que la industria alimentaria ha estado introduciendo en los alimentos que tomamos. La forma más sencilla y rápida de hacerlo es aportando los líquidos adecuados a nuestro cuerpo. Los líquidos arrastran las toxinas, hidratan el organismo y contribuyen a que las grasas sean metabolizadas de un modo más eficaz. Lo mejor de todo es que comenzarán a sentirse más ligeros y con mayor vigor ya desde el primer día. Desde que dejé de tomar los nefastos refrescos carbonatados y zumos azucarados y los reemplacé por líquidos puros y saludables, mi piel, mi energía, mi peso y todo mi cuerpo cambiaron a mejor.

Todo lo que nos llevamos a la boca afecta de un modo u otro a nuestro cuerpo. En consecuencia, además de adoptar los hábitos que se enumeran en este plan de 21 días, es importante también seguir el plan de alimentación de 21 días método Food Babe que se expone a partir de la página 335 de este libro y que ayuda a controlar los hábitos de alimentación y ofrece pautas que contribuyen a comer bien y con inteligencia. Siguiendo este plan, que pronto se asume como algo natural, empezarán a perder peso de manera espontánea y a no recuperarlo. El plan de alimentación método Food Babe no es una dieta, es una forma de vida. Cuando se aplican adecuadamente sus fundamentos, se abre ante nosotros un sorprendente cambio del propio cuerpo y de la propia vida.

DÍA 1:
Depuración diaria con el ritual matutino del agua de limón

LA MAYOR PARTE DE NOSOTROS DESEARÍAMOS sin duda estar más delgados y sentirnos con mayor vigor y mejor estado de salud, aunque muchas veces ponemos la excusa de que el ajetreo de la vida diaria no nos deja tiempo o energías para abordar esos objetivos. Y, sin embargo, sí es posible conseguir una mejor forma física y un mejor estado de salud sin plantear cambios radicales en el estilo de vida. Y el primer paso en esa dirección no puede ser más simple: basta con beber un vaso de agua tibia con limón y una pequeña vaina de pimienta de Cayena al levantarse por la mañana.

Sé por experiencia personal que adoptar este hábito diario reporta unos sorprendentes beneficios para la salud. Antes, al levantarme sentía un deseo incontenible de tomar alimentos azucarados, como barritas de cereales, bollos o magdalenas. Sin embargo, esos deseos se desvanecieron en cuanto empecé a adquirir esta costumbre. Ahora lo que quiero es tomar alimentos integrales y saludables para mi organismo. Iniciar el día con esta acción, tan sencilla como saludable, me prepara para el resto de la jornada y me recuerda que mi salud es lo primero. Este pequeño gesto tienen unos asombrosos efectos positivos.

En primer lugar, aunque el zumo de limón es ácido, tiene un contenido bajo en azúcares y alto en minerales alcalinos, por lo que su efecto es alcalinizante. Nuestro cuerpo presenta diferentes niveles de acidez y alcalinidad (basicidad) y una de las claves de la consecución de un buen estado de salud radica precisamente en aprender a conseguir el equilibrio idóneo entre ambas. Ciertas partes y ciertos órganos del cuerpo presentan de manera natural un medio algo más ácido que otros. Así sucede, por ejemplo, con los jugos digestivos del estómago. Sin embargo, un exceso de acidez resulta en ocasiones muy perjudicial. Cuando en la dieta abundan los alimentos ácidos, como el pan blanco, los refrescos carbonatados, los alimentos procesados y de comida rápida y, en menor medida, la carne y los huevos, el cuerpo tiende a liberar una mayor cantidad de minerales como el calcio, con objeto de neutralizar la acidez, reduciendo al mismo tiempo la capacidad de absorción de importantes nutrientes, de producir energía y de autorrepararse y desintoxicarse. Un medio ácido eleva el riesgo de padecer múltiples enfermedades, desde la artritis a las afecciones cardiacas o el cáncer.

Para ayudar a que el organismo mantenga su funcionalidad en niveles óptimos, es preferible mantener un equilibrio en el que se peque por exceso en favor de la alcalinidad. En esta situación en las células y en los tejidos pueden tener lugar las reacciones químicas normales, favoreciendo el metabolismo, la protección inmunitaria celular, el flujo sanguíneo apropiado y la regulación del peso. El control idóneo del equilibrio acidobásico y el incremento de la alcalinidad pueden conseguirse a través de los alimentos que comemos. Entre los alimentos alcalinos se cuentan la fruta, las verduras y las hortalizas y algunos frutos secos y cereales integrales, como las almendras o la quinua.

Una segunda razón para empezar el día tomando un vaso de agua con limón y cayena es que este asequible ritual sirve para estimular el hígado, que es el principal órgano desintoxicante del cuerpo y que desempeña cientos de funciones cruciales para el mantenimiento de la salud. Por razones de espacio, no las enumeraré aquí, aunque sí pueden mencionarse algunos de los beneficios que el buen funcionamiento hepático reportan a la salud; por ejemplo, una piel más sana, una visión más nítida, una mejor disposición de ánimo y un peso más equilibrado. La actividad hepática es mayor por la mañana y el limón tomado a primera hora contribuye a acelerar la eliminación de toxinas. No debe sorprender que haya que ir al baño poco después de tomar el agua con limón. Ello indica que está haciendo su efecto.

En tercer lugar, el agua de limón hace que se quemen más grasas, al mejorar la digestión. Cuando el sistema digestivo no funciona como es debido, es casi imposible adelgazar o mantener el peso bajo control. La digestión defectuosa dificulta la absorción de los nutrientes necesarios para quemar las grasas, en tanto que, al beber agua de limón, se estimula la producción de saliva y se envías señales al cuerpo para que el sistema digestivo se ponga en funcionamiento.

Como cuarto factor a considerar, los limones contienen importantes nutrientes favorecedores de la salud. Uno de ellos es la vitamina C. Este sorprendente compuesto vitamínico combate el daño celular y la inflamación crónica, refuerza las defensas inmunitarias y acelera la cicatrización de heridas. Antes de empezar con este hábito, me sentía enferma todo el tiempo. En cambio, el agua de limón condimentada con cayena me ha resultado decisiva para prevenir los resfriados y la gripe y ha hecho que me sienta más fuerte.

Otro de los componentes nutritivos del zumo de limón es la limonina, que previene el cáncer, fortalece el revestimiento de los vasos sanguíneos, eleva la concentración de enzimas hepáticas positivas y reduce la del colesterol «malo», responsable de la obstrucción de las arterias.

¿Por qué se añade la cayena? He aquí algunos de los efectos beneficiosos, científicamente demostrados, de esta especia-milagro:

- Ayuda a quemar grasas potenciando el metabolismo (como todas las especias picantes).
- Incrementa el gasto energético y la sensación de saciedad.
- Ayuda a evitar los atracones de comida.
- Mejora la circulación sanguínea.
- Es una buena fuente de vitaminas A y C y del complejo B, así como de calcio y potasio.
- Ejerce un efecto cicatrizante en las lesiones del sistema digestivo.

Para aquellos a los que no les resulta agradable el sabor del agua de limón con pimienta de Cayena existe una alternativa: puede probarse el vinagre de manzana disuelto en un vaso de agua tibia. Este vinagre se ha utilizado durante siglos como remedio natural contra todo tipo de alergias, incluidas las alergias al pelo de los animales, a los alimentos y a los alérgenos ambientales, contra las infecciones de los senos nasales, el acné, el colesterol alto, la fatiga crónica, las infecciones por cándidas, el reflujo ácido, el dolor de garganta, la dermatitis de contacto, la artritis y la gota. Asimismo, desempeña un papel destacado al quemar grasas. Utilizado con profusión en el control del peso, ayuda a descomponer las grasas corporales y refuerza el metabolismo, además de reducir los niveles de glucosa y la magnitud de las subidas de insulina que, en ocasiones, determinan un aumento del peso.

Cualquiera de las dos opciones es válida. Empiecen mañana mismo. En el caso del vinagre, hay diversas marcas que ofrecen un producto ecológico, natural y no filtrado, de calidad. Si siguen mi consejo no tardarán en comprobar sus buenos resultados.

EL MÉTODO FOOD BABE

COMENZAR LA NOCHE ANTERIOR

Cada noche lleno una tetera eléctrica con agua filtrada, saco un limón de la nevera y lo dejo sobre la encimera junto a un bote de bayas de pimienta de Cayena y un vaso lleno hasta la mitad de agua. En cuanto me levanto voy a la cocina y conecto la tetera. Mientras me pongo las lentillas y me lavo la cara el agua se calienta.

A continuación vierto el agua caliente en el vaso que contiene el agua a temperatura ambiente. ¿Cuál es el motivo de que el agua tenga que estar tibia, no caliente? El agua tibia está a una temperatura próxima a la del cuerpo, lo que hace más fácil que los nutrientes de la bebida sean procesados. Si el agua está excesivamente caliente, pueden descomponerse las enzimas beneficiosas del limón. Y es importante que estas se mantengan activas, ya que son ellas las que potencian las enzimas hepáticas que contribuyen a eliminar las grasas. Exprimo medio limón y lo añado al agua, junto con la pimienta de Cayena (recordemos de nuevo, que para quienes no les resulte agradable este sabor, se puede optar por vinagre de manzana o, también, por zumo de lima).

BEBER PARA SENTIRSE MEJOR

Yo prefiero sorber la mezcla con una pajita de vidrio para que mis dientes no estén expuestos a la acción del ácido del limón. Bebo al menos un tercio de litro, seguido de otro cuarto de litro de agua sola antes de beber o comer cualquier otra cosa. He hecho esto todas las mañanas durante años. A veces, cuando viajo incluso llevo limones en la maleta. Al llegar a los hoteles, pido una tetera eléctrica y, si no pueden proporcionármela, uso el agua del grifo. Son muy pocos los días en los que, estando fuera de casa, no he podido poner en práctica este ritual. Y precisamente en esos pocos días notaba de inmediato una sensible diferencia en lo que respecta a cómo me sentía y a qué aspecto tenía. Tendía a sentirme agotada y sin ganas de hacer nada.

Adquirir este hábito es de lo más sencillo: pueden comenzar mañana mismo.

La adquisición de este nuevo hábito puede hacer que se vaya poco a poco abandonando la costumbre de tomar café en cadenas como Starbucks. No duden de que se trata de una perspectiva alentadora: en todo el mundo Starbucks elabora más de 80.000 bebidas diferentes, pero se pagan a precios ciertamente altos y el café que contienen está lleno de potenciales toxinas.

En la mayor parte de sus establecimientos, Starbucks no sirve café ni leche obtenidos por medios orgánicos. Los granos con los que elaboran el café están contaminados por todo tipo de pesticidas y la leche se obtiene de vacas alimentadas con OGM y a las que se les administran antibióticos. Quien toma café a diario en Starbucks se expone todos los días a ellos.

Starbucks adquiere parte del café que comercializa en países en vías de desarrollo, en los que la fumigación con agentes químicos está poco regulada. Así, es posible que al consumir sus productos se estén ingiriendo toxinas que están prohibidas en Estados Unidos pero no en otros países. Uno de ellos es el insecticida clorpirifós, que se ha asociado al desarrollo de anomalías congénitas y es altamente tóxico para los animales.

Y ¿qué decir de las bebidas descafeinadas? La mayor parte de los cafés descafeinados convencionales se elaboran tratando los granos con un compuesto químico llamado acetato de etilo, aplicado también en la fabricación de esmalte de uñas y de pegamentos, y con un carcinógeno llamado cloruro de metileno, ambos utilizados por Starbucks.

Los refinados productos de Starbucks pueden hacer, por otro lado, que se gane peso con facilidad (el frappuccino de chocolate blanco de tamaño grande contiene sesenta gramos de azúcar). Los jarabes y mezclas que se emplean en algunas de sus bebidas más emblemáticas contienen saborizantes artificiales elaborados a partir de derivados del petróleo, colorante color caramelo, potencialmente carcinógeno, y numerosos conservantes.

Me encanta el café, pero prefiero preparármelo en casa utilizando granos de cultivo ecológico. Este es otro hábito muy recomendable, que puede comenzar a practicarse desde hoy mismo.

LISTA DE COMPROBACIÓN

Hoy:

✓ He cumplido con el ritual del agua de limón

DÍA 2:
La máquina de las bebidas verdes

COMENZANDO HOY MISMO, es importante habituarse a tomar una «bebida verde a diario». Por bebida verde se entiende cualquier tipo de batido o zumo natural elaborado con col rizada, lechuga, espinacas u otras verduras de hoja.

Sé lo que están pensando: «No resulta nada apetecible». Y, sin embargo, hay que tener en cuenta que las verduras de hoja son uno de los alimentos más saludables que pueden tomarse, y hasta es posible que estas bebidas lleguen a resultar deliciosas. Una bebida verde es la mejor comida rápida que puede tomarse y una forma óptima de aportar verduras a la dieta. A medida que se empieza a depurar el cuerpo con estas bebidas, cada vez se aprecian más. Si no están convencidos, he aquí tres razones por las que esta costumbre es esencial para el mantenimiento de la salud.

1. SEIS PORCIONES DIARIAS (O MÁS)

Los especialistas en nutrición recomiendan tomar de seis a ocho porciones de frutas y verduras al día para mantener un buen estado de salud. Caloría por caloría, las verduras de hoja son las que tienen un mayor poder nutricional. Protegen frente a todos los tipos de cáncer, hacen maravillas en los huesos y las arterias y en el control de la presión arterial, y ayudan a mantener la línea, entre otras muchas propiedades. Asimismo, contribuyen a aliviar la inflamación crónica, a eliminar toxinas y a mejorar la digestión.

Pero llegar a tomar de seis a ocho porciones diarias es difícil. En Estados Unidos la mayoría de las personas consideran que una porción de verduras y hortalizas consiste en tomar una hoja de lechuga y una rodaja de tomate en un sándwich y es posible que eso sea toda la verdura que tomen en el día (de hecho, cuando yo era pequeña podía pasar días y días sin comer frutas, hortalizas o verduras, lo que sin duda influyó en mi mala salud durante la infancia). Sin embargo, si se mezclan varias frutas y verduras en un batido o un zumo, la cosa cambia. Tomar un vaso de un tercio de litro con una mezcla de frutas y verduras aporta el total de las porciones necesarias para todo un día.

A mí me gusta tomar un zumo de verduras de hoja verde casi en ayunas, generalmente unos diez minutos después del agua de limón. Un vaso alto lleno de zumo preparado con hojas de col rizada, espinacas y otras verduras es una manera perfecta de ingerir aquellos nutrientes que normalmente no están presentes en un desayuno convencional. Está claro que pocas personas estarían dispuestas a tomas un bol de hojas de col por la mañana. Es mucho más gratificante tomar un zumo vegetal.

Cuando preparo estos zumos, procuro utilizar la mayor variedad posible de verduras y hortalizas, que me aportan las vitaminas y minerales necesarios para que en mi cuerpo se reparen las células dañadas, para prevenir enfermedades y para presentar un aspecto más rejuvenecido y saludable.

2. COMPENSACIÓN DEL EMPOBRECIMIENTO DE LOS SUELOS

Los pesticidas, las semillas genéticamente modificadas y los productos agrícolas de cultivo convencional reducen la concentración de vitaminas y minerales presentes en los suelos. Por ejemplo, un brécol cultivado en la actualidad contiene menos nutrientes que los que se cultivaban hace dos décadas.

Estudios publicados a lo largo de los últimos quince años indican que buena parte de los productos agrícolas tienen en la actualidad un bajo contenido en fitonutrientes, es decir, en compuestos químicos naturales propios de los vegetales que ayudan a proteger la salud. Estas sustancias tienen la capacidad de reducir la incidencia de cuatro de las más temibles enfermedades de nuestro tiempo: el cáncer, las cardiopatías, la diabetes y la demencia senil. Hasta hace unos cincuenta años, las frutas y verduras eran ricas en fitonutrientes. No obstante, con el tiempo, las modernas técnicas de cultivo han ido reduciendo las concentraciones de estos beneficiosos compuestos.

En consecuencia, debemos compensar ese empobrecimiento de la riqueza de los suelos comiendo la mayor cantidad posible de alimentos vegetales integrales. Disfrutar a diario de una bebida verde es una sencilla y excelente manera de hacerlo.

3. DESINTOXICACIÓN NATURAL

Son muchas las enfermedades generadas por agentes tóxicos para el cuerpo procedentes de alimentos contaminados. El consumo de bebidas verdes es la forma más rápida y natural de desintoxicarse de tales agentes. La clorofila, la responsable de que las hojas sean verdes, es un factor clave en este contexto. Este pigmento ayuda a que las plantas absorban energía luminosa para utilizarla en la fotosíntesis y en su desarrollo, y es fundamental para la vida sobre la Tierra.

Aunque los expertos en nutrición conocen desde hace tiempo los poderes de la clorofila, hasta hace poco no se ha realizado investigaciones fiables sobre ella. Un interesante estudio publicado en la revista científica *PLOS ONE* en 2011 constató que los suplementos de clorofila, junto con el consumo de vegetales de la familia de las crucíferas, como el brécol, corrigen el daño en el ADN celular del tejido del colon. Esa degradación del ADN celular es la que provoca el desarrollo de cáncer, por lo que esta combinación parece disminuir el riesgo de padecer cáncer de colon.

Otro sugestivo estudio, publicado en la revista de investigación nutricional *Appetite* en 2013, hacía referencia a la relación entre la clorofila y el control del peso. La clorofila está presente en los tejidos vegetales en el interior de unas membranas saculares llamadas tilacoides que ayudan a la planta a absorber la luz solar. En esta investigación se observó que estos tilacoides de clorofila administrados en forma de suplemento inhibían la sensación de hambre y prevenían el aumento de peso en un grupo de mujeres con sobrepeso. Sin duda, esa es la razón de que yo me sienta saciada y satisfecha tras haber tomado una bebida verde.

En general, suelo mezclar verduras como espinacas, col rizada y repollo, todas ellas con un alto contenido en clorofila, con frutas, que aportan dulzor, atenúan el sabor amargo de las verduras y proporcionan una dosis extra de fibra, que contribuye a regular el nivel de azúcar en sangre.

También he podido comprobar que este tipo de mezclas reduce también las ganas de comer más, ya que suponen una descarga de nutrientes, desde luego inhabitual en la dieta norteamericana típica. Desde el punto de vista nutricional, cuando el cuerpo no recibe lo que necesita se genera ansiedad por comer y, si se sucumbe a esa ansiedad, se vuelve a la senda de la ganancia de peso.

Espero, pues, que se hayan convencido y que incorporen una bebida verde al día a su dieta.

EL MÉTODO FOOD BABE

Tomar una dosis adecuada de verduras de hoja al día no tiene por qué ser difícil. He aquí tres formas sencillas de «apostar por lo verde».

UNA BUENA DOSIS DE HIERBA DE TRIGO

La manera más simple de tomar una dosis adecuada de clorofila es tomar un zumo de hierba de trigo *(wheatgrass)*, aunque conviene advertir que su sabor es fuerte, por lo que puede no ser adecuada para paladares delicados. Esta hierba es en cualquier caso una de las mejores fuentes de clorofila viva. En la década de los setenta, la nutricionista Ann Wigmore popularizó el uso de zumo de hierba de trigo para administrarlo a pacientes de cáncer que habían sido diagnosticados como «incurables» tras el tratamiento oncológico convencional. En una sucesión de acontecimientos realmente milagrosos, la propia Wigmore se salvó de la amputación de las piernas, en las que se había desarrollado gangrena tras sufrir un accidente, utilizando tratamientos a base de hierba de trigo, y llegó más tarde a correr la maratón de Boston.

Tomar apenas treinta mililitros de zumo de hierba de trigo nutricionalmente equivale a comer un kilo de verduras de hoja oscura, por lo que es una forma ideal de incrementar la ingesta diaria de verduras. Puede adquirirse zumo premezclado o hierba de trigo en polvo, para mezclarla con agua o con cualquier otro zumo de frutas o verduras. En mi página web foodbabe.com., pueden consultarse otros efectos beneficiosos de esta hierba.

BATIR LAS VERDURAS

Una segunda manera de «apostar por lo verde» consiste en preparar un batido de verduras. Este fue el primer método que probé cuando decidí incorporar más verduras y hortalizas a mi dieta. Los batidos elaborados con una combinación de verduras resultan apropiados porque conservan el efecto positivo de la fibra. Es esta fibra la que hace que el líquido se pueda «masticar». Los zumos (y los batidos) son alimentos y, en consecuencia, es aconsejable retenerlos unos segundos, desplazándolos dentro de la boca con las mandíbulas, de modo que se mezclen con la saliva, que contiene enzimas digestivas esenciales para la liberación de los nutrientes que se dirigen a las células.

Yo suelo preparar estas bebidas poniendo en la batidora unas pocas hojas de col, mezcladas con fruta, por ejemplo, moras, frambuesas y otras frutas del bosque, junto con algún aporte de grasas y proteínas vegetales saludables (por ejemplo, chía o semillas de cáñamo). Me gusta tener a mano el batido mientras trabajo e irlo tomando a pequeños sorbos a lo largo de la mañana, a modo de desayuno. Mucha gente me pregunta qué es lo que estoy bebiendo. Ciertamente, se trata de un desayuno poco convencional, pero hace que me sienta bien y me aporta altas dosis de energía para el resto del día. Cuando salgo de viaje, suelo pedir en el hotel que me preparen un batido verde. En la mayoría de los hoteles tienen los ingredientes necesarios, por lo que basta con pedirlo.

Si se eligen las frutas y verduras idóneas, el batido aporta una dosis importante y saludable de vitaminas, minerales, enzimas vivas y fitonutrientes. Todos ellos potencian las acciones antioxidantes y favorecen el proceso de desintoxicación natural del organismo. En la sección de recetas (capítulo 8) pueden encontrarse indicaciones para la elaboración de un «batido verde básico» y de otras bebidas verdes.

Algunas batidoras/robots recomendadas

Batidoras	Características	Coste aproximado
Vitamix	Aparato con función de autolimpieza que permite cortar, batir y preparar cremas, purés y otras elaboraciones.	Hasta 500 €
Blendtec	Batidora potente que puede, fácilmente, picar hielo, hacer sopas, triturar semillas y frutos secos, mezclar, hacer purés de fruta, etc. Excelente para batidos verdes y de todo tipo.	Hasta 450 €
NutriBullet	Batidora multifunción con tapa abatible y con vasos y tapas para llevar (plástico sin BPA). Con ajuste de velocidad para facilitar el uso.	Hasta 125 €
Ninja	Batidora que puede utilizarse para la elaboración de zumos, para el procesado de alimentos, para batir congelados y para mezclar masas.	Hasta 150 €

LICUAR LAS VERDURAS

La tercera manera de conseguir un aporte diario adecuado es licuar las verduras y preparar zumos con ellas. Es un método que me encanta. Desde que aprendí a utilizar la licuadora, mi peso se estabilizó y no he vuelto a tener problemas de talla con las prendas de vestir. No es un detalle sin importancia. Me gusta mi ropa y odio que se me quede pequeña. Cuando se desea perder unos kilos, pero es difícil controlar los ataques de hambre, es posible que el cuerpo presente alguna carencia en vitaminas y minerales esenciales. Beber zumos ayuda a reponer esos elementos y contiene de inmediato la ansiedad por comer, favoreciendo así la pérdida de peso.

Los zumos de verduras (y de otros vegetales) aportan una gran cantidad y variedad de nutrientes, lo que supone una verdadera sacudida a la alimentación a base de productos concentrados. Si en el zumo se separa la fibra de las frutas y verduras es más fácil que el cuerpo absorba todos los nutrientes, proporcionando una súbita inyección de energía. Tomar la gran cantidad de enzimas, vitaminas y minerales presentes en el zumo es como beber una versión natural del Red Bull. No hay nada malo en tomar una taza de café de cultivo orgánico por la mañana. Sin embargo, yo conseguí acabar con mi dependencia de la cafeína tras empezar a tomar zumos naturales a diario.

¿Desean conseguir un aspecto físico más atractivo? No lo duden, beban zumos. Cuando comencé a añadir ocasionalmente zanahorias a los zumos verdes, mis pestañas empezaron a crecen más largas y tersas, y en mis ojos apareció un nuevo brillo en apenas un par de semanas. Sentir un aporte extra de energía es una cosa, pero mirarse al espejo y comprobar las mejoras conseguidas tiene un efecto realmente cautivador y hace creer en los grandes beneficios de tomar zumos naturales.

Yo suelo utilizar los zumos recién hechos de dos maneras: bien como tentempié entre horas, o bien como mi bebida verde diaria. En el capítulo dedicado a recetas puede consultarse las de algunos deliciosos zumos. Para más información es posible acudir a la sección dedicada a zumos en mi web, foodbabe.com.

Para alcanzar el objetivo solo son necesarias una buena licuadora (se incluyen algunas recomendaciones al respecto en la página 121) y una provisión adecuada de frutas y verduras de cultivo orgánico. Con eso basta para disfrutar de las frutas, verduras y hortalizas elaborando todo tipo de zumos.

Lo conseguí con el método Food Babe

Padezco artritis reumatoide y osteoporosis, aunque aún me mantengo activa. Un sábado salí a dar un paseo en bicicleta. Al día siguiente me levanté con la rodilla inflamada y dolorida. Me preparé un batido Hari (ver receta pág. 347) y comencé a beberlo poco a poco a lo largo de dos días. ¿Saben lo que sucedió? La inflamación remitió y el dolor se redujo hasta hacerse casi insignificante. Estoy sorprendida.

Wanda

ALERTA FOOD BABE:
ALGUNOS CONSEJOS SOBRE LOS ZUMOS

Los zumos verdes deben tomarse con el estómago vacío. Hace poco, una bloguera amiga mía se animó a probar los zumos verdes y, después de tomar el primero, me dijo que le había producido ardor de estómago. Le pregunté si había bebido el zumo en ayunas y me respondió que no, que había desayunado antes. Los zumos deben tomarse con el estómago vacío. Sus efectos beneficiosos disminuyen si no es así y, a veces, producen molestias digestivas como las que afectaron a mi amiga. Cuando el zumo se toma en ayunas, es más fácil que sus vitaminas y minerales pasen directamente al torrente circulatorio, mientras que, si el estómago contiene ya fibra o algún alimento, la absorción de los nutrientes es sensiblemente más lenta. Una buena pauta de aplicación general es esperar al menos dos horas después de haber comido para tomar el zumo y unos veinte minutos para comer después de haber bebido un zumo verde.

El zumo debe tomarse de inmediato. En cuanto el zumo verde se expone al aire, sus enzimas vivas comienzan a degradarse, y pierde contenido nutricional. Siempre se percibe una sensación diferente cuando se toma un zumo recién hecho o cuando se bebe un elaborado hace tiempo. Las enzimas vivas del zumo recién preparado aportan energía de inmediato, mientras que la sensación vigorizante es mucho menor cuando el zumo lleva hecho más tiempo. Por tal razón, a no ser que se disponga de una licuadora trituradora de extracción lenta, de una licuadora de doble eje o de una licuadora de presión Norwalk, es recomendable tomar siempre zumos recién preparados, no con más de quince minutos antes. Ello es especialmente importante en los casos en los que el zumo se obtiene sin licuadora, con una batidora o un exprimidor. Los zumos elaborados con una licuadora lenta o de doble eje pueden conservarse en un recipiente hermético (lleno hasta el borde sin que haya espacio con aire), hasta 36 horas. Los preparados con licuadoras de presión se conservan hasta 72 horas. Siempre que se conserve, ha de guardarse en el frigorífico hasta el momento del consumo. Ello también ha de tenerse en cuenta cuando se opta por zumos naturales prefabricados no pasteurizados, ya que en el momento en el que estos se calientan es posible que comiencen a desarrollarse bacterias nocivas. Cuando se viaja, los zumos deben conservarse siempre en condiciones de refrigeración. Si nuestro proveedor habitual de este tipo de zumos los expende con un plazo desde el momento de la preparación superior a 72 horas, es imprescindible verificar que utiliza una tecnología de pasteurización a alta presión (como los de marca Suja y BluePrintCleanse). Si no es así, los zumos serán de baja calidad y nutricionalmente degradados.

Las frutas y hortalizas dulcen deben limitarse en los zumos. Las frutas y hortalizas de sabor dulce, como sandías, manzanas, peras o zanahorias, son nutritivas si son integrales, aunque si se incorporan en exceso a los zumos se convierten en una fuente perjudicial de fructosa y otros azúcares. Un zumo con exceso de azúcar afecta de manera sustancial a las concentraciones de insulina, favoreciendo los ataques de hambre y, por consiguiente, la ganancia de peso. Tal es la razón por la que recomiendo que, en los zumos verdes, las frutas y hortalizas azucaradas queden limitadas a una pieza (o porción) por unidad. Añadir una manzana verde, un limón o una lima es un excelente recurso para endulzar la bebida sin que se eleven los niveles de insulina tanto como con otras frutas. Cabe puntualizar no obstante que, cuando se intenta que los niños se acostumbren a tomar zumos verdes, puede comenzarse endulzándolos con dos piezas de fruta por unidad, disminuyendo progresivamente la cantidad de fruta para endulzar a medida que se vayan acostumbrando al sabor.

Es importante probar con diferentes verduras. Conviene ir cambiando el tipo de verduras que se utilizan en los zumos cada semana, con objeto de evitar la acumulación de ácido oxálico (que afecta a la glándula tiroides) y de garantizar un aporte equilibrado de vitaminas y minerales. Para que los zumos repercutan realmente en nuestra nutrición, es aconsejable licuar a menudo las siguientes verduras y hortalizas, calificadas por la cadena de supermercados de alimentos naturales y orgánicos Whole Foods como las de mayor densidad de nutrientes:

1. Hojas de mostaza, nabo, berza
2. Col rizada
3. Berros
4. Col china
5. Espinacas
6. Hojas de brécol
7. Lechuga china
8. Coles de Bruselas
9. Acelgas
10. Rúcula

Los zumos deben considerarse un tentempié, no una comida. Un zumo nunca debe reemplazar a una comida. Puede considerase un aperitivo o un tentempié. Se trata de una inyección de vitaminas naturales y, en consecuencia, conviene tomarlo a modo de complemento unos veinte minutos antes de una comida completa. Por otro lado, cuando se toma antes de comer, el zumo reduce la necesidad de ingerir hidratos de carbonos y dulces, a la vez que modifica las papilas gustativas, de modo que se tiende a preferir alimentos vegetales, en vez de productos pesados y procesados.

La licuadora debe limpiarse cuidadosamente. Las ocupaciones diarias hacen a veces que se tienda a «dejar para más tarde» tareas como la limpieza de la licuadora. Pero sé por experiencia que limpiarla (o al menos aclararla) inmediatamente después de utilizarla evita tener que frotar a fondo más tarde. Cuando tengo prisa, suelo desmontar las piezas de la licuadora, dejándolas en agua con un poco de detergente. De este modo, cuando se limpia al volver a casa, el proceso resulta mucho más sencillo. También suelo ahorrar tiempo lavando las verduras a fondo la noche anterior, para así poder limpiar la licuadora después de utilizarla. Utilizando una licuadora de presión de dos pasos, la rutina de la elaboración del zumo y la limpieza de la licuadora dura unos veinte minutos. Cuando se emplean licuadoras centrífugas o de otro tipo, el tiempo puede reducirse a quince minutos.

Algunas licuadoras recomendadas *

Licuadora	Tipo	Coste
Licuadora lenta (Breville, Hurom u Omega)	Licuadora masticadora que tritura las verduras presionándolas contra un filtro, en vez de actuar de forma centrífuga (es una de mis favoritas).	Hasta 350 €
Green Star	Licuadora masticadora.	Hasta 450 €
Norwalk	Licuadora con una cabeza trituradora de vórtice, para lograr un corte y triturado completo de las frutas y verduras, y una prensa hidráulica, que extrae los nutrientes de la pulpa proporcionada por el triturador.	Hasta 2.000 €
Breville	Licuadora centrífuga de acero inoxidable que hace girar las verduras hasta que se separan el jugo y la pulpa.	Hasta 250 €
Jack Lalanne	Licuadora centrífuga. Su precio es menor que el de la mayoría de las licuadoras de este tipo, pues está hecha de plástico blanco en vez de en metal. Se mancha fácilmente y es más difícil de limpiar.	Hasta 250 €

* Algunas de las marcas citadas no se comercializan en Europa

¿Y LOS ZUMOS COMERCIALES?

No hay nada mejor que preparar los zumos de frutas y verduras frescas con la propia licuadora en casa. Sin embargo, su elaboración lleva tiempo y esfuerzo y requiere un alto grado de compromiso en cuanto a establecerla como método de rutina. En los últimos años han proliferado, sin embargo, numerosas variedades de zumos ya preparados que pueden adquirirse en tiendas de alimentación. Este incipiente mercado no deja de tentarnos por su comodidad, aunque también se caracteriza por un *marketing* no demasiado fiable y por el uso de la terminología seudosaludable, tan en boga. He aquí algunas claves para interpretar correctamente las etiquetas de los jugos comerciales y para elegir los mejores.

«100% zumo» no quiere decir nada. A las empresas de alimentación se les permite incluir el etiquetado la leyenda «100% zumo», aunque el producto contenga saborizantes o conservantes.

«Concentrado» es un término equívoco que solo indica que el zumo contiene jarabe. Los zumos concentrados se elaboran a partir de frutas y verduras calentados hasta formar un jarabe (almíbar) al que se le añade agua posteriormente. El proceso de concentración conlleva tanto la adición como la extracción de compuestos químicos y derivados vegetales naturales, con objeto de condensar el zumo. En el curso de la concentración las frutas y verduras pierden sabor y esa es la razón por la que los fabricantes tienen que añadir «saborizantes» para que el zumo recupere su gusto natural.

«No procedente de concentrado» puede significar que contiene saborizantes. Según el libro *Squeezed: What You Don't Know about Orange Juice (Exprimido: lo que no saben del zumo de naranja),* de Alissa Hamilton, las empresas fabricantes almacenan el zumo de naranja en grandes depósitos y extraen de él el oxígeno. Así el líquido se conserva sin alterarse durante incluso un año. Sin embargo, este sistema de almacenamiento hace que el zumo pierda todo su sabor, que solo es recuperado mediante la incorporación de «paquetes de sabor» industriales.

OGM. Muchas compañías que fabrican zumos utilizan ácido cítrico para retardar la caducidad del producto. Podría pensarse que el ácido procede de sus homónimos, los cítricos, tales como limones, naranjas o limas, pero no es así. La mayoría de los fabricantes utilizan maíz y remolacha azucarera genéticamente manipulados para obtener ácido cítrico a partir de la fermentación sintética en laboratorio de la glucosa contenida en estos cultivos. Ciertos fabricantes de zumos añaden también azúcar (que muy probablemente procede de remolacha azucarera sometidas a modificación genética), jarabe de maíz de alta fructosa (obtenido de maíz igualmente transgénico) y otros ingredientes que con toda probabilidad también contienen OGM.

Ingredientes sintéticos. Los ingredientes más engañosos que se ocultan en los zumos comerciales son los que presentan forma de compuestos sintetizados en laboratorio. Entre ellos se cuentan el fibersol-2 (una fibra sintética resistente a la digestión patentada), los fructooligosacáridos (fibras sintéticas y edulcorantes) y la inulina (fibra sintética artificial prácticamente indetectable que se incorpora a los alimentos para elevar su contenido en fibra). Es importante eludir los ingredientes sintéticos en cualquier componente de la dieta, ya que suelen ser derivados del petróleo o del carbón, o bien transgénico, y, además, ninguno de ellos aporta nutriente alguno.

Pasteurización. Este proceso causa la destrucción de enzimas, minerales y vitaminas, con lo que ataca directamente a la primera de las razones por las que tomamos zumos. Aniquila tanto lo bueno como lo malo, menoscabando decisivamente los valores nutricionales. su valor. A veces, los fabricantes incluso reponen los nutrientes perdidos con vitaminas sintéticas, ya que a lo largo del procesado se pierde toda la riqueza alimentaria del producto. Por otra parte, son muchas las compañías que utilizan vitaminas obtenidas mediante manipulación y síntesis química, no a partir de frutas y verduras.

LA ELECCIÓN DEL MEJOR ZUMO COMERCIAL

Una vez tratadas las características de los zumos comerciales, cabe preguntarse si hay alguno que mantenga algún valor nutricional.

He elaborado este breve esquema para ayudar en la elección de los mejores zumos. Por fortuna, aún quedan bastantes opciones idóneas.

¿Cómo elegir el mejor zumo comercial?

Los mejores: orgánicos y naturales *		
Suja juice	Organic Avenue	Cúrcuma ALIVE
Suja Elements	Luna's Living Kitchen	Blue Print
Juice Press	Viva Raw	Evolution Fresh (algunos)

Buenos: 100% orgánicos, no procedentes de concentrado		
Uncle Matt's Organic	Lakewood	Odwalla (algunos)
365 Everyday Value	Bolthouse Farms	Trader Joe's (algunos)

Cuestionables: orgánicos, pero procedentes de concentrado o con aditivos		
Santa Cruz Organic	Purity	
Honest Kids		

Los peores: no orgánicos, pasteurizados		
V8	Simply Orange	Mott's
Naked Juice	Tropicana	Del Monte
Zico	Ocean Spray	Welch's
POM Wonderful	Minute Maid	

* Solo algunas de las marcas citadas se comercializan en Europa

LISTA DE COMPROBACIÓN

Hoy:

✓ He cumplido con el ritual del agua de limón.
✓ He tomado una bebida verde.

DÍA 3:
Sin bebida durante las comidas

HAGAMOS UNA BREVE COMPROBACIÓN. ¿Sienten habitualmente algunos de los siguientes síntomas?

✓ Indigestión
✓ Ardor de estómago
✓ Irritabilidad
✓ Hinchazón del abdomen
✓ Fatiga
✓ Dolores de cabeza
✓ Ansia por comer
✓ Dificultad para perder peso
✓ Depresión

Si han señalado una o más de estas casillas, es probable que tengan algún mal hábito alimentario que contribuya al desarrollo de estas alteraciones. No creerán cuál es el posible culpable: el hábito de beber líquidos con las comidas. No importa que todo el mundo lo haga; se trata de una costumbre funesta para la digestión y que puede provocar síntomas como los anteriormente mencionados.

Durante la mayor parte de mi vida, cuando me levantaba por la mañana, tomaba de inmediato el desayuno y enseguida me sentía llena, molesta y con dolor de estómago. Algunas mañanas, los trastornos eran tan intensos que me impedían ir al colegio; no podía salir de casa. Cuando era verano, ni siquiera me atrevía a ponerme el traje de baño y me costaba entrar en los pantalones. Muchas veces me encontraba mal todo el día. Solía seguir las recomendaciones habituales en estos casos: beber mucha agua y tomar alimentos ricos en fibra y bebidas con efectos tónicos estomacales, como la tónica o el ginger ale; pero nada funcionaba. Creo que, en mi subconsciente, sabía que algo me estaba sucediendo.

Cuando todavía trabajaba como consultora de gestión, comencé a interesarme por la medicina ayurvédica. Originario de la India, el Ayurveda es un antiguo sistema de curación basado en estilo de vida y en la dieta. Quienes practican la meditación ayurvédica y el yoga, utilizan plantas medicinales para tratar las enfermedades y siguen una dieta acorde con su constitución física.

Mientras estudiaba las prácticas ayurvédicas, hice mi primer viaje a la India. Además del esplendor de los paisajes y los monumentos, pude entrar en contacto con rasgos de la cultura india que me fascinaron. Por ejemplo, en los restaurantes observé que era raro que se sirviera agua con las comidas y, cuando se hacía, estaba siempre a temperatura ambiente. Si se pedía hielo, podía uno sentirse afortunado si le traían un cubito. Habitualmente, el único líquido que acompañaba a las comidas era un té caliente de jengibre, destinado a favorecer la buena digestión. Se trata de un hábito ciertamente distinto al de los restaurantes de comida rápida estadounidenses y de muchas otras partes del mundo, donde la comida suele engullirse acompañada de vasos de agua con hielo, refrescos carbonatados o, tal vez, algunas cervezas.

Después de ese viaje adquirí la costumbre de no tomar líquidos con las comidas, excepción hecha con algún ocasional té de jengibre. Siguiendo los principios aprendidos en la India, empecé a prestar más atención a lo que comía, haciéndolo despacio y masticando minuciosamente el alimento. En definitiva, comencé a comer de un modo más mental. Y cuando continué siguiendo estas pautas, empecé a saciarme antes: ya no comía en exceso.

En apenas una semana mis síntomas estomacales remitieron. La sensación de hinchazón y pesadez desapareció, al tiempo que disminuía la prominente barriga de mi abdomen. El hecho de comer me proporcionaba mayor satisfacción y, de manera repentina, comencé a sentirme cada vez con mayor energía. Cuando cenábamos mientras trabajábamos en el turno de noche o cuando salíamos de viaje, mis compañeros de trabajo se apercibieron enseguida de mi nuevo hábito: «¿Pero qué manía es esa?» «¿No te atragantas al comer sin beber agua?».

Asimismo, mis compañeros de trabajo se dieron cuenta de que mantenía unas renovadas energías y de que estaba más despierta. Poco a poco hubo varios que adoptaron la misma medida. Aunque pueda sonar extraño, este recurso resulta esencial para hacer una buena digestión, para mejorar la sensación de saciedad y para alcanzar un excelente estado de salud.

Hay que erradicar un arraigado y pegajoso hábito desde hoy mismo

Son muchos los que piensan que el chicle ayuda a hacer la digestión, y no están en absoluto en lo cierto. Es masticar la comida lo que lo hace. El proceso de la digestión comienza en la boca, donde la saliva se encarga de dar los primeros pasos en la descomposición de los alimentos. Cuando se masca chicle se alteran la función de las glándulas salivales y la producción de enzimas digestivas, que acaban por no ser suficientes para digerir adecuadamente la comida a medida que se van cumpliendo años.

La goma de mascar hace, además, que uno se sienta hinchado. Al masticar chicle se ingiere un exceso de aire. lo que provoca dolor y distensión abdominales y, por si no fuera bastante, el propio hecho de mascar chicle hace que el cuerpo emita las mismas señales que cuando se está a punto de comer, en respuesta a las cuales se liberan enzimas y ácidos, pero sin el alimento que se supone que se va a digerir. Los efectos netos de todo ello son un incremento de la sensación de hinchazón y la sobreproducción de ácidos gástricos.

Asimismo, el chicle está fabricado con gomas sintéticas y en él abundan todo tipo de aditivos, como modificadores de textura, plastificantes, suavizantes, rellenantes y emulsionantes, que dotan a la goma de mascar de sus características propiedades. Numerosas marcas de consumo frecuente contienen azúcares asociados al desarrollo de cáncer, colorantes artificiales derivados del petróleo y conservantes prohibidos en varios países. Cuando se masca chicle, se están masticando compuestos químicos que en ningún caso deberían llevarse a la boca.

Es importante erradicar de inmediato este pegajoso y poco saludable hábito para volver a sentirse mejor. Algunas de las marcas más perjudiciales pueden consultarse en foodbabe.com.

LAS SENSACIONES DE LA DIGESTIÓN

Beber líquidos con las comidas interfiere con la producción de saliva, la sustancia que lubrica la boca. Se trata de un líquido beneficioso que contribuye al inicio de la descomposición de los alimentos, ayuda a deglutirlos y protege el esmalte dental.

Las glándulas salivales producen saliva a un ritmo de unos tres cuartos de litro al día, lo que equivale a que, a lo largo de toda la vida, segregan unos 35.000 litros, lo suficiente para llenar una piscina. Cuando los alimentos se mastican minuciosamente, se va produciendo cada vez más saliva, lo que permite comer fácilmente sin necesidad de tomar grandes cantidades de líquido. Así pues, dejemos que la saliva nos ayude de manera natural a tragar la comida.

Los líquidos ingeridos con las comidas diluyen, por otra parte, las enzimas digestivas (que van disminuyendo con la edad) y los ácidos gástricos, lo que hace que la digestión sea incompleta y que se retrase el tránsito intestinal. Como consecuencia de ello es posible que se tengan problemas para perder peso y eliminar toxinas y, en definitiva, para sentirse bien y con energía. Las malas digestiones crónicas hacen que las toxinas se acumulen en los órganos, con lo que se inhibe la capacidad de descomposición de las grasas. Asimismo, favorecen los ataques de hambre insaciable y deterioran las funciones relativas a la percepción de hambre o de saciedad.

Para evitar todos estos problemas asociados a las enzimas, los ácidos y la saliva, lo mejor es no tomar líquidos con las comidas Se puede empezar hoy mismo.

Adivinanza: ¿CUÁL ES EL LÍQUIDO MÁS SALUDABLE QUE, SIN EMBARGO, ES EL PEOR EN LAS COMIDAS?

Respuesta: el agua fría (los refrescos fríos son igual de nocivos).

Desde que hace ya varios años se publicaron varios estudios en los que se demostraba que tomar agua fría activa el metabolismo, podríamos decir que el tintineo del hielo en los vasos se ha venido escuchando en todos los Estados Unidos: «¡Vaya! solo con beber agua fría durante todo el día puedo adelgazar». En realidad, este planteamiento es un arma de doble filo. Es cierto que beber agua fría acelera el metabolismo (se eliminan unas cuatro calorías por cada cuarto de litro de agua fría), ello sucede porque esa energía se utiliza para calentar el agua hasta que alcanza la temperatura corporal.

Sin embargo, hay un problema: cuando se bebe agua fría con la comida, la energía que se requiere para la digestión se desvía; y eso no es bueno. Cuando se come es preferible que toda la energía se oriente hacia la descomposición del alimento, de modo que el organismo pueda asimilar con facilidad todos los nutrientes y eliminar los residuos y toxinas.

Hay que tener especial cuidado en los restaurantes. Los camareros a veces suelen servir agua en los vasos si los ven vacíos. Estoy habituada a ver a personas que comen llenando una y otra vez los vasos con líquidos fríos mientras ingieren grandes cantidades de alimentos mal masticados. Ambos son dos hábitos nefastos, por los que la salud se resiente con frecuencia.

EL MÉTODO FOOD BABE

¿Cuándo deben tomarse los líquidos? He aquí unas cuantas recomendaciones.

CONVIENE BEBER AGUA U OTROS LÍQUIDOS UNOS VEINTE MINUTOS ANTES DE LAS COMIDAS

Así, la bebida no interfiere con la digestión y se favorece la pérdida de peso. Este puede parecer un consejo poco convencional, en virtud de nuestras actuales costumbres sociales. Sin embargo, si se prueba, puede comprobarse que realmente funciona.

Según un estudio, un grupo de personas que practicaba una dieta baja en calorías y que bebían dos vasos de agua antes de las comidas perdieron unos siete kilos a lo largo de un periodo de tres meses, mientras que otros con la misma dieta pero que no tomaban agua antes de comer perdieron solo cinco. ¿A qué podía deberse la diferencia? Los investigadores apuntaron la posibilidad de que el agua redujera la ingesta de calorías al llenar el estómago y generar mayor sensación de saciedad, o haciendo que fuera menos probable que tomaran bebidas azucaradas con las comidas.

LÍQUIDOS DESPUÉS DE LAS COMIDAS

Otro de los momentos idóneos para beber es después de las comidas, aunque conviene esperar entre media y una hora para hacerlo. De este modo el alimento es digerido de forma apropiada sin interferencias que alteren su paso por el estómago y el intestino.

En cualquier caso, no hay que darle demasiada importancia a este hábito. Basta con ir pasando gradualmente de beber con las comidas a beber entre ellas. Un planteamiento consecuente de la forma de beber (y de comer) siempre repercutirá positivamente en el propio bienestar.

SI NO SE PRESCINDE DE LOS LÍQUIDOS EN LAS COMIDAS, ES RECOMENDABLE QUE ESTOS SEAN BEBIDAS TIBIAS

Algunas buenas opciones son las infusiones o el agua tibia con limón. Dado que su temperatura es más próxima a la del cuerpo, el agua tibia favorece la digestión en vez de alterarla. Mi infusión favorita para tomar con las comidas o después de ellas es el té de jengibre, que facilita de modo natural el tránsito del alimento de la parte superior del tubo digestivo a la inferior. Los camareros de los restaurante a los que suelo ir siempre se acuerdan de traerme una taza de té de jengibre en cuanto me siento a la mesa; nunca agua con hielo.

Cuando estoy en casa, para prepararlo corto unos cuantos trozos de raíz de jengibre y vierto agua sobre ellos. Cuando estoy fuera, siempre llevo conmigo bolsas de té de jengibre ya preparadas. Entre mis marcas de té orgánico preferidas están Yogi, Numi y Traditional Medicinals.

CUIDADO CON LOS PESTICIDAS

El té es algo que tomo todos los días. Es algo sagrado en mi casa y en la cocina tengo un cajón dedicado exclusivamente a sus diferentes tipos.

Lo bebo porque sé que ejerce unos efectos sorprendentes sobre la salud.

Hay múltiples variedades de té que pueden mejorar la digestión y el metabolismo y que previenen ciertas enfermedades.

No obstante, enterarme de lo que comentaré a continuación fue para mi un verdadero shock en su momento y desde entonces ya no he vuelto a ver esta bebida de la misma manera. ¿Sabían que la mayor parte de los tés no se lavan antes de introducirlos en las bolsitas? Ello supone que si los cultivos han sigo fumigados con algún pesticida cancerígeno este va directo a la taza.

Muchas conocidas marcas de té utilizan el manido recurso de afirmar que emplean «sabores naturales» para hacernos creer que adquirimos un producto mejor, con ingredientes más puros. Sin embargo, con esta argucia en realidad están encubriendo el pobre sabor y la baja calidad del té que comercializan. Por fortuna hay marcas que renuncian al engaño de los «sabores naturales» y utilizan solo ingredientes reales y de calidad. Me alegró saber que Ahmed Rahim, director ejecutivo de la empresa fabricante de té Numi, era tan contrario como yo al uso de esos componentes. En una reunión con él me dijo: «Es posible descomponer cualquier cosa que se encuentre en estado natural y si esa sustancia acaba teniendo el sabor que se desea puede añadirse a cualquier producto llamándolo "sabor natural" en la etiqueta. Puede haberse obtenido de una piedra del suelo y nunca nadie llegará a saberlo». Esa es la razón por la que cuando veo cuando en cualquier producto la leyenda «sabor natural» procuro mantenerme lo más alejada posible de él. Como ya he dicho, tenemos derecho a saber lo que comemos, ¿no creen?

ATENCIÓN A LAS BOLSITAS DEL TÉ

Un artículo publicado recientemente en la revista *The Atlantic* trataba sobre las «bolsitas de seda» y las «sofisticadas bolsas piramidales», que mantienen separados los trozos de hoja de té (en marcas cono Tea Forté). Términos como «bolsitas de seda» o «bolsita de té biodegradable de fibra de maíz» confunden al consumidor, haciéndole creer que se trata de un producto más natural y sostenible de lo que en realidad es. Se plantea así la cuestión de que, en verdad, estas bolsitas de moderno diseño, pensadas para exhibir de manera más sugerente las hojas de té, contienen plásticos como el ácido poliláctico (PLA) o el tereftalato de polietileno (PET). *The Atlantic* resaltaba el hecho de que los investigadores habían observado que el PET hacía que se filtraran a las aguas agentes contaminantes que imitaban la acción de los estrógenos. Aunque la bolsa que contiene el té no es un ingrediente que forma parte del producto con el que se elabora la infusión, no deja de ser un elemento que se introduce en el agua hirviendo para prepararla, que puede dejar trazas de sus componentes en el té que bebemos.

Mis tés digestivos favoritos *

Si les gusta el té tanto como a mí, deseo que conozcan algunos, en cuya elaboración se utilizan ingredientes realmente seguros y naturales, tanto en lo que respecta a las hojas como a las bolsitas que los contienen.

- Numi Tea (de cualquier sabor; mis favoritos son el de menta, el English Breakfast y el Gunpowder verde).
- Yogi tea (hay que buscar las presentaciones consignadas como «té orgánico certificado» en el etiquetado; cualquier sabor).
- Traditional Medicinals (cualquier sabor).
- Rishi (cualquier sabor).
- Organic India (cualquier sabor).

Puede consultarse más información sobre tés en el estudio que realicé al respecto, recogido en foodbabe.com.

* Algunas de las marcas citadas no se comercializan en Europa.

Cabe concluir, pues, que es aconsejable evitar el consumo de líquidos durante las comidas y que este debe distribuirse convenientemente de modo que actúe a favor de la digestión y no en contra de ella. Es asimismo importante tomar tés e infusiones elaborados con ingredientes auténticamente naturales e infusiones y beber agua abundante (en los momentos oportunos) para ayudar al organismo a eliminar toxinas.

LISTA DE COMPROBACIÓN

Hoy:

✓ He cumplido con el ritual del agua de limón.
✓ He tomado una bebida verde.
✓ He dejado de beber líquidos con las comidas.

DÍA 4:
El contenido del agua

POR LO QUE SE REFIERE AL CONSUMO DE AGUA Y LÍQUIDOS, resulta excelente cumplir de modo sistemático con la recomendación de beber ocho vasos diarios de agua al día, aunque no menos importante es saber realmente si ese agua es o no agua «pura».

Muchos de los médicos e investigadores con los que he tenido oportunidad de conversar sobre qué es lo que le está sucediendo a nuestro sistema de suministro de alimentos, afirman que lo que puede suceder con el agua en este contexto de degradación es potencialmente más catastrófico. El agua del grifo está contaminada con toxinas, residuos de pesticidas y compuestos farmacéuticos y sustancias que actúan como simuladores hormonales.

En 2010 el Grupo de Trabajo Ambiental, una organización independiente sin ánimo de lucro de Estados Unidos, publicó un informe en el que se refería que el agua de la red de abastecimiento de 45 estados contenía ¡más de 300 contaminantes! Y, realmente, cualquiera se sorprendería al saber de qué tipo de sustancias se trata. Entre ellos se contaban el radón, un gas radiactivo; los freones, refrigerantes empleados en los sistemas de aire acondicionado; el metolaclor, un herbicida agrícola, y la acetona, líquido utilizado como quitaesmalte.

La Environmental Protection Agency estadounidense admite asimismo que el agua del grifo contiene unas tasas de concentración de perclorato que han de ser sometidas a un mayor control. El perclorato es uno de los componentes del combustible para cohetes. Así es, ¡combustible para cohetes! Todos deseamos tomar algún reconstituyente por la mañana temprano, pero, personalmente, prefiero seguirle siendo fiel a mi batido verde matutino (otras toxinas presentes en el agua de bebida pueden consultarse en el cuadro de la página 139).

ALERTA FOOD BABE:
FURIA CONTRA EL FLUORURO

Cada vez que tomamos un trago de agua del grifo, cocinamos con ella o tomamos un baño o una ducha, nos exponemos a la acción del fluoruro. Este compuesto se ha estado añadiendo al agua potable para proteger las cavidades dentales desde la infancia. Sin embargo, el fluoruro no deja de ser un residuo tóxico que ingerimos a través del agua que sale del grifo.

El fluoruro del agua que bebemos puede ser una fuente oculta de contaminación por arsénico. El arsénico es un potente carcinógeno, que eleva el riesgo de padecer distintos tipos de cáncer y que puede pasar al suministro de agua a través del fluoruro. Una de las formas químicas frecuentes que presenta es el ácido hexafluorosilícico, a menudo contaminado con arsénico.

Son muchas las evidencias que demuestran que el fluoruro en sí mismo plantea graves riesgos para los bebés y los niños, entre ellos la reducción del CI. Por otro lado, la exposición al arsénico provoca lesiones perdurables en los cerebros en desarrollo y en los sistemas endocrino e inmunitario de fetos, lactantes y niños de corta edad.

Increíblemente, el debate sobre los peligros que comporta el fluoruro se ha prolongado a lo largo de más de sesenta años, en el curso de los cuales se han podido producir verdaderos estragos. Estudio tras estudio se ha confirmado que el fluoruro es un tóxico agresivo que se acumula en el cuerpo y que, en último término, no resulta demasiado eficaz en la prevención de la caries dental.

¿Se hacen una idea de la situación? Personalmente me alegro de que las administraciones sanitarias controlen al máximo la calidad del suministro de agua pero, una vez más, no podemos depender de otros para proteger nuestra salud. Hemos de ser nosotros mismos quienes tomemos el control de la misma.

EL MÉTODO FOOD BABE

Es obligado dejar de beber el agua tal como sale directamente del grifo. El agua corriente está contaminada por múltiples toxinas (remito de nuevo al cuadro). A continuación se exponen algunas útiles recomendaciones a este respecto.

FILTRAR EL AGUA

La manera más sencilla de asegurarse de que el agua que tomamos carece de contaminantes es filtrarla directamente según sale del grifo. Los filtros de carbono que se ajustan a la boca del grifo o las jarras filtrantes reducen el nivel de contaminantes, mientras que los filtros de ósmosis inversa, más complejos y costosos, filtran el fluoruro, el arsénico y el cromo, aunque no los percloratos y nitratos.

Personalmente creo que lo más adecuado es emplear al menos un filtro de dos etapas. Un fontanero o una persona habilidosa en este tipo de trabajos puede instalarlo en unos minutos, pero, ciertamente, merece la pena. Puede obtenerse más información en páginas web como la del Grupo de Trabajo Ambiental, www.ewg.org/report/ ewgs-water-filter-buying-guide (inglés), o www.comologia.com/como-comprar-un-filtro-de-agua/ (español).

CAMBIAR LA BOTELLA DE AGUA

Fuera de casa es importante beber agua conservada en botellas reutilizables de acero inoxidable o de vidrio. Pueden rellenarse en casa y llevarlas donde sea necesario. Algunos modelos recomendables pueden examinarse en las páginas web de los siguientes fabricantes:

- Klean Kanteen (www.kleankanteen.com)
- Thinksport (www.gothinksport.com)
- bkr (www.mybkr.com)
- Life Factory (www.lifefactory.com)

FILTRAR EL AGUA DE LA DUCHA

Es posible que, al ducharse, haya sustancias químicas nocivas que penetren en la piel a través de los poros abiertos. Esa es la razón por la que en casa tengo filtros colocados también en la ducha. Al principio dudé que fuera necesario, hasta que una experiencia en la peluquería me hizo decidirme.

Desde hace más de diez años siempre había sido mi peluquera, Megan, la que se había ocupado de mi pelo, que conocía a la perfección por dentro y por fuera. Hace unos años, dejé de cortármelo durante unos seis meses, porque deseaba dejármelo algo más largo. Pasado ese tiempo volví a la peluquería de Megan. Empezó a peinarlo para ver qué es lo que había que hacer.

«¿Qué te has estado haciendo en el pelo?», me preguntó.

Me sentí algo alarmada: «¿Algo va mal?»

«¡No!, es solo que está mucho más grueso; parece el de otra persona.»

Al principio no supe determinar qué era lo que realmente había podido pasar. Había continuado tomando una dieta nutritiva y libre de aditivos y había seguido manteniendo un estilo de vida saludable.

Por fin llegué a una conclusión. Una empresa que comercializaba filtros de agua se había puesto en contacto conmigo, para que probara un filtro de ducha. Dado que nuestro cuerpo está constituido por un 60% de agua, que la piel en nuestro órgano más extenso y que cada vez que una persona se ducha utiliza como promedio unos cien litros de agua, ducharse con agua sin contaminantes es esencial para la salud.

Cuando recibí el filtro de ducha, abrí la caja e inmediatamente pensé: «¿Afectará el filtro a la presión del agua? ¿Deseo realmente colocarlo? ¿Qué hago?» Pensaba que tardaría más tiempo en lavarme el pelo. Una vez que mi marido lo instaló (en apenas dos minutos), abrí la ducha y, para mi sorpresa, la presión era igual que antes.

Después de ducharme con agua filtrada durante varios meses, pude apreciar una notable diferencia en mi pelo y mi piel. No quedaba casi ningún cabello en el desagüe. Mientras me lo secaba, no perdía prácticamente ninguno (antes el suelo solía quedar cubierto de cabellos desprendidos). Mi pelo tenía un renovado lustre y nunca estaba seco y, además, al lavarlo, utilizaba menos cantidad de champú y acondicionador. Asimismo, necesitaba menos aceites y cremas para la piel. Es obvio que esos resultados no tienen rango de demostración científica, pero para mí supusieron un cambio milagroso. Y la verdadera magia se estaba produciendo de un modo que hasta entonces nunca había visto, gracias a la drástica reducción de las toxinas que, en otro tiempo se acumulaban en mi piel y en mi cuerpo, haciendo que ambos estuvieran enfermos y envejecidos.

El agua de ducha no filtrada contiene compuestos químicos potencialmente peligrosos, de los que el más común es el cloro, causante de sequedad en la piel y el pelo, picor e irritación de ojos. Asimismo, se ha correlacionado con casos de cáncer, asma y alergias.

Creo firmemente en las ventajas de este tipo de filtros y por ello estoy decidida a continuar utilizándolos. Este ejemplo me enseñó que es tan importante cuidar la piel como el interior del cuerpo.

EVITAR EL AGUA EMBOTELLADA SIEMPRE QUE SEA POSIBLE

Es conveniente erradicar la costumbre de tomar agua embotellada. En primer lugar, buena parte de las marcas de este tipo de agua no son otra cosa más que agua corriente disfrazada. Por otro lado, muchas de las botellas de plástico contienen BPA (bisfenol A) y otros obesógenos que aumentan el tamaño de las células grasas. Este tipo de sustancias pasan del plástico de la botella al agua. Yo siempre suelo llevar conmigo algún recipiente de acero inoxidable o de vidrio lleno de agua —al gimnasio, en el coche, a las reuniones de trabajo e ¡incluso a los restaurantes!—. Una vez acostumbrados a beber agua filtrada en casa, es difícil optar por otra; de inmediato comienza a notarse con claridad el sabor del cloro y de las demás impurezas. Ello constituye un buen recordatorio a la hora de llevar siempre una botella del agua de casa. Solo bebo agua embotellada cuando estoy en el extranjero o cuando viajo a lugares en los que no tengo acceso a agua filtrada de botella de vidrio. Cuando estoy de viaje y encuentro un establecimiento de la cadena Whole Foods, la mayor de alimentación orgánica de Estados Unidos y probablemente, del mundo, suelo comprar agua de manantial de la marca Mountain Valley, de Hot Springs, Arkansas, que se comercializa en una gran botella de vidrio verde. Cuando hago un viaje de trabajo largo, llego incluso a enviar algunas botellas a mi hotel de destino. Eso hace sin duda que me sienta mejor.

EVITAR LA REHIDRATACIÓN CON BEBIDAS ISOTÓNICAS

Las bebidas isotónicas son poco más que refrescos cargados de azúcar a los que, además, se les añade un completo cóctel de aditivos, conservantes, ácidos que erosionan los dientes y colorantes. Algunas contienen aceite vegetal bromado (VBO), prohibido en la industria alimentaria de varios países, ya que se emplea como retardante del fuego en otros usos, que puede producir cefaleas o agotamiento y que supone una importante carga tóxica para el organismo.

Afortunadamente, en 2014 Coca-Cola anunció que iba a retirar este controvertido componente de su línea de bebidas isotónicas, al igual que había hecho en año anterior PepsiCo con su marca Gatorade. Estas iniciativas positivas fueron adoptadas a raíz de una petición, iniciada a través de Change.org, de una adolescente de Mississippi, Sarah Kavanagh, dirigida a ambos gigantes de la industria de las bebidas. Su solicitud a Powerade acumuló 59.000 firmas de apoyo, mientras que la dirigida a Gatorade llegó a las 200.000.

Resulta paradójico, pero cuando una bebida isotónica está muy azucarada (con más de un 8% de azúcares añadidos, como sucede en la mayoría de los casos), la bebida causa deshidratación. Estas bebidas azucaradas extraen agua de las células, que pasa al estómago para diluir la bebida antes de que sea digerida.

Es posible consultar numerosos estudios que refrendan los beneficios de las bebidas isotónicas, aunque cabe la posibilidad de que ello se deba a que muchos de ellos son financiados por entidades asociadas a fabricantes de bebidas deportivas, como el Gatorade Sports Science Institute. El despliegue publicitario y de *marketing* que rodea a las bebidas isotónicas puede hacer que resulten atractivas, aunque en realidad, para una persona promedio, no aportan beneficio suplementario alguno en relación al agua pura.

Para sesiones de ejercicio moderado de menos de una hora de duración, el agua basta y sobra para lograr una rehidratación idónea. En vez de llenarse de bebidas isotónicas, una mejor opción para reponer los minerales y nutrientes perdidos con el sudor durante el ejercicio es, por ejemplo, un plátano. Uno de mis recursos favoritos como rehidratante es el agua de coco, si bien en este caso conviene leer con atención el etiquetado, puesto que son muchas las preparaciones de agua de coco comerciales que contienen azúcar o saborizantes añadidos. Mi consejo es comprar agua de coco elaborada por Harmless Harvest, u otra marca de producción orgánica contrastada, en la que sea segura la ausencia de sabores y azúcares añadidos.

Otros buenos rehidratantes son los zumos verdes que contienen apio. El zumo de apio repone los electrolitos perdidos, rehidrata el cuerpo con un abundante aporte de minerales y es sin duda una mejor alternativa a los ingredientes sintéticos contenidos en la mayor parte de las bebidas isotónicas.

MANTENERSE INFORMADO

Es importante mantenerse en contacto con la empresa responsable del abastecimiento de aguas local. Desde el punto de vista legal, suele ser obligatorio que esta haga público al menos un informe anual en el que se notifiquen los contaminantes registrados en el agua de suministro y que informe sobre el origen y la calidad de esa agua. La consulta de este tipo de informes puede solicitarse mediante contacto directo por correo electrónico o bien a través de Internet.

El acceso a un suministro de agua limpia y no contaminada es vital para la salud. Se pueden tomar los mejores alimentos ecológicos del mundo pero, si el agua que se consume está llena de toxinas, todo esfuerzo será vano. Para estar en buena forma son cruciales la pureza y la ausencia de toxinas y microbios en el agua que se toma.

Contaminantes en el agua corriente

Agentes tóxicos	Potenciales efectos adversos sobre la salud
Aluminio	Puede causar deterioro cognitivo en ancianos.
Arsénico	Potencialmente cancerígeno y causante de insuficiencia de diversos órganos, trastornos reproductivos y otras alteraciones.
Cloro	Puede incrementar el riesgo de cáncer.
Cromo	Causa dermatitis alérgica (reacciones cutáneas) y puede elevar el riesgo de cáncer.
Fármacos de diferente naturaleza	Pueden aumentar el riesgo de cáncer, lesiones orgánicas o desarrollo de bacterias resistentes a los antibióticos.
Fluoruro	En cantidades excesivas, en ocasiones provoca fracturas óseas en adultos y alteraciones de desarrollo en niños; posible aumento del riesgo de cáncer.
Gasolina, petróleo y derivados	Pueden lesionar los riñones, el hígado y otros órganos.
Microorganismos (bacterias y virus)	Vinculados a estómago revuelto, diarrea y afecciones digestivas más graves.
Nitratos	Asociados a trastornos congénitos y abortos espontáneos.
Perclorato	Puede disminuir la producción de hormonas tiroideas, importantes para el funcionamiento normal del metabolismo y para la función mental correcta.
Pesticidas	Pueden lesionar los riñones, el hígado y otros órganos.
Plomo	Potencial causante de trastornos de aprendizaje, neurológicos y de comportamiento en niños.

LISTA DE COMPROBACIÓN

Hoy:

✓ He cumplido con el ritual del agua de limón.
✓ He tomado una bebida verde.
✓ He dejado de beber líquidos con las comidas.
✓ He bebido —y me he lavado y duchado con— agua pura, limpia y filtrada.

DÍA 5:
Reducción de los lácteos

SON MUCHAS LAS DIETAS QUE A DIARIO demonizan los lácteos insistiendo en la necesidad de abandonarlos por completo y para siempre.

No estoy de acuerdo. No creo que sea necesario renunciar a los lácteos para mantener un estado nutricional saludable. Lo que sí es cierto es que debemos tomar menos. ¿Por qué razón? Porque la mayoría de ellos están contaminados con hormonas y diversos compuestos químicos.

COMER MENOS LÁCTEOS, DISFRUTAR MÁS DE ELLOS

No necesité investigar mucho para aprender a incorporar en la justa medida los lácteos necesarios desde el punto de vista nutricional a mi dieta. Solo tuve que escuchar los relatos que me contaban mis padres. Durante miles de años, mis antepasados en la India poseían una vaca que compartían con los demás habitantes de la aldea. La tradición india ancestral sostiene que se debe permitir que la vaca amamante primero, destinando el resto de la leche al consumo humano, por lo que, históricamente, la leche que se podía utilizar para cocinar durante la semana era muy poca (no se disponía, claro, de recipientes con gran capacidad en los que se pudiera conservar durante semanas).

De una única vaca mis ancestros obtenían yogur, quesos y otros productos lácteos, aunque tomándolos como complementos en las comidas y utilizándolos en cantidades muy limitadas.

Y, sin embargo, tomaban unos pocos lácteos a diario, sin que ello tuviera consecuencias negativas para su salud, ya que esa leche era natural y sin impurezas. No contenía pesticidas, sustancias químicas derivadas de cultivos genéticamente alterados, antibióticos, hormonas del crecimiento o toxinas generadas en las unidades de engorde, donde los animales son cebados antes de ser sacrificados. Era leche no pasteurizada y completamente carente de procesos químicos, lo que la convertía en complemento saludable de una dieta estrictamente vegetariana.

LÁCTEOS ADULTERADOS

Por el contrario, en las explotaciones ganaderas típicas de Estados Unidos, los terneros son sacrificados poco después de nacer para obtener su carne, lo que genera un alto grado de dolor y de sufrimiento en sus madres. Ello hace que estas secreten cantidades masivas de toxinas originadas por el estrés, que son liberadas a su leche. A continuación, esas toxinas pasan a nuestro cuerpo, junto con los demás antibióticos, hormonas del crecimiento y compuestos químicos desconocidos que la industria alimentaria emplea en la producción láctea. Eso no sucede en la India, donde nacieron mis padres, ya que allí las vacas son sagradas y la mayoría de la población no come carne de vacuno.

La leche se pasteuriza para controlar el crecimiento bacteriano. No obstante, la pasteurización destruye muchas de las vitaminas de la leche cruda. En 2011 un estudio publicado en el *Journal of Food Protection* refirió que la pasteurización reduce el contenido de vitamina E y de varias de las del complejo B, como la B_1, la B_2, la B_{12} y el folato. El calor también destruye las enzimas necesarias para una digestión adecuada. Una de ellas es la fosfatasa. Sin esta enzima el calcio permanece en el torrente circulatorio, pudiendo acumularse en las arterias. Como consecuencia de ello, estas se endurecen, con lo cual es más difícil bombear sangre. La rigidez arterial da lugar a hipertensión (presión arterial elevada), dolor torácico e insuficiencia cardiaca. El calcio también participa en la formación de la placa, acumulación de colesterol que se desarrolla en el revestimiento interno de las arterias. Este proceso las obstruye, comprometiendo potencialmente el aporte de sangre al corazón y a otros órganos vitales. Si un fragmento de placa se rompe y se desprende de la pared, se corre el riesgo de sufrir un ataque cardiaco o un derrame cerebral (ictus).

El proceso de pasteurización está asociado al hecho de que Estados Unidos sea uno de los principales países que padecen enfermedades relacionadas con los huesos, a pesar de ser uno de los tres mayores consumidores de leche del mundo, y de que sus tasas de enfermedad cardiovascular se mantengan en constante aumento.

El consumo de leche puede contribuir, por otra parte, al desarrollo de varios tipos de cáncer, debido a la ingente cantidad de hormonas sintéticas presentes en ella y que terminan en nuestro vaso. Consideremos algunas evidencias:

- **Cáncer de próstata.** En 2012 los investigadores de un estudio publicado en la revista *Nutrition & Metabolism* afirmaban que el cáncer de próstata es «el cáncer promovido por los productos lácteos más frecuente en las sociedades occidentales».
- **Cáncer de mama.** En un número de la revistas *Medical Hypotheses* de 1997 se puntualizaba que: «Los productos lácteos contienen tanto hormonas como factores del crecimiento, además de grasas y otros contaminantes químicos, que se han vinculado a la proliferación de células cancerosas de mama humanas».
- **Otros cánceres.** A los terneros se les inyecta de manera sistemática una hormona denominada IGF-1, una proteína ya mencionada anteriormente que, en concentraciones excesivas, favorece el envejecimiento y el desarrollo tumoral. Se utiliza para acelerar el crecimiento en animales. Los autores de un estudio publicado en 2011 en la revista médica *Proceedings of the Nutrition Society*, afirmaban lo siguiente: «Incluso en las poblaciones occidentales, con niveles adecuados de nutrición, los hombres y mujeres que consumen cantidades relativamente altas de proteínas procedentes de productos lácteos presentan concentraciones sanguíneas de IGF-1 más elevadas. Tales observaciones avalan la hipótesis de que es posible que las ingestas altas de proteínas de origen lácteo aumentan el riesgo de padecer ciertos cánceres, al incrementar la producción endógena de IGF-1». Cabe indicar, por otro lado, que la IGF-1 es resistente a la pasteurización.

Las costumbres indias a este respecto son un buen ejemplo de cómo deben emplearse los lácteos en la alimentación: en cantidades limitadas y utilizándolos como complementos de otras preparaciones. Eso es lo que yo hago.

EL MÉTODO FOOD BABE

No es necesario dejar de tomar lácteos para siempre. Basta con moderar su consumo diario. En términos generales, el método Food Babe no aboga por la privación o la renuncia. No me imagino sin volver a disfrutar de un helado, sin aderezar un taco con crema agria o comiendo una pizza sin queso.

Por fortuna, los incondicionales de la leche y los lácteos tienen en la actualidad más opciones que nunca, y todas ellas ayudan a crear un hábito alimentario que puede mantenerse toda la vida.

CONSIDERAR EL CONSUMO DE LECHE CRUDA

La mayor parte de mi familia emigró a Estados Unidos desde la India, donde es sencillo disponer de leche cruda. En esta clase de leche todos los minerales naturales están intactos y son absorbidos con facilidad por el organismo. También contiene diversos tipos de probióticos naturales, que ayudan a poblar el sistema digestivo con bacterias beneficiosas. Obviamente, en necesario refrigerarla y consumirla antes de que se cumpla su fecha de caducidad. La leche cruda se mantiene de siete a diez días en la nevera. Desgraciadamente, en Estados Unidos, su consumo es ilegal en algunos estados, como Delaware, Iowa, Louisiana, Maryland, Montana, Nueva Jersey, Nevada y Virginia Occidental. Asimismo, su uso solo es legal para alimentación de mascotas en Florida, Georgia y Carolina del Norte. La legislación varía de un estado a otro. En muchos de ellos solo puede adquirirse directamente del productor. Una buena fuente de información para conocer los puntos de adquisición de leche cruda en Estados Unidos es la página web www.farmtoconsumer.org (en Europa, la comercialización de leche cruda, bajo la pertinente regulación, sí está en cambio plenamente autorizada).

No parece justo que el gobierno estadounidense pueda aplicar prohibiciones que conculcan el derecho de los consumidores a decidir qué es lo que desean comer y beber, en especial cuando imponen limitaciones al consumo de alimentos que son más sanos que las posibles alternativas.

Me apena que mis familiares que viven en algunos de los estados mencionados no puedan adquirir leche cruda, con todo su valor nutricional, para tomarla como hacían de niños. Los inmigrantes indios, y los procedentes de otros países en los que se consume leche cruda, han sido engañados por la industria alimentaria estadounidense, y ni siquiera lo saben. Me gustaría que las recetas propias de la cultura originaria de mi familia pudieran pasa de generación a generación, pero no sé si será posible que nuestros hijos y nietos lleguen a conocerlas si se les imponen limitaciones como la del acceso a la leche cruda.

INTRODUCIR EL QUESO DE CABRA EN LA DIETA

El queso de cabra me gusta mucho, por lo que suelo utilizarlo con frecuencia para preparar ensaladas, untado en pan o en la elaboración de cualquier plato en el que se utilice queso. Desde el punto de vista de la salud, el queso de cabra es muy recomendable. Las moléculas grasas que contiene la leche de cabra son de menores dimensiones que las de la leche de vaca y, por consiguiente, son más fáciles de absorber y de digerir. Así pues, es fácil que muchas personas a las que los derivados lácteos les causan a veces problemas toleren más fácilmente el queso de cabra y puedan en consecuencia disfrutar de él.

El queso de cabra contiene 80 calorías y 6 gramos de grasa por cada 30 gramos, mientras que la misma cantidad de queso de leche de vaca contiene 110 calorías y 10 gramos de grasa. Asimismo, es menor su contenido en colesterol y es rico en nutrientes esenciales, como las vitaminas A y K, el fósforo o varias vitaminas del complejo B.

CONOCER LAS LECHES NO LÁCTEAS

En la actualidad están ganando aceptación sustitutivos de la leche de origen animal, como las leches de almendras, coco o semillas de cáñamo. Se trata de alimentos bajos en calorías y grasas y que no contienen hormonas ni lactosa y, por tanto, son más saludables y más fáciles de digerir.

ELABORAR NUESTRA PROPIA LECHE NO LÁCTEA

La mejor solución para obtener un buen sustituto de la leche es preparar uno mismo la leche no láctea. En la mayoría de los casos, el proceso consiste en dejar en remojo frutos secos o semillas en crudo, triturando, batiendo y colando la mezcla con un paño de queso o colador de tela.

Tomemos como ejemplo la leche de almendras. Para elaborarla se ponen en remojo las almendras durante una noche, en una proporción de una parte de almendras por cuatro de agua. A continuación se bate y se cuela la mezcla. Así de fácil. Incluso más fácil de preparar es la leche de anacardos orgánicos casera, que se incluye en la página 349, en el capítulo 8, dedicado a recetas. En este caso no es necesario colar los frutos, también conocidos como cajús, cajuiles o mereys, obteniéndose una leche cremosa, ligeramente dulce por sí misma.

He aquí algunas indicaciones para la preparación de otros tipos de leche a partir de diferentes frutos secos y semillas:

Frutos secos	Tiempo en remojo
Almendras	De 8 a 12 horas
Anacardos	De 2 a 3 horas
Avellanas	12 horas
Nueces	4 horas
Nueces del Brasil	No necesitan remojo
Nueces de macadamia	No necesitan remojo
Pacanas	De 4 a 6 horas
Pistachos	No necesitan remojo
Semillas	**Tiempo en remojo**
Lino o linaza	8 horas
Cáñamo	No necesitan remojo
Sésamo	8 horas
Pipas de girasol	2 horas

A veces recomiendo algunas alternativas ya preparadas y distribuidas comercialmente, aunque con ciertas reservas. No hace mucho supe por un informe del Cornucopia Institute, un grupo de información pública que promueve el consumo de alimentos orgánicos y producidos a nivel local, que muchas leches no lácteas, aun con certificación de cultivo ecológico, contienen carragenina, un aditivo derivado de las algas rojas. Esta sustancia no debe consumirse de forma regular, ya que en diversos estudios científicos se ha asociado a trastornos inmunitarios, inflamación gastrointestinal y cáncer.

Al conocer esta información, me sentí burlada. Tiendo a dar por cierto que, cuando un producto es certificado como de cultivo orgánico, su consumo es completamente seguro. Es este caso aconsejo verificar atentamente la lista de componentes de cualquier leche no láctea adquirida en tiendas de alimentación, a fin de confirmar que no contiene carragenina. Las leches de este tipo no orgánicas pueden contener también otros ingredientes de síntesis que es recomendable evitar.

A modo de referencia, se incluyen a continuación algunos sustitutivos comerciales * de la leche en cuya composición no hay carragenina.

---

* Algunas de las marcas citadas no se comercializan en Europa, donde solo están disponibles en comercios especializados de alimentos de importación, pudiendo también adquirirse *on-line* e informarse sobre otras marcas opcionales.

- Leche de coco orgánica de marca Natural Value.
- Leche de coco para cocinar de marca So Delicious (versiones normal y *light*).
- Leche de coco de marca Native Forest.
- Leche de coco orgánica de marca Thai Kitchenk.
- Leche de cáñamo de marca Pacific Hemp Original.
- Leche de almendras 365 Everyday Value de Whole Foods.
- Leche de almendras de marca Tree of Life.

ELEGIR LECHES Y LÁCTEOS ORGÁNICOS

Para aquellos a los que no les gustan la leche de almendras y sus afines, quedan otras opciones. Un grupo de investigadores británicos analizaron la leche de animales criados en granjas ecológicas y en granjas convencionales. Lo que hallaron me abrió los ojos. La leche orgánica tiene un 67% más de antioxidantes y vitaminas que la convencional, así como un 60% más de ácido linoleico conjugado (ALC), una grasa beneficiosa que puede hacer que el tejido tumoral se contraiga. La razón de estas rotundas ventajas nutricionales es sencilla: las vacas criadas por medios orgánicos a menudo se alimentan de hierba fresca y pastos y su leche es producida sin antibióticos, hormonas sintéticas ni pesticidas.

ALERTA FOOD BABE: YOGUR HELADO

Hablaremos ahora de uno de los alimentos con mayor nivel de procesado: el yogur helado. Cuando una empresa se dedica a dar de comer a las personas compuestos químicos en vez de alimentos puros, gana una gran cantidad de dinero. Y los fabricantes de yogur helado ciertamente se están haciendo de oro.

Cuando los establecimiento en los que se venden este tipo de yogures comercializan sus productos utilizando los consabidos lemas, «natural», «saludable», etc., sirven, sin embargo, alimentos lácteos procesados llenos de aditivos nocivos, que pueden tener consecuencias funestas para la salud.

(Continúa)

La que un día fue mi marca de yogur preferida se vendía en establecimientos en los que de la pared colgaban carteles con el eslogan «Hecho en casa, orgánico y delicioso» que, a decir verdad, debería afirmar «Hecho en una fábrica con grasas trans artificiales, transgénicos y colorante alimentario azul derivado del petróleo». Eso es lo que yo descubrí cuando investigué a fondo los componentes de mi antaño yogur favorito, que solía tomar casi siempre que iba al centro comercial, absolutamente ignorante de lo que me estaba llevando a la boca.

Dependiendo del tipo, el yogur helado podía contener azúcares procesados, alcoholes de azúcar, emulsionantes, estabilizantes, carragenina, saborizantes naturales y artificiales, tintes y colorantes (muchos de los cuales son potenciales carcinógenos), edulcorantes artificiales, hormonas del crecimiento y antibióticos, así como jarabe de maíz genéticamente modificado.

¿Qué deben hacer aquellos a los que les gusta el yogur helado, como me sucede a mí? La respuesta es adquirir yogur helado de vainilla orgánico en la sección de refrigerados de una tienda de alimentos ecológicos. Si se le añaden trozos de chocolate picado el sabor conseguido será el mismo que el de un sándwich de helado de vainilla comprado en una heladería convencional, pero sin sus riesgos. También es posible comprar yogur helado natural sin sabores añadidos y añadirle algún complemento, como distintos tipos de frutos secos picados. Solo hay que tener cuidado con los complementos que se le añadan al yogur a modo de cobertura y con el tamaño de la porción que uno se sirve.

Un proverbio indio afirma que «una cosecha de paz nace de las semillas de la satisfacción». Así, creo que, si nos sentimos satisfechos tomando menos lácteos, nos sorprenderá encontrarnos más sanos y más serenos una vez que convirtamos esta pauta en un hábito.

LISTA DE COMPROBACIÓN

Hoy:

- ✓ He cumplido con el ritual del agua de limón.
- ✓ He tomado una bebida verde.
- ✓ He dejado de beber líquidos con las comidas.
- ✓ He bebido —y me he lavado y duchado con— agua pura, limpia y filtrada.
- ✓ He tomado menos lácteos y he optado por los más saludables.

DÍA 6:
¡No más refrescos comerciales!

ADEMÁS DE SER LO QUE COMEMOS somos también lo que bebemos. Quienes con frecuencia toman bebidas refrescantes comerciales ingieren cantidades ingentes de sustancias químicas perjudiciales de consecuencias nefastas para el peso, para la salud y para la vida en general. A continuación comentaremos algunos de los alarmantes datos que se esconden tras el consumo de estas bebidas y el modo de erradicar esta desdichada costumbre.

SINIESTROS AZÚCARES

Si cogen una cucharilla de café y vierten diez veces azúcar sobre la mesa de la cocina, además de organizar un pequeño desastre doméstico, podrán ver realmente cuál es el contenido de azúcar de una sola lata de 33 centilitros, las de tamaño estándar, de cualquier refresco. Es evidente que los incondicionales de estas bebidas ingieren cantidades ingentes de azúcar y de calorías (unas 140 calorías por lata). Hábitos como este son una vía de acceso directo a la malnutrición, la ganancia de peso, la diabetes de tipo 2 y otras complicaciones del estado de salud.

La mayor parte de las compañías que se dedican a la elaboración de estas bebidas las endulzan con jarabe de maíz de alta fructosa (JMAF), uno de los 15 generadores de enfermedad tratados en el capítulo 2. El JMAF está adquiriendo en nuestros días cada vez peor fama, tanto es así que, en marzo de 2014, Pepsi decidió sustituirlo por azúcar en sus refrescos de cola. A mi modo de ver, esta no es la solución, ya que reemplazar el JMAF por azúcar de otro tipo tiene muy escasa repercusión sobre el potencial de generar obesidad y diabetes. En último término, es como sustituir un cigarrillo por un puro.

¿CÁNCER DE COLORES?

Para los fabricantes de alimentos y para sus clientes el color lo es todo. Hace que los productos resulten más atractivos y tentadores con expectativas de ofrecer un sabor delicioso. Con una cada vez mayor variedad de tonalidades, el color continúa siendo uno de los aspectos más esenciales de los alimentos y, al mismo tiempo, se está convirtiendo en una de sus características más controvertidas, en especial en el ámbito de las bebidas refrescantes.

En muchos refrescos se emplea «colorante color caramelo» para aportar su típico tono oscuro, que sugiere un sabor exquisito. Este aditivo se forma calentando amoniaco y sulfitos a alta presión, en un proceso en el cual se genera una sustancia cancerosa, llamada 4-metilimidazol (4-MEI). Aunque en Estados Unidos la FDA no establece límites para la cantidad de 4-MEI que puede estar presente en las bebidas refrescantes, un estudio desarrollado a nivel federal en 2007 llegó a la conclusión de que este compuesto provoca cáncer en ratones y, en 2011, la Agencia Internacional para la Investigación del Cáncer, organismo intergubernamental integrado en la OMS, determinó que es «posiblemente carcinógeno» para los humanos.

Los consumidores habituales de refrescos deben ser conscientes de que su bebida favorita puede contener concentraciones elevadas de 4-MEI. En enero de 2014 la revista *Consumer Reports* publicó una larga lista de las bebidas que contenían 4-MEI, entre las que se contaban Pepsi, Diet Pepsi, Pepsi One, Malta Goya, Sprite, Coca-Cola, Coca-Cola Diet. Coca-Cola Zero, Dr Pepper, Diet Snap, té helado Brisk y A&W Root Beer. Según la Propuesta de ley número 65 del estado de California, cualquier alimento que contenga más de 29 microgramos 4-MEI por día debe etiquetarse con una advertencia sanitaria. *Consumer Reports* notificó que todas las muestras analizadas de 33 centilitros de Pepsi One y Malta Goya contenían más de 29 microgramos por botella y ninguna de ella presentaba ninguna advertencia.

La respuesta de Pepsi fue la siguiente: «Consideramos que su conclusión es objetivamente incorrecta y que refleja un notable desconocimiento de los requerimientos establecidos en la Propuesta de ley número 45». Pepsi afirmaba, asimismo, que se estaba trabajando en la reducción de los niveles de 4.MEI en sus productos.

Una muestra de Pepsi normal, obtenida en el estado de Nueva York, registró un contenido de hasta 174 microgramos de esta sustancia, mientras que en el estudio de una segunda muestra, el contenido fue de 32 microgramos. En el análisis de varias muestras de Pepsi One, adquiridas asimismo en Nueva York, los resultados oscilaron entre 39,5 microgramos y 195,3. Las mayores tasas de presencia de este compuesto correspondieron al refresco de malta Malta Goya (no comercializado en Europa), con valores que oscilaron entre 307,5 y 352,5 microgramos.

Los datos resultaban ciertamente inquietantes. De manera que estamos siendo expuestos de manera innecesaria a la acción de potenciales carcinógenos solo porque los fabricantes de bebidas quieren que sus productos tengan un color más oscuro. Cabe preguntarse: ¿Cuál es la dosis mínima de veneno que una persona está dispuesta a ingerir regularmente?

LA CONTROVERSIA SOBRE LA CAFEÍNA

La razón por la que muchos refrescos, en particular en sus versiones bajas en calorías, contienen cafeína, es que los fabricantes pretenden que los consumidores se enganchen a ellos. La cafeína produce adicción, debido a su acción estimulante, que hace que quien la toma desee volver a experimentar ese efecto. El azúcar de las bebidas refrescantes es igualmente adictiva, por lo que cuando se toma una de ellas el perjuicio es doble.

Los refrescos llegan a contener hasta 71 miligramos de cafeína por los cada 33 centilitros de una lata o botella estándar. En las llamadas bebidas energéticas ese contenido oscila entre 160 y 500 miligramos por unidad lo que es, a todas luces, demasiado. La cafeína obliga a las glándulas suprarrenales a hacer un esfuerzo suplementario, lo que deriva a largo plazo en pérdida de energía y agotamiento. ¿Qué sucede cuando una persona se encuentra permanentemente débil y cansada? Lógicamente, que tiende a dejar de moverse y de hacer ejercicio, con el consiguiente aumento de la tendencia a engordar. La cafeína también reduce las reservas corporales de vitamina C e induce pérdida de minerales, como el magnesio o el calcio, en los huesos.

Creo que los productos con exceso de cafeína comercializados en la actualidad que resultan más alarmantes son los elaborados por la compañía Monster Beverage Corporation. Las bebidas energéticas de la marca Monster se han visto implicadas en la muerte de varias personas, según varios informes remitidos a la FDA. A pesar de ello, continúan comercializándose sin novedad.

Las dosis excesivas de cafeína aumentan de modo significativo la frecuencia cardiaca y la presión arterial. Para personas que padecen alguna enfermedad crónica estos efectos pueden resultar mortales. En una de las muertes investigadas relacionadas con esta bebida, la autopsia llegó a la conclusión de que la víctima murió como consecuencia de la irregularidad de sus ritmo cardiaco («arritmia cardiaca», provocada por la toxicidad de la cafeína tras haber consumido dos bebidas energéticas de 66 centilitros en 24 horas).

LOS OGM EN LAS BEBIDAS REFRESCANTES

Numerosos refrescos están contaminados con OGM, ya que ocultos en su composición abundan los productos a base de maíz, tales como sorbitol, fructosa, aspartamo, maltodextrina y ácido cítrico.

Un informe de la American Academy of Environmental Medicine (AAEM) indica que «La asociación entre los alimentos genéticamente modificados y los efectos adversos para la salud es algo más que casual. La intensidad y la uniformidad de la correlación entre alimentos transgénicos se han constatado en varios estudios realizados en animales». La AAEM también afirma que los OGM hacen que el organismo utilice de modo inapropiado la insulina, cuya regulación defectuosa conduce irremisiblemente al desarrollo de diabetes y obesidad. De tales investigaciones se deduce que, para mantener el oportuno control del peso y de los niveles de azúcar en sangre, es esencial seguir una alimentación libre de transgénicos, para lo cual uno de los primeros pasos consiste en prescindir de los refrescos carbonatados comerciales.

EN CONTRA DE LOS CONSERVANTES

Desconocidos para la mayoría de la gente, los conservantes añadidos a las bebidas refrescantes son causa potencial de importantes alteraciones de la salud. Por ejemplo, el benzoato sódico, es un conservante presente en muchos refrescos que, al combinarse con el ácido ascórbico (vitamina C) en las bebidas, genera benceno, un reconocido cancerígeno.

Los conservantes contenidos en los refrescos y, en particular el ácido fosfórico, también producen un efecto de acidificación del organismo. Jameth Sheridan, doctor en medicina holística, afirma que para realcalinizar el cuerpo después de tomar una bebida refrescante dietética es necesario beber hasta 36 vasos de agua. ¡Nada menos que 36!

> **Lo conseguí con el método Food Babe**
>
> ¡Realmente me ha salvado la vida! Soy una mujer separada con tres hijos que tiene hasta tres trabajos y que intenta «comer sano». Solía tomar un par de cafés y al menos un pack de doce latas de Coca-Cola Diet al día (era una verdadera adicta). Sufría de reflujo ácido y padecía fuertes dolores. Tras conocer la web de Foof Babe, me decidí a dejar de tomar Coca-Cola, café y té con cafeína y comencé a seguir una alimentación orgánica.
>
> El resultado: el reflujo ha desaparecido y me siento con más energías que nunca. Y noto como si esa energía me hiciera estar cada vez más sana. Food Babe me sirvió de inspiración.
>
> Dawne

¿FUENTES DE COMPUESTOS QUÍMICOS?

Cuando tomaba refrescos en mi adolescencia, siempre me preguntaba por qué los refrescos de grifo, o de máquina, sabían mejor. Mis amigos y yo estábamos convencidos de ello y acudíamos una y otra vez a algún establecimiento o al bar de la gasolinera para satisfacer nuestra ansiedad de tomar este tipo de bebidas.

Afortunadamente, esos días ya han pasado. Dejar de tomar refrescos fue la primera medida que adopté al iniciar mi camino el pos de la consecución de una vida más orgánica y saludable. Pronto comencé a notar cambios en mi piel. Empezó a perder su aspecto seco e iban desapareciendo en ella las manchas del eccema que habitualmente la cubría. Poco a poco se hacía más tersa y suave.

Durante mis investigaciones comprobé que las bebidas de grifo tienen una composición completamente distinta a la de las embotelladas o enlatadas que se compran en las tiendas de alimentación. Uno de los componentes más peligrosos de las bebidas de grifo es el dimetilpolisiloxano. Se trata de un aditivo que forma parte de la composición de adhesivos, del sellador de silicona, de olor avinagrado, y de selladores para acuarios, y que es igualmente componente de la grasa de silicona y otros lubricantes afines, así como de antiespumantes, desmoldantes, líquidos de amortiguación y de transferencia de calor, barnices, cosméticos y acondicionadores del cabello. Es asimismo el principal componente de la ya citada masilla blanda de juguete (Silly Putty).

En la industria alimentaria nadie quiere que se conozcan las diferencias entre las fórmulas de las bebidas de grifo y las de las embotelladas o enlatadas. ¿A cuántas demandas más deberían hacer frente si se supiera que los productos que ofrecen contienen el principal componente de la masilla blanda o los selladores de silicona?

Profundizando un poco más comprobé que los refrescos de grifo pueden estar contaminados con diversas bacterias peligrosas. En 2010 investigadores del Virginia Western Community College, en Roanoke. analizaron noventa bebidas de tres tipos (refrescos azucarados, refrescos dietéticos y aguas), a partir de muestras obtenidas de treinta máquinas dispensadoras comerciales, con objeto de estudiar su posible contaminación microbiana. En casi la mitad de las bebidas se encontraron bacterias coliformes, incluida la *E. coli* (los coliformes están presentes en las heces de todos los animales de sangre caliente). El 17% de las muestras analizadas contenían otros patógenos: *Klebsiella*, responsable de una forma de neumonía a menudo mortal; estafilococos, causantes de intoxicaciones alimentarias y de otras infecciones graves, y cándidas y hongos, cuya infección produce efectos como fatiga, cefaleas, pérdida de memoria y ganancia de peso. Me estremecía con solo pensar en ello.

LOS EDULCORANTES ARTIFICIALES HACEN ENGORDAR Y ENFERMAR

En relación con los refrescos dietéticos, no conviene perder demasiado tiempo en pesar si son «buenos». Un estudio publicado en enero de 2012 en el *American Journal of Clinical Nutrition* indicaba que el consumo de al menos una de estas bebidas al día podía repercutir en el estado del sistema circulatorio y aumentar el riesgo de sufrir un derrame cerebral o un ataque cardiaco.

Este fue el primer estudio en el que se correlacionaba las bebidas dietéticas con la salud cardiovascular y para los investigadores aún no está claro el mecanismo por el que su consumo puede dar lugar a derrames o ataques cardiacos. Especulan con la posibilidad de que quienes toman refrescos dietéticos tiendan en general a presentar sobrepeso y ya estén inicialmente expuestos a factores de riesgo tales como la hipertensión, la diabetes o los niveles altos de colesterol.

Si se quiere perder peso, beber refrescos dietéticos no es la solución. Antes al contrario, está demostrado que los edulcorantes artificiales que contienen estimulan el apetito, favorecen el deseo ansioso de hidratos de carbono y facilitan la acumulación de grasas y, en consecuencia, el aumento de peso. Investigadores de la Universidad de Texas, en Houston, determinaron que los refrescos dietéticos inducen un incremento del perímetro abdominal (traducción: son el origen de una barriga más prominente), lo que constituye un factor de riesgo destacado de desarrollo de diabetes de tipo 2.

Cuando se toma algo dulce —aunque no contenga calorías—, el cerebro se siente estimulado para requerir nuevas calorías, dado que el aporte energético que se proporciona al cuerpo es insuficiente. Por tanto, se genera deseo de tomar más alimentos dulces, con el consiguiente aumento de peso.

Además, hay otros efectos secundarios nocivos propios de los edulcorantes artificiales, y muy especialmente del aspartamo, considerado una de las sustancias más perniciosas de nuestro abastecimiento alimentario. En Estados Unidos desde 1980 la FDA ha archivado más de 10.000 reclamaciones relativas a este aditivo, que nunca se demostró seguro antes de ser aprobado para uso alimentario. En un estudio los investigadores comprobaron que el aspartamo elevaba el nivel de azúcar en sangre en ratones propensos a la diabetes. Además de a esta enfermedad, el aspartamo se ha asociado a trastornos autoinmunes, depresión (que también puede hacer que se coma más), defectos congénitos y varias formas de cáncer.

Otro edulcorante sospechoso es el eritritol, un alcohol de azúcar presente en la bebida dietética Vitaminwater Zero. El cuerpo no digiere con facilidad este tipo de alcoholes y, en consecuencia, causan dolores de cabeza, diarrea y otros trastornos intestinales en algunas personas.

Un edulcorante de bebidas muy utilizado, el acesulfamo potásico, o Ace-K, está presente en numerosas bebidas «de dieta» o *light* muy populares. Según el Center for Science in the Public Interest (CSPI), organización estadounidense sin ánimo de lucro dedicada a la investigación de la nutrición y la seguridad alimentaria, este compuesto es cualquier cosa menos seguro. El CSPI hizo público que las pruebas de seguridad del Ace-K, realizadas en los años setenta, resultaron fallidas. Específicamente, dos estudios efectuados en ratas de laboratorio pusieron de manifiesto que el aditivo podía producir cáncer, si bien dichos estudios nunca fueron tomados en consideración por la FDA antes de proceder a la aprobación de la sustancia como edulcorante de bebidas refrescantes. Por otro lado, se ha constatado asimismo que en ratas, conejos y perros dosis elevadas de acetoacetamida (un producto de degradación de este azúcar) afecta a la glándula tiroides, reguladora del sistema endocrino, responsable a su vez del mantenimiento de un metabolismo saludable.

¿Son necesarios más argumentos para renunciar a los refrescos comerciales?

Mi nivel de adicción a los refrescos carbonatados era tal que podía llegar a tomar hasta cinco al día. Rara vez bebía otra cosa. Mis amigos solían decirme: «¿Por qué no bebes agua?». ¿Sustituir los refrescos por agua? Imposible.

Llegué a pesar 90 kilos, 15 más de lo que correspondía a mi estatura y mi complexión. Estaba tan gordo que los botones de la camisa estiraban hacia los lados dejando a la vista mi pronunciada barriga. Ese aumento de peso no era otra cosa más que una «bofetada en plena cara», que me obligó a ponerme en acción. Sabía que eran esas bebidas las que me hacían engordar. Tenía que hacer algo.

Me daba cuenta de que, cada vez que tenía sed, iba sin pensarlo al frigorífico y cogía una de esas latas. Ese era el comportamiento con el que había que acabar. Para empezar, decidí establecer una barrera invisible entre la nevera y yo. «Cada vez que sienta deseos de abrirla, iré a pesarme.» Cada kilo de más será como un nuevo golpe que me mantendrá alejado de ella y de las latas de refresco.

Por mis conocimientos de psicología, sabía que es muy difícil abandonar de repente un mal hábito. Tenía que reemplazar los refrescos por alguna otra cosa y así lo hice. Empecé a beber agua con gas y un chorro de limón.

La cosa funcionó. En poco tiempo adelgacé cinco kilos sin necesidad de hacer más ejercicio ni de modificar mi alimentación. Lo único que hice fue dejar de tomar cinco latas de refresco al día. Ahora he adquirido el hábito de beber agua con limón... y las camisas me quedan bien.

Veamos por qué este método funciona y cómo puede aplicarse para romper con las conductas nocivas.

En primer lugar, hay que saber «darse una bofetada en la cara» a tiempo. No se trata de algo literal, sino de establecer un estímulo que nos recuerde que deseamos conseguir un cambio. Para mí esa bofetada era mi propio peso.

Como segundo punto, es importante crear una pauta que interfiera en el comportamiento habitual. Para mí dicha pauta fue la decisión de pesarme antes de abrir la nevera.

Por último, hay que reemplazar el comportamiento viciado anterior por otro mejor.

Aplicando esta estrategia de tres pasos, se puede conseguir cualquier objetivo.

Derek Halpern, fundador de socialtriggers.com

LOS RIESGOS DEL BVO

BVO, son las siglas inglesas, utilizadas habitualmente en otros idiomas, de aceite vegetal bromado, aditivo empleado en la elaboración de bebidas refrescantes desde la década de los años treinta del pasado siglo y con categoría de «generalmente considerados seguros» (GRAS, por sus siglas en inglés). Está presente en diversos refrescos y bebidas isotónicas con sabor a cítricos.

Se ha observado que el BVO, prohibido en los países de la Unión Europea, eleva los niveles de triglicéridos y de colesterol. En cantidades importante daña el hígado, los testículos, la glándula tiroides y los riñones, además de provocar un tipo de irritación cutánea ulcerosa llamada bromodermia. Se utiliza también en la fabricación de retardantes de llama.

EL MÉTODO FOOD BABE

Es ciertamente preferible beber agua pura filtrada que tomar líquidos con azúcares, edulcorantes y saborizantes artificiales, conservantes, componentes de la masilla blanda y la silicona, bacterias o aceite vegetal bromado. ¿No creen? He aquí algunos consejos para erradicar el hábito de consumir refrescos comerciales.

SER CONSCIENTES DEL PROPIO HÁBITO

En la tienda, lo primero que hay que hacer es comprobar en el etiquetado de las latas la cantidad de compuestos químicos que cada una contiene; solo eso debería bastar para dejar la lata en su sitio y alejarse lo más posible de ese estante. También hay que ser sincero con uno mismo al calcular el número de bebidas refrescantes que se toman a la semana. Para saberlo con exactitud puede cumplimentarse un diario de alimentos a lo largo de siete días. Si quieren llevarse una sorpresa, utilicen una calculadora para saber el número de calorías y de gramos de azúcar que han ingerido en este periodo gracias a los refrescos. Por otra parte, este hábito no solo es no perjudicial para la salud, sino también para el bolsillo. Los precios de las bebidas refrescantes son variables, pero tomar dos latas al día puede suponer un gasto individual de 1 a 1,5 euros al día, es decir, de 350 a 550 euros al año.

ERRADICAR GRADUALMENTE LOS REFRESCOS

Si se tiene miedo al «síndrome de abstinencia», es posible reducir su consumo en un 25% la primera semana, en un 50% la segunda, y así sucesivamente, hasta conseguir erradicar este mal hábito.

UTILIZAR SUSTITUTIVOS

Lo ideal es beber toda el agua pura y filtrada que se desee en lugar de los refrescos. Es aconsejable hacerse con una botella y tenerla siempre a mano en casa, en el trabajo, en el coche o en cualquier otro lugar.

También se dispone de otros recursos. Si se echan de menos el frescor y la sensación burbujeante de las bebidas refrescantes comerciales, hay otras alternativas igualmente frescas y mucho más sanas:

- Té orgánico de kombucha
- Agua con gas
- Agua con gas + zumo de lima + zumo de arándanos orgánico
- Agua + pepinos + fresas
- Agua con gas + zumo de limón + zumo de frutas orgánicas recién licuadas
- Bebidas probióticas de marcas como Zukay
- Agua de coco 100% natural
- Té orgánico frío

Se debe recordar siempre que las bebidas refrescantes tienen un elevado contenido calórico y que están llenos de azúcares y compuestos químicos nocivos para la salud. ¡Elimínenlas de su dieta hoy mismo!

LISTA DE COMPROBACIÓN

Hoy:

- ✓ He cumplido con el ritual del agua de limón.
- ✓ He tomado una bebida verde.
- ✓ He dejado de beber líquidos con las comidas.
- ✓ He bebido —y me he lavado y duchado con— agua pura, limpia y filtrada.
- ✓ He tomado menos lácteos y he optado por los más saludables.
- ✓ He dejado de beber todo tipo de refrescos y bebidas carbonatadas.

DÍA 7:
Cuidar el hígado

A MENUDO ME PREGUNTAN: «¿Y qué hay del alcohol? ¿Puedo tomar alguna copa o un par de cervezas mientras sigo un estilo de vida orgánico y ecológico?». La respuesta inmediata es sí. No obstante, conviene hacer dos advertencias. Como primer punto a tener en cuenta, si se desea mantener la figura y la forma física, es mejor dejar de lado el alcohol. En segundo lugar, se debe saber elegir cuidadosamente los vinos, las cervezas y los licores, puesto que en la industria de las bebidas alcohólicas se emplean con profusión compuestos químicos perjudiciales en la elaboración de los distintos productos.

Así pues, por lo que respecta al hábito correspondiente a este día, conviene prescindir del alcohol si se desea perder peso, y, en caso de consumirlo, es importante conocer cuáles son las opciones orgánicas más apropiadas y, también, las sustancias empleadas por los fabricantes de bebidas alcohólicas que son objeto de mayor controversia.

GRASAS QUEMADAS Y CONSUMO DE ALCOHOL

El alcohol afecta a la función del hígado, uno de los órganos del cuerpo que trabaja más intensamente. Una de sus acciones principales consiste en eliminar las toxinas ambientales del organismo. Si el hígado se ve sobrecargado en exceso por efecto del alcohol, el proceso normal de eliminación de toxinas se ve extraordinariamente limitado, pudiendo sobrevenir un rápido envejecimiento, pérdida de la libido y aparición de diferentes enfermedades.

El hígado es, además, el principal órgano responsable de quemar grasas, por lo que, si se le trata bien, mantiene su plena capacidad y las grasas son eliminadas con un rendimiento óptimo. Normalmente desempeña esta función degradando grasas a cambio de energía. Sin embargo, cuando se toma alcohol, el cuerpo «cambia de combustible» y quema la bebida ingerida en vez de las grasas. En un estudio sobre estas cuestiones, los voluntarios participantes bebieron dos vodkas con limón, de noventa calorías cada uno. A lo largo de varias horas después de tomar las bebidas, la velocidad a la que se quemaban las grasas en su organismo se redujo nada menos que en un 73%.

El alcohol también debilita la fuerza de voluntad, atacando los mecanismos cerebrales responsables del autocontrol, lo que hace que se favorezca el consumo de alimentos grasos y azucarados perjudiciales. Se ha constatado mediante estudios regulados que las personas que antes de comer toman una bebida alcohólica ingieren en la comida más calorías que los que toman una bebida sin alcohol.

A la mañana siguiente de haber bebido alcohol, es posible que se sienta sensación de resaca y que se tienda a comer de cualquier modo para eliminarla. Esa sensación de hambre es causada por una caída del nivel de azúcar en sangre, producida a su vez por el exceso del alcohol.

El organismo tiene necesidad de un aporte rápido de hidratos de carbono, ya que estos proporcionan un aporte instantáneo de azúcares. Cuando se cede a la tentación de beber alcohol, sistemáticamente estas calorías procedentes de los azúcares pasan a convertirse en grasa corporal.

En última instancia, las bebidas alcohólicas acaban por producir deshidratación. El alcohol es un diurético, lo que implica que se eliminen más líquidos de los que se toman, y la deshidratación induce una disminución del metabolismo, que hace que se quemen menos calorías de lo habitual.

¿Beber o no beber cuando se está a dieta? Es evidente que el alcohol condiciona la capacidad de quemar grasas, por lo que, si se desea adelgazar, mejorar el estado de forma y sentirse bien, es siempre preferible descartarlo.

CERVEZA:¿FERMENTACIÓN DE COMPUESTOS QUÍMICOS?

Me interesé por los compuestos químicos presentes en las bebidas alcohólicas, porque a mi marido le gusta mucho la cerveza. Deseaba saber cuáles eran sus favoritas, así que dedique un tiempo a estudiarlas a fondo. Me centré en una serie de fabricantes y la información que conseguí me resultó ciertamente sorprendente.

En circunstancias normales, la cerveza es una mezcla fermentada de solo cuatro ingredientes: agua, lúpulo, malta (granos germinados de cereales, generalmente de cebada) y levadura. No obstante, los fabricantes añaden otros muchos ingredientes para clarificarla, estabilizarla, conservarla y potenciar su color y su sabor. Indagando, descubrí que hay una larga lista de aditivos autorizados para su uso en la elaboración de cerveza:

- Colorante color caramelo, clasificado como de clase III o IV, obtenido a partir de amoniaco y considerado carcinógeno. Este colorante se calienta con amoniaco y contiene dos toxinas, el 2-metilimidazol y el 4-metilimidazol. En 2007, estudios realizados en el marco del Programa Nacional de Toxicología de Estados Unidos constataron que ambos compuestos producen cáncer en animales de laboratorio. Poco antes de la publicación de este libro, Heineken USA anunció la retirada de este colorante de su marca de cerveza Newcastle.
- EDTA disódico de calcio, un aditivo sintetizado a partir de formaldehído, cianuro sódico y etilendiamina.
- Diferentes tipos de sulfitos y conservantes antimicrobianos, que se han asociado a alergias y asma.
- Saborizantes naturales de diversas procedencias, incluyendo uno extraído de las glándulas anales del castor.
- Jarabe de maíz de alta fructosa, edulcorante que se ha correlacionado con la obesidad.
- Azúcares obtenidos a partir de OGM, como glucosa y jarabe de maíz.
- Colorantes y saborizantes artificiales derivados del petróleo.
- Clarificantes de origen animal, tales como la ictiocola (extracto obtenido a partir de la vejiga natatoria de los peces), gelatina (elaborada a partir de tejidos cutáneo, conjuntivo y óseo) y caseína (presente en la leche).
- Elementos de control de la espuma (para mejorar la durabilidad de la misma), tales como monoestearato de glicerilo, propilenglicol y pepsina, los tras potencialmente obtenidos de tejidos animales, o alginato de propilenglicol, derivado de las algas.
- BPA (bisfenol A), componente de numerosos agentes de revestimiento de las latas, que puede pasar a la cerveza. El BPA imita el comportamiento fisiológico de los estrógenos, hormonas femeninas, y puede afectar al número de espermatozoides y a las funciones de diversos órganos.
- Carragenina, que se asocia a inflamación del sistema digestivo y al síndrome del intestino irritable (SII) y que, en determinadas circunstancias, se considera carcinógeno.

Durante mi investigación inicial observé que ninguna de las empresas cerveceras importantes revelaba la lista completa de los ingredientes contenidos en las cervezas que comercializaban Sin embargo, conseguí que algunas de ellas me remitieran esa lista por escrito. Esa información queda resumida en el recuadro de la página siguiente.

La industria de las bebidas alcohólicas ha maniobrado durante años en contra de las iniciativas que requerían que los fabricantes especificaran los componentes de sus productos en el etiquetado, con objeto de evitar que los consumidores supieran lo que estaban tomando. Así pues, en junio de 2014 inicié una campaña para ejercer presión en este sentido sobre las industrias cerveceras. Cursé una petición a nivel nacional en la que solicitaba a dos de los principales fabricantes de cerveza de Estados Unidos, Anheuser-Busch y MillerCoors, que hicieran pública en Internet la lista de los componentes de sus productos. Casi todas las empresas dedicadas a la elaboración de alimentos y bebidas están legalmente obligadas a revelar esa información, a pesar de lo cual estas dos compañías, que en conjunto facturan más de 70.000 millones de dólares al año en cerveza, no lo habían hecho. Paradójicamente, la inclusión en el etiquetado de las sustancias constitutivas de los alimentos y bebidas no alcohólicas es requerida por la Food and Drug Administration, requerimiento que, sin embargo, no se aplica a las cervezas, los vinos y los licores. Como consecuencia de ello, debido a las sinuosidades de la legislación, sabemos más sobre la composición de un limpiacristales que sobre la de una de las bebidas más populares del mundo. En menos de un día mi petición recibió más de 40.000 firmas de apoyo y registró millones de visitas en la web y en los principales medios de comunicación.

Tras esta tormenta mediática, los directivos de Anheuser-Busch se pusieron en contacto conmigo para hacerme saber que en poco tiempo publicarían en su página web la lista de componentes de sus cervezas. Un representante de Anheuser-Busch escribió:

«Estamos trabajando para incluir en nuestra web las lista de ingredientes, al igual que se hace para los alimentos y las bebidas no alcohólicas. Hoy mismo incorporaremos los componentes de nuestras marcas líder Budweiser y Bud Light, y en los próximos días haremos lo propio con nuestras restantes marcas».

Después de la respuesta de Anheuser-Busch's, MillerCoors publicó igualmente una lista con algunos componentes en su cuenta de Facebook y su página web, aunque sin comprometerse a incorporar la lista completa.

Me asombró la inmediata respuesta de Anheuser-Busch's. Esta petición es una nueva prueba de que el hecho de hacer que se escuche la propia voz puede cambiar la política de una compañía multimillonaria de un día para otro. MillerCoors debe asumir su responsabilidad y hacer públicos todos los componentes de sus cervezas, al igual que TODOS los demás fabricantes. A continuación se incluye un recuadro en el que se especifican los aditivos añadidos a las cervezas de las que se han hecho públicas las listas de componentes. No se trata más que de una muestra de los numerosos productos que hay en el mercado, ya que aún son muchas las marcas sobre cuyos ingredientes no sabemos nada.

Aditivos	Cervezas y sidras *
Colorante color caramelo	Stella Artois REDD'S Apple Ale Leffe Sidra Johnny Appleseed Bud Light Lime Straw-Ber-Rita Bud Light Lime Apple-Ahhh-Rita Bud Light Lime Lime-A-Rita
Colorantes añadidos	Sidra Stella Artois Sparks Bud Light Lime Straw-Ber-Rita Bud Light Lime Mang-O-Rita Bud Light Lime R
Maíz (puede proceder de un OGM)	Shock Top Twisted Pretzel Wheat Bass Pale Ale Busch sin alcohol Michelob Golden Draft O'Douls Leffe Stella Artois Blue Moon (por correo electrónico)
Maíz (puede proceder de un OGM)	Coors Corona Foster's Miller Light Pabst Blue Ribbon Red Stripe Redbridge Blue Moon (por correo electrónico)

(Continúa)

Aditivos	Cervezas y sidras *
Jarabe de maíz, jarabe de glucosa o jarabe de arroz (puede proceder de un OGM)	Bud Ice Bud Light Platinum Select 55 (Budweiser) Select (Budweiser) Busch Busch Ice Busch Light Busch Signature Copper Lager Rolling Rock Hurricane King Cobra Natural Natty Daddy Michelob ULTRA Lime Cactus Bud Light Lime Straw-Ber-Rita Bud Light Lime Apple-Ahhh-Rita Bud Light Lime Lime-A-Rita Bud Light Lime Mang-O-Rita Bud Light Lime Raz-Ber-Rita
Jarabe de azúcar caramelizada	Bud Light Platinum
Jarabe de maíz de alta fructosa (puede proceder de un OGM)	Bud Light Lime Michelob ULTRA Lime Cactus Bud Light Lime Straw-Ber-Rita Bud Light Lime Apple-Ahhh-Rita Bud Light Lime Lime-A-Rita Bud Light Lime Mang-O-Rita Bud Light Lime Raz-Ber-Rita O'Douls O'Douls Amber Busch sin alcohol
Ictiocola (extracto obtenido a partir de la vejiga natatoria de los peces)	Guinness Nelson Organic (algunas variedades) St. Peter's Organic Ale

(Continúa)

Aditivos	Cervezas y sidras *
Carragenina (musgo irlandés)	Sierra Nevada North Coast Brewing Co. Deschutes Fish Tail Organic Brooklyn Brewery Mill Street Original Organic Eel River Organic Fuller's Honey Dew Organic Bridgeport Brewing
Alginato de propilenglicol	Corona
Extracto de lúpulo	Bud Light Lime Bud Light Platinum Bud Ice Rolling Rock Select 55 (Budweiser) Busch Ice Busch Light Busch Signature Copper Lager Hurricane King Cobra Landshark Lager Michelob Golden Draft Michelob ULTRA Lime Cactus Natural Natty Daddy Bud Light Lime Straw-Ber-Rita Bud Light Lime Apple-Ahhh-Rita Bud Light Lime Lime-A-Rita Bud Light Lime Mang-O-Rita Bud Light Lime Raz-Ber-Rita
Saborizantes naturales y/o artificiales (continúa)	Shock Top Honey Bourbon Cask Wheat Shock Top Twisted Pretzel Wheat Bud Light Lime Michelob ULTRA Lime Cactus Bud Light Lime Straw-Ber-Rita Bud Light Lime Apple-Ahhh-Rita Bud Light Lime Lime-A-Rita

(Continúa)

Aditivos	Cervezas y sidras *
Saborizantes naturales y/o artificiales (continuación)	Bud Light Lime Mang-O-Rita Bud Light Lime Raz-Ber-Rita Sidra Johnny Appleseed Sidra Michelob ULTRA Light Sidra Stella Artois REDD's Apple Ale
Sulfitos	Sidra Johnny Appleseed Sidra Michelob ULTRA Light
Ácido málico (puede proceder de un OGM)	Michelob ULTRA Lime Cactus Bud Light Lime Straw-Ber-Rita Bud Light Lime Apple-Ahhh-Rita Bud Light Lime Raz-Ber-Rita Sidra Michelob ULTRA Light Sidra Stella Artois Sidra Johnny Appleseed
Sacarosa (azúcar) (puede proceder de un OGM)	Shock Top Twisted Pretzel Wheat Sidra Stella Artois Sidra Johnny Appleseed
Sucralosa (Splenda) (edulcorante artificial)	Bud Light Lime Straw-Ber-Rita Bud Light Lime Mang-O-Rita Bud Light Lime Raz-Ber-Rita
Citrato sódico (puede proceder de un OGM)	Sidra Stella Artois Bud Light Lime Straw-Ber-Rita Bud Light Lime Apple-Ahhh-Rita Bud Light Lime Lime-A-Rita Bud Light Lime Mang-O-Rita
Ácido ascórbico (vitamina C sintética) (puede proceder de un OGM)	Corona

* Solo algunas de las marcas citadas se comercializan en Europa.

¿Y QUÉ HAY DEL VINO?

Aunque a la cerveza se le agregan aditivos en abundancia, su contenido no es nada en comparación con los del vino. Siempre he pensado en el vino como un producto natural, puesto que se elabora a partir de uvas. Desgraciadamente, el planteamiento no es tan simple. Al indagar sobre el tema, investigué en la web de la US Goverment Printing Office (oficina gubernamental que proporciona copias impresas de los documentos emitidos por y para los organismos oficiales federales) en la que se enumeran los «materiales autorizados para el tratamiento de vinos y zumos». La lista consta de casi cincuenta ingredientes, muchos de los cuales son a mi juicio perjudiciales. A continuación se citan los más sospechosos:

- *Acetaldehído.* Empleado como estabilizador del color de vinos y zumos, el acetaldehído puede provocar dolores de cabeza intensos en personas propensas a jaquecas o migrañas.
- *Aluminosilicatos* (hidratados) como la bentonita y el caolín. Ambos son minerales naturales presentes en la corteza terrestre, que en ocasiones irritan los pulmones y los ojos.
- *Azúcar.* En un proceso llamado chaptalización se añade azúcar de caña al mosto para elevar el contenido de alcohol del vino una vez fermentado. Obviamente, la adición de azúcares resulta problemática, ya que afecta negativamente a los niveles de glucosa y grasas en sangre. Hay que tener en cuenta, por otro lado, que la adición de azúcar de caña al vino no es legal en algunos lugares, como California, Argentina, Australia, Francia o Sudáfrica, por lo que en ellos se recurre al uso de concentrado de uva rico en azúcares para lograr resultados similares.
- *Dióxido de azufre.* Este gas produce dolores de cabeza, migrañas, asma y eccema y otras alteraciones cutáneas.
- *Goma arábiga* (resina de acacia). Este aditivo se utiliza para aclarar y estabilizar el vino, y se ha asociado a ataques de asma, tanto leves como graves, y a erupciones cutáneas.
- *Levaduras* (genéticamente modificadas). Un ingente y creciente número de investigaciones ha confirmado que los OGM pueden ser tóxicos, alergénicos y de menor valor nutricional que sus análogos naturales.
- *Limadura o partículas de madera de roble,* no quemada ni tratada. Aumenta la concentración de taninos del vino, compuestos a los que muchas personas son altamente sensibles.
- *Metales pesados.* Entre ellos se cuentan vanadio, cobre y manganeso. Este último se acumula en el cerebro y se ha asociado a la enfermedad

de Parkinson. No debemos olvidar por otra parte que los metales pesados en conjunto son uno de los quince generadores de enfermedad.

- *Pesticidas,* con los que se fumigan los viñedos. Incluidos como otro de los quince generadores de enfermedad, los pesticidas se relacionan con múltiples enfermedades, entre ellas el cáncer. Cuál no sería mi sorpresa cuando me enteré de que muchos de los agricultores que se dedican al cultivo de uvas, ¡fumigan las vides con trajes y dispositivos respiratorios de protección contra materiales peligrosos!

- *Polivinilpolipirrolidona* (**PVPP**), compuesto químico utilizado para eliminar la turbiedad del vino. Reduce en él el contenido de quercetina, un antioxidante natural que ayuda a combatir las enfermedades.

- *Subproductos animales,* como el polvo de clara de huevo, ciertos lácteos, gelatina de carne e ictiocola (obtenida de la vejiga natatoria de los esturiones y otros peces). Estos aditivos hacen que los vinos sean inapropiados para veganos y vegetarianos.

- *Sulfitos.* Estos compuestos pueden ser peligrosos para personas que padecen asma, que a veces agravan la intensidad de los ataques asmáticos. Según el Center for Science in the Public Interest, organización no gubernamental estadounidense de defensa de los derechos del consumidor, este tipo de episodios ha causado entre diez y veinte muertes en los últimos tres años.

- *Tribromofenol.* Este compuesto químico está presente en las barricas de madera, los botelleros y las cajas en las que se transportan las uvas.

Es fundamentalmente un retardante del fuego, de efecto muy tóxico. Una pequeña cantidad vertida en un acuario hace que los peces mueran de inmediato.

CUIDADO CON LOS LICORES

Pasemos a continuación a hablar de los licores destilados, es decir, del vodka, el whisky, la ginebra, el tequila y demás. Si, como hemos visto, en la cerveza y el vino abundan los aditivos, en los licores destilados su presencia llega a niveles insospechados. En una página web oficial en la que se exponen los contenidos de estas bebidas (www.ttb.gov/ssd/limited_ingredients.shtml), he llegado a contar hasta sesenta aditivos, además de múltiples colorantes, no menos sospechosos.

Al evaluar los destilados, hay que tener también en cuenta la posible presencia de OGM. ¿Sabían que, por ejemplo, el whisky Jack Daniel's o el vodka Smirnoff se elaboran fundamentalmente con maíz?

La siguiente lista incluye alguno de los componentes más nocivos que pueden ingerir con su copa preferida.

- *Ácido benzoico/benzoato sódico.* Estos aditivos impiden el desarrollo de microorganismos en los alimentos ácidos. En personas sensibles a ellos provocan urticaria, asma y otras reacciones alérgicas. Un producto que contiene una cantidad especialmente alta de estos compuestos es el Margarita de la marca Skinnygirl, cóctel bajo en calorías comercializado para aquellas personas que desean continuar tomando licores cuando están a dieta.
- *BHA.* Este conservante ya se ha mencionado varias veces a lo largo del libro. Se trata de un compuesto potencialmente tóxico y cancerígeno.
- *BHT.* También este otro conservante ha sido objeto de reclamaciones frecuentes. Se acumula en el tejido graso y se ha demostrado que provoca cáncer en animales de laboratorio.
- *Aceite vegetal bromado (BVO).* Volvemos a encontrarnos con el BVO, un compuesto que mantienen los aceites en suspensión en los alimentos. Cuando se ingiere, este aditivo se almacena en la grasa corporal, así como en la del cerebro, el hígado y otros órganos.
- *Cafeína.* Como ya se ha indicado, la cafeína es adictiva. Incluso la FDA advierte del riesgo que supone añadirla a las bebidas alcohólicas, puesto que ello implica que se tienda a beber más y a generar un mayor nivel de intoxicación alcohólica del que en realidad se nota. Algunos vodkas tienen cafeína añadida y muchas bebidas combinadas, como el cubalibre, aportan una importante dosis de cafeína, contenida en este caso en la cola.
- *Propilenglicol.* Este líquido transparente e incoloro a menudo se utiliza como anticongelante, así como en los alimentos procesados en algunos países, aunque en Europa no está autorizado para este uso. Puede causar lesiones en diversos órganos y dañar el sistema nervioso central si la exposición al mismo es prolongada. Recientemente, el whisky de

canela de marca Fireball, fabricado en Canadá, fue retirado del mercado en algunos países europeos por no cumplir los requisitos legales en cuanto a contenido de esta sustancia.

- *Sorbitol.* En cantidades elevadas este alcohol de azúcar tiende a ser laxante y a veces provoca diarrea.
- *Sacarosa y otros azúcares refinados.* El exceso de estos edulcorantes favorece el aumento de los niveles de azúcar en sangre y afecta a las concentraciones sanguíneas de triglicéridos y colesterol LDL (colesterol «malo»), lo que incrementa el riesgo de enfermedades cardiacas. Es singular el caso del ron Malibú y el licor de café Kahlúa cuyos fabricantes, aunque no lo hacen otros países, en Estados Unidos añaden jarabe de maíz de alta fructosa, uno de los peores tipos de azúcar, incluido entre los quince generadores de enfermedad.

COLORANTES

¿Se han preguntado qué es lo que da su suave tonalidad marrón a la crema Bailey's o el intenso azul tropical al licor Curaçao? He aquí una breve lista de los colorantes que se añaden a las bebidas alcohólicas, con especificación de sus posibles efectos.

- *Extracto de bija.* Elaborado a partir de las semillas de un arbusto tropical, el extracto de bija produce urticaria en personas sensibles.
- *Carmín* (extracto de cochinilla, obtenido de las alas de las mariquitas).
- *Colorante color caramelo.* Entre los productos que contienen este nocivo aditivo cabe destacar el whisky Jack Daniel's Honey, con sabor a miel, el ron especiado de la marca Captain Morgan, la crema Bailey's y el licor de café Kahlúa.
- FD&C amarillo número 5.
- FD&C amarillo número 6. Estudios en animales han constatado que este colorante produce tumores en glándulas suprarrenales y riñón.
- FD&C azul número 1.
- FD&C azul número 2. Aunque hay estudios que han determinado que este colorante provoca tumores cerebrales en ratas macho, la FDA insiste en que es seguro.

- FD&C rojo número 3. Existen evidencias sólidas de que esta sustancia causa cáncer de tiroides en ratas. Se empleaba sobre todo para dar color a las guindas al marrasquino que se añaden al Manhattan y a otros cócteles. Las presiones de los fabricantes de estas guindas impidieron que su uso fuera prohibido en los años ochenta del pasado siglo. Aunque aún se emplea, ha sido reemplazado mayoritariamente por el colorante rojo número 40.
- FD&C rojo número 40.
- FD&C verde número 3. Un estudio de 1981 apuntó que este colorante originaba tumores de vejiga y testiculares en ratas macho, pero la FDA concluyó que no era carcinógeno tras efectuar sus propias pruebas. Por fortuna, no se utiliza más que ocasionalmente.

EL MÉTODO FOOD BABE

ELEGIR BIEN LAS CERVEZAS

Cuando se desea tomar una cerveza y continuar manteniendo un estilo de vida saludable, es importante elegir una libre de transgénicos y de aditivos. He aquí algunas sugerencias:

- *Cervezas de marcas conocidas sin aditivos*. Son pocas las principales marcas de cervezas en cuya fabricación no se utilicen aditivos químicos u OGM. Dos de ellas son Heineken y Amstel Light. En mi página web pueden consultarse otras en foodbabe.com/cleanbeer.
- *Cervezas alemanas*. Los alemanes son muy celosos de la pureza de sus cervezas. Siguen la *Reinheitsgebot* (ley de pureza en alemán) vigente desde hace siglos y que exige que la cerveza solo se elabore con sus ingredientes fundamentales, agua, lúpulo, levadura y malta de cebada o trigo. Sus partidarios no dudan en afirmar que su sabor es mejor y hay incluso quienes defienden que no produce resaca cundo se comete algún exceso.
- *Cervezas orgánicas certificadas*. Por imperativo legal, este tipo de cervezas no pueden contener OGM ni aditivos perjudiciales. Además, este tipo de bebidas se elaboran siguiendo prácticas respetuosas con el medio ambiente, reducen la cantidad de pesticidas y toxinas liberados

al aire y suponen un apoyo a la actividad de los agricultores dedicados a los cultivos orgánicos, lo que ciertamente constituye una notable ventaja adicional. Como ejemplo, las cervezas de la británica Samuel Smith's Brewery ofrecen algunas variedades orgánicas de delicioso sabor.

- *Cervezas artesanales.* Mi marido suele comprar cervezas de producción artesanal, que siempre ofrecen una detallada lista de los componentes que se emplean en su elaboración. Hay que tener cuidado, no obstante, porque las grandes compañías cerveceras están ejerciendo presión contra los pequeños fabricantes artesanales, para adquirir sus marcas. Eso es lo que hizo Anheuser-Busch con las marcas artesanales Rolling Rock y Goose Island Beer Company. Es pues recomendable asegurarse de que las cervezas que se eligen son fabricadas aún de manera independiente y con técnicas artesanales.

En definitiva, de lo que se trata a la hora de tomar una buena cerveza es de no excederse en el consumo y de elegir una marca fiable y de calidad.

OPTAR POR EL VINO ORGÁNICO

El vino orgánico se elabora con uvas de cultivo ecológico y, en Estados Unidos, es certificado según las directrices del Departamento de Agricultura. Para que le sea concedida esa certificación, es necesario que en los viñedos de los que se obtiene el vino no se hayan utilizado pesticidas sintéticos en los tres años anteriores a la cosecha.

La categoría de orgánico no requiere solamente que las uvas sean de cultivo ecológico, sino también que todo el proceso de elaboración siga pautas de certificación orgánicas. Ello implica que el ciclo completo —prensado de la uva, fermentación del mosto, embotellado y demás etapas— ha de seguir los requisitos legalmente establecidos.

En definitiva, recomiendo que se opte por el vino orgánico. Mis favoritos, el Cabernet Sauvignon de Frey Vineyards y los vinos biodinámicos orgánicos de Robert Sinskey Vineyards, en el valle de Napa, ambos de California.

También es importante que los vinos no contengan sulfitos —se debe buscar en el etiquetado la indicación «Sin sulfitos» o «No contiene sulfitos añadidos».

Deben evitarse decididamente los que contengan transgénicos. Una levadura genéticamente modificada, llamada ML01, ha sido aprobada para su uso en Estados Unidos, Canadá y Sudáfrica. Dado que las leyes norteamericanas y europeas no requieren que se incluya la lista de ingredientes en las etiquetas de los vinos, es probable que los transgénicos estén presentes a menudo en la composición de los vinos. Supuestamente empleada a pequeña escala, la levadura genomodificada queda fuera del control de los consumidores, por lo que las organizaciones encargadas de la defensa de sus intereses permanecen en la ignorancia. Otros países productores de vino, como Australia y Nueva Zelanda, sí exigen que los componentes se especifiquen en el etiquetado. Por lo que a mi respecta, creo que si un productor de vino, como, para los efectos, cualquier otra empresa de alimentación, no da a conocer esa información, es preferible evitar lo que comercializa. Los vinos orgánicos y biodinámicos certificados no pueden elaborarse con levadura genomanipulada. Según organicconsumers.org, los siguientes productores de vino estadounidenses que no utilizan levadura genéticamente modificada son los siguientes * (otras fuentes de internet en lengua española sobre el tema son www.acenologia.com/ciencia85.htm o bodegasdevinos.es/los-vinos-organicos-en-espana):

Atlas Peak Vineyards	Markham Winery
Beaulieu Vineyard	Merryvale
Buena Vista Carneros	Quintessa
Chappellet Winery	Robert Mondavi
Charles Krug Winery	Rothschild/Mondavi (Opus One)
Clos Du Val Wine Company	Rubicon Estate Winery
Clos Pegase Winery	Shafer Vineyards
Duckhorn Vineyards	Silver Oak
Far Niente	Spring Mountain Vineyard
Flora Springs	Sterling Vineyards
Grgich Hills Winery	Trefethen Vineyards
Groth Vineyards	Tres Sabores
Heitz Wine Cellars	V. Sattui Winery
Joseph Phelps Vineyards	William Hill Estate
Madonna Estate	

---

* La mayor parte de los vinos de las bodegas citadas no se comercializan en Europa, donde solo están disponibles en comercios especializados de alimentos de importación.

ES IMPORTANTE ELEGIR CUIDADOSAMENTE LOS LICORES DESTILADOS

Para las personas que prefieren tomar de vez en cuando un licor destilado, la mejor opción es el tequila. No me refiero a cócteles elaborados con él, como el margarita, que aporta gran cantidad de azúcares y calorías, sino al tequila puro, servido con hielo y una rodaja de limón. Es lo que suelo pedir cuando deseo tomar una bebida de este tipo y es una de las mejores opciones posibles (siempre y cuando no se repita y se acabe bailando sobre la barra del bar).

Asimismo, puede optarse por tomar destilados en cuya etiqueta se especifique que se han elaborado mediante procedimientos orgánicos.

Quienes gustan, por ejemplo, de tomar de vez en cuando una bebida con ginebra, tienen la posibilidad de optar por la ginebra orgánica. Ello supone que las bayas de enebro, el cilantro, la raíz de angélica y los restantes ingredientes que la componen se han obtenido según las directrices propias del cultivo ecológico. Hay algunas bebidas en las que se indica que están «elaboradas con» ingredientes orgánicos. Ello indica que al menos el 70% de los componentes del producto cuentan con la certificación de orgánico.

Conviene, por otro lado, evitar los licores dulces, por ejemplo, los que se toman a veces después de las comidas, ya que contiene todo tipo de saborizantes, nada saludables.

Es importante tener en cuenta que los teóricos beneficios que el consumo de bebidas alcohólicas puedan tener para la salud resultan de todos modos engañosos, ya que todas ellas son adictivas y potencialmente lesivas para el organismo. Hay numerosos estudios que indican que tomar una cerveza o un vaso de vino al día es bueno para la salud. Sin embargo, son muchos los que no se limitan a un solo vaso.

Creo que la decisión de beber alcohol es estrictamente personal. A mí me agrada tomar un vaso de vino, una copa de champán o un tequila de vez en cuando. Siempre que lo hago, procuro optar siempre por la mejor alternativa. Tomar o no tomar alcohol no depende de un criterio radical que una persona deba aplicar en nombre de otras, considerando siempre, no obstante, que los excesos en la bebida han arruinado la salud y la vida de muchas personas y de sus familias. Lo más importante en este contexto es estar debidamente informado sobre las bebidas alcohólicas, saber qué es lo que contienen, qué cantidad puede consumirse sin perjuicio para la salud y si es algo que realmente se desee incorporar al propio estilo de vida.

LISTA DE COMPROBACIÓN

Hoy:

✓ He cumplido con el ritual del agua de limón.
✓ He tomado una bebida verde.
✓ He dejado de beber líquidos con las comidas.
✓ He bebido —y me he lavado y duchado con— agua pura, limpia y filtrada.
✓ He tomado menos lácteos y he optado por los más saludables.
✓ He dejado de beber todo tipo de refrescos y bebidas carbonatadas.
✓ He prestado atención al consumo del alcohol.

CAPÍTULO 5

Semana 2: LOS HÁBITOS DE ALIMENTACIÓN DE LOS SEGUIDORES DEL MÉTODO FOOD BABE

¡ENHORABUENA! HA CONSEGUIDO LLEGAR a la segunda semana.

Antes de empezar a hablar de lo que hemos de alcanzar en ella, conviene reflexionar un poco sobre lo que hemos conseguido desarrollando estos siete primeros hábitos saludables. Prepárense un té de hierbas y plantéense las siguientes preguntas:

- ¿Me encuentro mejor y con más energía?
- ¿Ha mejorado el estado de mi piel?
- ¿Hay algunos trastornos —alergias, erupciones cutáneas, calambres abdominales, agotamiento u otros— que hayan remitido o desaparecido por completo?
- ¿Duermo mejor?
- ¿Me encuentro menos pesado?
- ¿Han mejorado los episodios de ansia por comer?
- ¿He notado algún otro efecto positivo?

En la semana 1 hemos abordado la erradicación de posibles generadores de problemas para el organismo. Nos hemos centrado en los líquidos, con objeto de contribuir a la eliminación de toxinas y a reforzar la función del sistema digestivo.

En la semana 2 avanzaremos en el aprendizaje de la forma de dotar al cuerpo de las necesidades nutricionales más idóneas: proteínas saludables, frutas y verduras crudos, grasas beneficiosas, cereales con alto contenido en fibra y algunos «superalimentos». También analizaremos el modo más adecuado de evitar los dos grandes elementos agresores para la salud desde el punto de vista de la alimentación: la comida rápida y los azúcares refinados.

Los alimentos, incluidas las bebidas sanas, son la mejor fuente de vitaminas, minerales, fitonutrientes y otros componentes saludables que nuestro organismo necesita. Descubrirán lo que se siente cuando se le proporciona al cuerpo alimentos libres de agentes nocivos y, créanme, se sentirán como nunca antes se han sentido.

DÍA 8:
Acabar con la abominable comida rápida

LO QUE CONOCEMOS COMO COMIDA RÁPIDA, la justamente denostada *fast food*, está constituida por alimentos producidos y procesados en masa y pensados para ser consumidos con rapidez. En ellos prácticamente nada es preparado en el momento ni es realmente fresco, por lo que suelen carecer de vitaminas y minerales y, en general, de valor nutricional, además de estar contenidos en envases que los exponen a contacto con los más diversos compuestos químicos perniciosos.

A lo largo de los años he visto muchas cosas que me han indignado, desde aperitivos con «cereales 100% integrales», atestados de compuestos químicos tóxicos, hasta alimentos para niños rebosantes de edulcorantes artificiales. A pesar de ello, todo lo relacionado con la comida rápida y las sustancias químicas inherentes a ella continúa irritándome profundamente. Tenemos que acabar con esa epidemia. Hemos de detener el crecimiento de los índices de la obesidad y de las enfermedades degenerativas innecesarias que están indisolublemente asociadas a la comida rápida. Es imprescindible que consigamos que los niños sigan comiendo con avidez toda esa basura. Hoy es el día en el que hemos de comprometernos de manera decidida a acabar con la maldita comida rápida.

No obstante, para quienes están acostumbrados a ella, dejar de tomarla no es en absoluto fácil. Más allá de sus peligrosos sistemas de procesados y envasado, los alimentos de comida rápida están específicamente formulados para resultar adictivos, según se ha constatado en numerosos estudios científicos. En un informe publicado en 2007 en la revista *Health Matrix*, titulado «El vínculo entre la comida rápida y la epidemia de obesidad», se afirmaba que «los azúcares, las grasas y el colesterol [presentes en los productos de comida rápida] tienen propiedades adictivas similares a las de la nicotina».

Y, realmente, no es necesario apelar a la ciencia para comprobarlo. En mi caso, lo sé por experiencia propia, una experiencia triste relacionada una vez más con los bocadillos de pollo de la cadena Chick-fil-A. Mucho antes de convertirme en Food Babe, era completamente adicta a ellos. Recuerdo la primera vez que probé ese pollo. Siendo aún niña, en la puerta de uno de sus establecimientos en un centro comercial ofrecían gratis trocitos de pollo frito recién hecho pinchados en un palillo. Eran gratis, así que mis padres me dejaron probarlo. Solo el olor resultaba embriagador, por no hablar del sabor. La adicción se prolongó desde mi infancia hasta mis años de universidad, cuando tomaba alguno de sus productos casi a diario. Desde entonces no he vuelto a hacerlo en más de una década, aunque aún recuerdo el olor y el sabor de un bocadillo de pollo de Chick-fil-A; están pensados para que nunca se olviden.

Mucho tiempo después, con motivo de una visita a la fábrica central de Chick-fil-A, pude observar que la empresa de comida rápida parecía mostrarse orgullosa de sí misma por ofrecer productos «sanos», uno de los cuales era su *oatmeal*, una preparación a base de copos de avena. Aun no siendo orgánico, el producto se publicitaba como carente de sabores artificiales y aditivos. En un momento dado, conseguí escabullirme para observar cómo preparaban esa elaboración los operarios de la fábrica y, verdaderamente, no podía creer lo que veían mis ojos.

Los copos de avena no se preparan en el momento en los establecimientos en los que se sirven, sino que son enviados a ellos desde la sede central, precocinados y envasados en bolsas de plástico. A veces se congelan hasta el momento de su consumo. Cuando se pide una taza de copos de avena en uno de los restaurantes de la cadena, el empleado cuece la bolsa, la abre y la sirve, en otro envase de plástico.

A lo largo de todo el proceso, es posible que ciertos componentes del plástico pasen al alimento, efecto característico de los productos de comida rápida, que puede tener catastróficas consecuencias para la salud a largo plazo. Es más que probable que, con este tipo de preparados, se estén ingiriendo compuestos químicos perjudiciales sin saberlo, al igual que tampoco sabemos cuál es el contenido del agua que se emplea para cocer los copos de avena.

Cuando se toma comida rápida, es más que probable quedar expuesto a compuestos como los ácidos perfluoroalquílicos (APFA), presentes en la composición de los envoltorios de las hamburguesas, además de en las bolsas de palomitas de maíz de microondas, el polvo, el agua del grifo, las alfombras resistentes a las manchas, los tejidos impermeables y diversos productos de limpieza.

Los APFA pasan con facilidad de los envoltorios a los alimentos que cubren. Un estudio de la Universidad de Toronto ha demostrado que de la comida que ingerimos pasan directamente a nuestra sangre.

Las concentraciones sanguíneas elevadas de APFA resultan potencialmente peligrosas para la salud. Según un informe del Agency for Toxic Substances and Disease Registry (dependiente del Departamento de salud y servicios humanos de Estados Unidos), algunos de estos compuestos, como el ácido perfluorooctanoico (APFO) y el perfluorooctanosulfonato (PFOS), se han asociado a alteraciones en las hormonas sexuales y en los niveles de colesterol.

Cada vez que se toma algún producto de comida rápida conviene pensar en todo ello. Este tipo de alimentos están elaborados y envasados de un modo que puede repercutir seriamente en nuestra salud. Es muy posible que cuando los consumimos estemos tomando plástico. Sí, han leído bien: ¡plástico!

EL PROBLEMA DEL GMS

Entre los aditivos de mayor poder adictivo que se incorporan a la comida rápida destaca el glutamato monosódico (GMS), uno de los quince generadores de enfermedad expuestos en la sección anterior, especialmente abundante en una de mis comidas favoritas, la pizza. En 2001 en el Congreso de Estados Unidos se votó una disposición que declaraba como «vegetal» la salsa que se añade a la pizza, en el marco del programa de alimentación en centros escolares. Sin embargo, tras esta cuestión hay mucha información oculta, que parece ignorarse o encubrirse, siendo uno de sus aspectos más relevantes el de los ingredientes.

Cuando comencé a indagar sobre los componentes de las pizzas de comida rápida, una cosa quedó clara enseguida: a las cadenas que las comercializan no les gustaban las preguntas que yo planteaba. Consultando en la red dí con un par de listados de ingredientes y me puse en contacto con las principales cadenas de fabricación de pizzas para saber más. No obstante, cuando los llamé y les pregunté por sus listas de ingredientes, se negaron abiertamente a darlas a conocer y, de hecho, los responsables de atención al cliente con los que hablé no los conocían ni ellos mismos. Por ejemplo, Papa John no incluye los componentes de sus productos en su página web, a pesar de que dos de sus principales competidores, Pizza Hut y Domino's Pizza sí lo hacen. Los representantes de otras tres cadenas, Little Caesars, California Pizza Kitchen (CPK) y Mellow Mushroom, se negaron en redondo a responder a mis preguntas. Un directivo de esta última me comunicó que su firma cumplía con las directrices marcadas por las autoridades, que simplemente exigían que se publicara una lista de posibles alérgenos, y nada más. Un representante de Little Caesars me dijo sobre los ingredientes que incorporaban a sus productos que podía limitarme «a no tomarlos». «No se preocupe», le respondí, «No lo haré».

¿Por qué motivo son tan difíciles de conocer esos ingredientes? ¿Por qué se niegan a revelarlos tantas cadenas de fabricación de pizzas? ¿De qué no quieren que nos enteremos? ¿Tal vez de las ingentes cantidades de GMS que utilizan?

Muchos de estos establecimientos no desean ver afectada su reputación incluyendo el GMS en sus listas de ingredientes, y pueden continuar así añadiendo secretamente este potente saborizante a nuestra comida sin que el consumidor medio se aperciba de ello. Aprovechan un resquicio en la normativa de la FDA para añadir subrepticiamente ácido glutámico libre procesado, que tiene el mismo efecto que el GMS, sin tener que advertir a nadie de ello. Otras formas en las que el ácido glutámico está presente en los alimentos son las siguientes:

- Extracto de levadura autolisada (GMS oculto)
- Proteínas texturizadas o hidrolizadas (GMS y OGM ocultos)
- Maíz hidrolizado (GMS y OGM ocultos)
- Almidones modificados (GMS y posibles OGM ocultos)
- Saborizantes naturales (posible GMS oculto)
- Inosinato disódico o guanilato disódico (Potenciadores del GMS)

Estas formas de GMS permiten a las cadenas de comida rápida presentar un «etiquetado limpio» que haga parecer que sus productos no contienen este aditivo, cuando en realidad contienen sus equivalentes en grandes cantidades.

Conviene recordar que el GMS engaña al cerebro, de manera que el alimento parece tener más sabor, lo que hace que se desee tomar más. Las papilas gustativas sienten que esos alimentos tienen más proteínas de las que en realidad hay. Es la situación ideal para los productores de comida rápida cuyo objetivo es ganar más dinero utilizando, por ejemplo, menos carne. Y es ese buen negocio, repetido una y mil veces, lo que llena sus bolsillos.

OTROS INFAUSTOS ADITIVOS

Este tipo de alimentos se caracterizan, básicamente, por su alto contenido calórico y su bajo valor nutritivo y por estar saturados de azúcares y grasas baratos de baja calidad y de un exceso de sal. Muchos lo saben pero lo que la mayor parte de la gente desconoce es que la comida rápida contiene, además, otros muchos aditivos, a cual más perjudicial.

Si se prepara una pizza saludable en casa, son necesarios una base de masa, salsa para pizza, verduras y queso, todos ellos orgánicos. Si, en cambio, se toma una pizza en un establecimiento de comida rápida es más que probable que contenga alguno de los siguientes componentes, si no todos: colorantes artificiales, colorantes parcialmente hidrogenados, celulosa (pulpa de madera), aceite de soja genomodificada, BHT/BHA (hidroxitolueno butilado/hidroxianisol butilado, utilizados en los líquidos de embalsamamiento y en el combustible de los aviones), nitrito sódico, harina enriquecida, colorante color caramelo, celulosa de almidón alimentario modificada (pulpa de madera enriquecida), aluminio, jarabe de maíz de alta fructosa, carragenina, propilenglicol citrato sódico, ácido cítrico, formato de aluminio y sodio, ácido láctico, ácido ascórbico, natamicina (inhibidor de mohos) y maltodextrina de maíz.

Por motivos de espacio no es posible comentar específicamente cada uno de estos aditivos, por lo que me limitaré a destacar algunos de los que presentan efectos más perniciosos. Se trata de sustancias que se emplean en la fabricación de piensos para mascotas, en la de aceleradores de la combustión para encender fuego o en la de sellantes para tuberías.

¿Sabían que el chile con carne de la cadena Wendy's contiene dióxido de silicio (un componente de la arena) o que en la composición de la tarta de manzana de McDonald's hay L-cisteína (derivada de las plumas de ave)? Otras franquicias, como Jack in the Box, utilizan celulosa (también presente en el serrín) en muchos de sus quesos, salsas y batidos, y la propia Wendy's emplea dimetilpolisiloxano (que forma parte de la composición de la masilla blanda de juguete) en la elaboración de sus patatas fritas cortadas «al natural». No son ciertamente sustancias que se puedan encontrar junto a las patatas y los espárragos en la sección de hortalizas y verduras de una tienda de alimentación. Si se examinan las listas de ingredientes de las compañías de comida rápida accesibles *on-line*, puede comprobarse que estos nombres químicos están consignados en ellas «negro sobre blanco».

Quisiera hacer referencia, una vez más, a uno de los aditivos más temibles, la azodicarbonamida (el ya citado compuesto químico presente en las colchonetas de yoga), que a menudo se utiliza en la fabricación de plásticos espumados, pero que se aplica asimismo como blanqueador de harinas o como acondicionador de masa en los productos de bollería industrial. Es un componente frecuente de los panes de hamburguesa y de los bocadillos de los productos de comida rápida (incluso en los de las variedades integrales). Se trata de una sustancia cuyo uso está prohibido en el Reino Unido y otros países europeos, así como en Australia. En otros lugares, como Singapur, su empleo está penado con hasta quince años de cárcel y multado con 450.000 dólares. En el Reino Unido la azodicarbonamida ha sido calificada como causante de asma si es inhalada, habiéndose formulado reiteradas advertencias sobre el riesgo de empeoramiento de los síntomas en personas con sensibilidad a los colorantes alimentarios o con otras alergias comunes a los alimentos. Otro estudio del ya mencionado Center for Science in the Public Interest constató que si la azodicarbonamida se calienta se convierte en carcinógeno.

Cuando se toma carne procesada junto a pan que contenga azodicarbonamida, se ingieren, además, nitratos, también potencialmente peligrosos. En el organismo se transforman en nitrosaminas, sustancias de las que se sabe que elevan de manera radical el riesgo de padecer diversas enfermedades.

El Fondo Mundial de Investigación del Cáncer recomienda que se evite el consumo de carnes procesadas (con altas concentraciones de nitratos), puesto que implica un riesgo «concluyente» de padecer cáncer de intestino. El Fondo basó sus conclusiones en una extensa revisión independiente, realizada en 2007 y cuyos resultados fueron corroborados en 2011. Otros estudios han constatado que basta con tomar solo cincuenta gramos diarios de carne procesada para aumentar la probabilidad de sufrir cáncer en un 50%, enfermedades cardiacas en un 48% y diabetes en un 19%.

A propósito de las carnes que se usan en las preparaciones de comida rápida, es posible que hayan oído hablar de la llamada «baba rosa», aditivo fabricado a partir de desechos cárnicos. Tras tratarla con amoniaco para matar las bacterias, esta mezcla se centrifuga y se añade a la carne picada para aumentar su masa y reducir su contenido graso. ¡Puagh!

Y, sin embargo, esta desagradable sustancia se considera un aditivo «seguro». Las compañías de alimentación no dudan en añadir este tipo de sustancias a sus productos y osan continuar llamándolos comida.

También he podido constatar que los consorcios alimentarios de productos de comida rápida en ocasiones emplean materias primas que han sido fumigadas con pesticidas. Un buen ejemplo de ello son las patatas de la variedad Russet Burbank, empleadas por McDonald's para elaborar sus croquetas de patata y sus patas fritas. El escritor y compañero en el activismo alimentario Michael Pollan ha notificado que los gigantes de la comida rápida insisten en utilizarla, a pesar de que es muy sensible al mildiu de la patata y resulta de cultivo difícil. Esta variedad tiende a verse afectada por el virus del enrollado de la hoja de la patata, una infección vírica vegetal que causa manchas y estrías en el tubérculo. Lógicamente, McDonald's no compra las patatas dañadas, por lo que la única solución para quienes las cultivan es fumigarlas con un pesticida llamado metamidofós. Este pesticida es tan tóxico que, según escribe Pollan, «los agricultores que cultivan estas patatas en Idaho no se aventuran a salir, ni tanto menos a ir a sus campos, hasta cinco días después de haber fumigado».

El metamidofós suele aplicarse sobre los cultivos de patatas desde el aire, con avionetas de fumigación, lo que implica que puede ser desviado por el viento posándose de forma inadvertida sobre poblaciones próximas. La exposición a este plaguicida a través del aire produce de inmediato tos, náuseas y vómitos. Una vez cosechadas, las patatas Russet Burbank son almacenadas durante seis semanas en gigantescos silos, del tamaño de un campo de fútbol, en condiciones de atmósfera controlada hasta que se evaporan los gases de los pesticidas y de otros compuestos químicos. ¿No resulta apetecible el proceso?

Está claro que ha llegado el momento de volver a los orígenes y comer solamente alimentos no contaminados y libres de agentes químicos.

¿POR QUÉ COMPRAMOS COMIDA RÁPIDA?

Para avanzar hacia la consecución de una dieta más sana, hemos de preguntarnos por qué motivo adquirimos y consumimos alimentos de comida rápida. Y, sin duda, uno de los principales de tales motivos es porque es barata. Desgraciadamente, la causa de que sea de bajo precio es que no se trata de auténtica comida. Si se come muy barato, la salud puede resentirse gravemente. Pero somos lo que comemos y, precisamente por ello, no debemos ser tan rápidos, simples y económicos.

A mi padre siempre le encantó la comida rápida por su bajo coste, y esa es la razón por la que nos llevaba a este tipo de establecimientos cuando éramos niños. Simplemente no pensaba en gastar mucho dinero en comer. Habiendo crecido en la India, tendía a creer que el único objetivo de los alimentos era mantenerse con vida y que nunca se debía desaprovechar la comida. Gastar poco en comer era, pues, la mejor manera de cumplir con estos principios.

Por desgracia, este razonamiento hizo que mi padre nunca le prestara demasiada atención al valor nutritivo de los buenos alimentos. Con el tiempo, desarrolló una diabetes de tipo 2. Poco antes de que yo empezara a escribir mi blog, se puso muy enfermo y tuvo que acudir urgentemente al hospital, donde los médicos y el personal de enfermería lo sometieron a todo tipo de estudios para saber qué era lo que iba mal. Él no se encontraba bien y había perdido la capacidad de concentración. Unos meses más tarde se sometió a una prueba de antígeno prostático específico (PSA). El resultado fue un PSA elevado, por lo que los médicos confirmaron que padecía cáncer de próstata. Sin duda eran malas noticias, más penosas si cabe por el hecho de que mi suegra había fallecido un año antes por un cáncer de ovario. Fue una época sobrecogedora para mí y mi familia. Adoro a mi padre y no sé lo que sería de mí sin él.

Por fortuna, la enfermedad fue detectada en una fase temprana. Papá acudió a un doctor de Charlotte que le aconsejó que mantuviera una «vigilancia activa», prestando atención a su estado, repitiendo las pruebas de PSA cada tres meses y acudiendo periódicamente a su consulta para proceder al seguimiento. También le indicaron que evitara tomar carnes rojas y lácteos, dos de los principales factores alimentarios que contribuyen al desarrollo de cáncer de próstata.

Temo que toda una vida tomando comida rápida haya quebrantado de modo irreversible su salud. Me enfurece el hecho de que nuestro sistema alimentario, que empuja a la gente a consumir alimentos baratos cargados de aditivos, sea tan tóxico. No deseo formar parte de ese sistema y creo que ustedes tampoco deberían hacerlo. Eliminen la comida rápida de su dieta para el resto de su vida, si la aprecian en lo que vale.

EL MÉTODO FOOD BABE

ERRADICAR LA COMIDA RÁPIDA

La forma más rápida y sencilla de librarse de la relación química con los alimentos es renunciar por completo a la comida rápida comercial. No solo les insto a que lo hagan lo antes posible, sino también a que aprendan al mismo tiempo a preparar su propia comida rápida en casa. No es difícil; quienes deseen mantenerse sanos, con buena figura y siempre jóvenes, deben hacerlo cuanto antes sin la menor duda.

La mejor manera de iniciar este nuevo hábito es estar preparado con antelación. Se puede dedicar un tiempo el domingo por la noche a elaborar alimentos que se vayan a consumir durante la semana. Es esencial utilizar ingredientes frescos y ecológicos, cocinarlos juntos y distribuirlos por comidas en envases de vidrio para conservarlos en el frigorífico o el congelador. Puede llevar algún tiempo, pero merece la pena cuando se desea tomar algo rápido tras una dura jornada de trabajo. Es algo que yo hago todas las semanas.

ELABORAR EN CASA LA COMIDAS RÁPIDA

Tengo guardadas algunas recetas personales de mejor sabor e infinitamente más saludables que cualquier preparación de comida rápida comercial que se pueda comprar: en el capítulo 8, dedicado a recetas, se pueden consultar la de los burritos *fast-food*, la de los rollos (*wraps*) de garbanzos al curry, la de la pizza horneada en casa y la de los *chips* de boniato fritos.

ESTAR SIEMPRE PREPARADO

No importa dónde vaya, siempre procuro llevar conmigo algo de comer por si siento hambre. Puede tratarse de frutos secos orgánicos, mantequilla de almendras o alguna pieza de fruta fresca que poder llevarme a la boca. Esa reserva de alimentos saludables evita que tenga que caer en la tentación de la comida rápida; siempre hay que estar preparado.

SALUD SIN PÉRDIDA DE TIEMPO

Otra posible estrategia es acudir a un *salad-bar* o algún establecimiento similar en el que se pueda tomar una ensalada con la mayor variedad de verduras posible, y tal vez algo de sushi. Si se le añade una de las mejores opciones en lo que a comida rápida se refiere, unas rodajas de aguacate, habremos conseguido la mejor y más sanas de las comidas rápidas que pueda tomarse sin necesidad de perder tiempo.

¡SE PUEDE HACER!

Todo el mundo puede utilizar este tipo de estrategias, sin que importe dónde vive. Hace poco años fue a la pequeña ciudad de Pickens, en el condado de Holmes, Mississippi, que es la que registra una tasa porcentual de obesidad más alta de Estados Unidos. Esta pequeña población se considera una suerte de desierto alimentario, una comunidad con acceso limitado a los supermercados y en la que predominan los alimentos de bajo coste y bajo valor nutritivo. Existe una sólida correlación entre los llamados desiertos alimentarios y la mala salud. Los adultos que viven en estas zonas tienden a sufrir obesidad, hipertensión, diabetes y trastornos cardiacos, como niveles altos de colesterol y triglicéridos y mayor riesgo de patologías cardiovasculares. En ellas los niños también están expuestos a alto riesgo de padecer sobrepeso. En ese lugar pude darme cuenta de que la tienda de alimentos local contaba con un amplio abastecimiento de alimentos procesados, pero que apenas vendía frutas, verduras, productos orgánicos o cereales naturales. Pensaba que habría numerosos establecimientos de comida rápida, pero, en realidad, tampoco había muchos. Entonces ¿cuál era la razón de que el condado de Holmes fuera en proporción el de mayor tasa de obesidad del país?

Aunque los factores sociales y económicos son en parte responsables de ello, el principal culpable es la falta de una educación nutricional adecuada. Las víctimas de la obesidad lo son también del lavado de cerebro al que son sometidas por las técnicas de *marketing* de las grandes compañías alimentarias. Quienes deciden ponerse a dieta se basan en la información sobre contenido calórico de los refrescos dietéticos, los alimentos preparados bajos en calorías y los productos bajos en grasa, y nada más. No prestan atención a los compuestos químicos que les hacen engordar, porque no son conscientes del daño que esas sustancias les causan. Y la Big Food, sobrenombre con el que en Estados Unidos se conoce al conjunto de la industria alimentaria, no desea ni por asomo que la gente tenga acceso a esa información.

De aquel viaje saqué la conclusión de que, incluso en los denominados desiertos alimentarios, existen alternativas saludables a la comida rápida y a los alimentos procesados. Hemos de aprender a saber optar por las alternativas más sanas, a ser concientes de lo que comemos, leyendo atentamente las etiquetas y las listas de ingredientes y a saber que la Big Food nos envía continuamente mensajes recalcando que determinados alimentos son saludables, cuando en realidad pueden no serlo. Lo esencial es pensar en lo que comemos y en lo que contiene verdaderamente nuestra comida.

LISTA DE COMPROBACIÓN

Hoy:

✓ He cumplido con el ritual del agua de limón.

✓ He tomado una bebida verde.

✓ He dejado de beber líquidos con las comidas.

✓ He bebido —y me he lavado y duchado con— agua pura, limpia y filtrada.

✓ He tomado menos lácteos y he optado por los más saludables.

✓ He dejado de beber todo tipo de refrescos y bebidas carbonatadas.

✓ He prestado atención al consumo del alcohol.

✓ He eliminado de mi dieta la comida rápida.

DÍA 9:
Desintoxicarse de los azúcares añadidos

UNA DE LAS FORMAS más engañosas a través de las cuales la industria alimentaria nos intoxica es la incorporación a todo tipo de alimentos de «azúcares añadidos», y con ello me refiero a cualquier tipo de azúcar o edulcorante que no esté presente de manera natural en un alimento. El azúcar añadido es uno de los principales responsables de nuestra actual crisis alimentaria, causante de obesidad, diabetes, cardiopatías, derrame cerebral e incluso cáncer.

De hecho, en Estados Unidos el consumo medio anual por persona de azúcar es de 70 kilos al año, probablemente debido a su alto poder adictivo, ocho veces más alto que el de la cocaína, según un artículo del doctor Serge H. Ahmed, publicado en 2013 en la revista *Neuroscience in the 21st Century*. Y ese poder se manifiesta tanto en los azúcares naturales como en los artificiales.

Los efectos de los azúcares añadidos sobre el organismo son realmente pavorosos. Hacen engordar, al añadir calorías vacías a la dieta, y elevan los niveles de azúcar en sangre, procesos ambos que dan lugar a la generación de un exceso de grasa. Asimismo, alteran drásticamente el control del apetito. Según afirma el doctor Mark Hyman en su obra *La solución del azúcar en la sangre. La dieta detox en 10 días,* las calorías procedentes del azúcar son diferentes a las demás: «Alteran todos los controles normales del apetito... haciendo que el metabolismo las convierta en un letal cinturón de grasa... Sin duda, los azúcares son toxinas».

Si se desea mantener un aspecto juvenil y saludable, no hay más opción que renunciar al consumo de azúcares. El exceso de ellas acelera la formación de arrugas en la piel. Mediante un proceso llamado glucación, las moléculas de azúcar se unen al colágeno y a la elastina, dos proteínas que conservan la tersura de la piel, generándose los llamados productos terminales de glucación avanzada (PFGA), que debilitan la estructura de sostén de la piel o favorecen el desarrollo de estrías y arrugas.

Los azúcares añadidos elevan de forma drástica las concentraciones de azúcar en sangre (glucemia), y tales elevaciones van seguidas de una reacción que produce la caída en picado de las mismas, lo que origina episodios de irritabilidad y depresión.

Asimismo, producen sensación de aturdimiento, al interferir en la comunicación entre las células cerebrales. En un informe de 2012 de la Clínica Mayo, una de las instituciones de investigación médica más prestigiosas de Estados Unidos, se indicaba que las personas que toman grandes cantidades de azúcar están expuestas a mayor riesgo de deterioro cognitivo con la edad. El exceso de azúcares añadidos facilita igualmente el desarrollo de cáncer, las disfunciones inmunitarias y las enfermedades cardiovasculares.

ALERTA FOOD BABE: HUESOS DE ANIMALES Y AZÚCARES

Es importante resaltar que la mayor parte de los azúcares añadidos a los productos alimentarios que se comercializan son procesados mediante filtros de huesos carbonizados. A menudo llamados carbón natural, los huesos carbonizados son huesos de ganado vacuno (a veces de perro) sometidos a combustión. Calentados a muy alta temperatura, reducidos a polvo y deshidratados, se utilizan para obtener filtros de carbón que luego se emplean en el blanqueado del azúcar de caña y en la eliminación de impurezas de la misma. Se trata, ciertamente, de un proceso inquietante, en especial para los veganos y vegetarianos, que no desean tomar alimentos contaminados por componentes animales bajo ningún concepto.

En la elaboración de otros tipos de azúcares también se utilizan filtros de huesos carbonizados. El azúcar moreno se obtiene añadiéndole al azúcar blanco melaza que, por supuesto, también es filtrada con filtros de carbón, y otro tanto sucede con el azúcar glas, refinado y mezclado con fécula de maíz.

Todos los grandes fabricantes de azúcar de Estados Unidos utilizan filtros de huesos carbonizados para refinar y blanquear su producto. Me puse en contacto con dos de los mayores, C&H y Domino Sugar, y ambos me respondieron por correo electrónico, confirmándome que, en efecto, los usaban. Estas dos compañías refinan la mayor parte del azúcar que puede encontrarse en las estanterías de las tiendas de alimentación estadounidenses.

Algunos azúcares no son procesados por este sistema. Tal es el caso del azúcar de remolacha, del jugo de caña de azúcar evaporado, de distintas variedades de azúcar moreno, como turbinado, demerara o moscovado, el azúcar de caña integral y otros tipos de azúcares orgánicos. No digo que se trate de sustancias beneficiosas para la salud; solo quiero aclarar que en su elaboración no se utilizan filtros de huesos carbonizados. En cualquier caso, una vez que se consigue eliminar de la propia dieta los azúcares añadidos, ya no es necesario preocuparse por esta cuestión.

Cuando un alimento tiene azúcares añadidos, no debe tomarse. Nadie tiene derecho a contaminar nuestros alimentos. Es esencial mantenerse alejado de los azúcares añadidos: establezcan este nuevo hábito a partir de hoy mismo.

LO IDEAL ES RENUNCIAR A LOS AZÚCARES AÑADIDOS

Pedir a alguien que elimine todo tipo de «azúcares» no tendría sentido y ese planteamiento acabaría por estar abocado al fracaso antes o después. La clave estriba en saber escoger los «azúcares buenos» para incorporarlos a la dieta. Ser trata de formas de azúcar que el cuerpo asimila con facilidad y que aportan vitaminas, minerales y otros nutrientes idóneos. Entre ellos se cuentan los azúcares naturales contenidos en frutas y verduras, el azúcar de palma de coco, la miel y el jarabe de arce.

Al mismo tiempo es necesario evitar los «azúcares malos», es decir, los procesados a partir de la caña de azúcar, el maíz o la remolacha. Los peores de todos son el azúcar de mesa y el jarabe de maíz de alta fructosa, puesto que en ellos el contenido mineral ha sido eliminado por medios químicos durante su elaboración y, en consecuencia, carecen de riqueza nutricional. Asimismo, aumentan la acidez del organismo, dado que los compuestos desmineralizados son formadores de ácidos: es sabido que, para evitar enfermedades, es siempre preferible tomar alimentos predominantemente alcalinos.

EL MÉTODO FOOD BABE

He aquí algunas recomendaciones que ayudan a desintoxicar el organismo de los efectos nocivos de los azúcares añadidos

ATENCIÓN A LOS AZÚCARES OCULTOS

No se deben adquirir, consumir ni tener en casa productos que contengan los ingredientes que a continuación se enumeran: néctar de agave, malta de cebada, azúcar de remolacha, azúcar moreno, jarabe o almíbar, caramelo, jarabe de algarroba, jarabe de maíz, sólidos de jarabe de maíz, dextrano, dextrosa, diastasa, malta diastásica, etilmaltol, fluctosa, glucosa, sólidos jarabe de maíz de alta fructosa, lactosa, jarabe de malta, maltodextrina, maltosa, malitol, manitol de azúcar moreno, jarabe refinado, sorbitol, jarabe de sorgo, sacarosa, azúcar turbinado y azúcar amarillo o dorado.

EVITAR LOS EDULCORANTES ARTIFICIALES

Los azúcares anteriormente citados no deben reemplazarse por edulcorantes artificiales como el aspartamo, la sacarina o la sucralosa, que también están vetados. Pueden ser igualmente nocivos, si no más. Se ha demostrado, por ejemplo, que algunos de ellos (como la sacarina) son potenciales carcinógenos. Además, estos edulcorantes se asocian a ganancia de peso, interfieren con las señales nerviosas de saciedad, haciendo que se desee ingerir más alimentos dulces, y también se relacionan con súbitos aumentos de insulina, que provocan retención de grasas.

ENTRENAMIENTO CONTINUO DEL PALADAR PARA DISFRUTAR DE LOS SABORES DULCES NATURALES

Antes de tomar un postre o un tentempié dulce, deben considerarse opciones naturales que satisfagan el deseo de consumir este tipo de alimentos. Con el tiempo puede llegar a desarrollarse de forma natural un cierto rechazo por los azúcares refinados. Estas son algunas de las cosas que yo suelo hacer a este respecto:

Cuando siento deseo de tomar chocolate: tomo una barrita de chocolate orgánico; estas barritas suele tener un contenido de un 90% de cacao natural orgánico y están endulzadas con aceite de palma de coco y menta.

Cuando tengo ganas de comer algo con sabor a frutas: tomo un par de piezas de fruta desecada sin dióxido de azufre; por ejemplo, albaricoques, ciruelas, cerezas, alquequenjes, dátiles, bayas de goji o higos, a veces combinadas con coco. El coco desecado tiene sabor dulce, pero contiene menos de un gramo de azúcar por porción. En ocasiones tomo té de arándanos o de hierbas aromatizadas con sabores. Otra posible opción es tener preparado un crujiente de manzana, elaborado con manzanas, canela, copos de avena y un chorrito de jarabe de arce, e irlo tomando en pequeñas porciones.

Cuando siento ganas de tomas galletas o «caprichos» similares: a veces preparo galletas con la mezcla azucarada Food Babe, una combinación de ciruelas pasas, plátano y dátiles, mezclados con aceite de coco (véase la receta en la sección de galletas, en la página 380). Esta mezcla es ideal para elaborar galletas, pasteles y magdalenas. De cuando en cuando también me gusta preparar leche de almendras caliente mezclada con dátiles y vainilla.

Cuando deseo tomar un helado o algo frío: tomo, por ejemplo, un helado de leche de coco casero (véase la receta en la página 382) o tomo una taza de uvas heladas.

Cuando deseo mezclar sabores salados y dulces: tomo unas palomitas con stevia (véase más adelante) o unos palitos de trigo integran mezclados con chocolate de cacao integral.

Cuando quiero comer algo rápido: tomo algún dulce de mis marcas favoritas *:

Chocolate Righteously Raw
Chocolate Gnosis
Chocolate Alter Eco
Coco-Roons
Nutiva O'Coconut
Frutas desecadas Made in Nature
Frutas desecadas Matt's Munchies (algunos sabores)
Helado Three Twins
Aperitivos Hail Merry

ELEGIR AZÚCARES Y EDULCORANTES «BUENOS»

Cuando hablo de edulcorantes «buenos» me refiero a los mínimamente procesados que, en cualquier caso han de tomarse en cantidades limitadas. Estos azúcares contienen diversos nutrientes, fácilmente absorbidos por el organismo y con numerosos efectos beneficiosos. A continuación se exponen cuatro edulcorantes que yo utilizo y recomiendo.

---

* Las marcas mencionadas no se comercializan en Europa, donde solo están disponibles en algunos comercios especializados de alimentos de importación.

Aceite de palma de coco

¿Qué es?: se trata de una sustancia derivada del néctar de las flores del cocotero y es la más natural de las formas de azúcar no procesada que puede encontrarse.

Nota: en algunas páginas de Internet hay quienes consideran que la producción de este tipo de azúcar es irresponsable desde el punto de vista medioambiental. Sin embargo, la acusación carece de fundamento. Abundantes y presentes en muchas partes del mundo, los cocoteros no se destruyen cuando se obtiene su savia. Además, el proceso de extracción no impide que el árbol continúe produciendo cocos. Por el contrario, el cultivo de remolacha azucarera, la principal fuente de azúcar en Estados Unidos y en otros muchos países, daña el ambiente, ya que buena parte de las remolachas son genomanipuladas y en su cultivo se emplea el herbicida glifosato, altamente tóxico. Las remolachas transgénicas son, de hecho, uno de los cultivos menos ecológicamente sostenibles del mundo.

Sabor: vagamente similar al del azúcar moreno y el jarabe de arce.

Beneficios para la salud: el azúcar de palma de coco tiene 10.000 veces más potasio, 20 veces más magnesio y 20 veces más hierro que el azúcar blanco. Asimismo, su índice glucémico es inferior al del azúcar tradicional, lo que implica que tiende a estabilizar la concentración de azúcar en sangre. los.

Calorías: 45 por cada 15 gramos.

Cómo cocinar y hornear con este azúcar: me encanta utilizar este azúcar para hornear. En las recetas sustituye al azúcar granulado convencional según una relación 1:1.

Miel

¿Qué es?: un fluido viscoso natural elaborado por las abejas a partir del néctar de las flores.

Sabor: varía según las flores de cada región.

Beneficios para la salud: la miel es el edulcorante menos refinado de todos. Se puede tomar directamente de los panales y no requiere elaboración alguna. Contiene antioxidantes de contrastada capacidad para destruir las enzimas causantes del cáncer de colon. También mejora el control de la glucosa en sangre. La miel producida a nivel local ha demostrado que ayuda a combatir las alergias estacionales a las plantas de cada área. Activa asimismo la serotonina, neurotransmisor cerebral que mejora el estado de ánimo y contribuye a conciliar un sueño reparador.

Calorías: 64 por cada 15 mililitros.

Cómo cocinar y hornear con ella: es importante utilizar miel local natural sin refinar. En las recetas sustituye al azúcar granulado convencional según una relación 1:1. Para obtener mejores resultados en el horneado, se reduce la cantidad de los demás ingredientes líquidos, en 50 mililitros por cada 250 mililitros de miel utilizados.

Jarabe de arce

¿Qué es? Se trata de una sustancia obtenida de la savia de los arces, que se somete a ebullición, obteniéndose el jarabe que se emplea como edulcorante.

Sabor: característico sabor a caramelo.

Beneficios para la salud: el jarabe de arce es rico en minerales, vitaminas antioxidantes y aminoácidos. Al estudiarlo, se ha demostrado que reduce el colesterol LDL («malo») y la elevación excesiva de las enzimas hepáticas.

Calorías: 52 por cada 15 mililitros.

Cómo cocinar y hornear con él: es preferible utilizar el jarabe de arce de grado B en vez del de grado A, ya que se produce en la fase tardía de la temporada y, en consecuencia, contiene más minerales y su sabor es más intenso. Se utilizan unos 180 mililitros por cada 250 gramos de azúcar, reduciendo en unos 50 mililitros los demás ingredientes líquidos de la receta para compensar.

Stevia

¿Qué es?: se trata de un edulcorante no calórico obtenido de una planta de hoja dulce propia de Sudamérica. No todas sus variedades se obtienen igual.

En 1991, la FDA de Estados Unidos rechazó la solicitud de aprobación de la stevia. Más tarde, en 2008 fue autorizado el uso del rebaudiósido, uno de los compuestos contenidos en la planta. La multinacional de alimentación y productos agrícolas Cargill Company ideó un sistema para la extracción de este compuesto mediante un proceso del que tenía la patente. Coca-Cola utiliza el rebaudiósido en su edulcorante Truvia. Este escenario parece cuanto menos sospechoso, ya que hasta que los gigantes de la industria alimentaria no se implicaron en el asunto, la aplicación alimentaria de la stevia no fue autorizada.

El edulcorante Truvia experimenta hasta cuarenta transformaciones para procesar el extracto a partir de la hoja. En ellas se emplean compuestos como acetona, metanol, etanol, acetonitrilo e isopropanol, algunos de los cuales son conocidos carcinógenos.

La Truvia contiene también un agente edulcorante llamado eritritol. Sin embargo, los grandes fabricantes no emplean eritritol natural, sino que su obtención se inicia con maíz transgénico y se desarrolla a través de un complejo proceso de fermentación mediante el cual se obtiene eritritol químicamente puro, que tiene efectos secundarios nocivos, tales como trastornos digestivos. Por ejemplo, ejerce una potentes acción laxante, que puede causar diarreas. En 2008, la Public Health and Medical Fraud Research Cooperative, organización sin ánimo de lucro dedicada a la investigación sobre los fraudes en salud pública, efectuó un extenso estudio en el que se constató que el eritritol puede consumir las reservas corporales de calcio y potasio, lo que causa potenciales lesiones renales con el tiempo.

Una de las preparaciones comerciales a base de stevia se llama Stevia In The Raw (stevia en crudo). El nombre sugiere que el producto contiene componentes puros y naturales; sin embargo, si se examinan con detenimiento los datos nutricionales del etiquetado, se observa que el primer componente que aparece en ellos es la glucosa. Así pues, no se trata *solo* de stevia. Otra de las preparaciones a base de stevia, Pure Via, comercializada por PepsiCo, tampoco es exactamente pura: en ella también aparece la dextrosa en la lista de ingredientes. La dextrosa (una de las formas de la glucosa) es un edulcorante probablemente obtenido a partir de maíz genomanipulado y que, como el eritritol es sometido a un largo y complejo proceso de transformación.

A la vista de todas estas controversias sobre las elaboraciones comerciales a base de stevia, yo recomiendo los siguiente:

1. Es preferible comprar una planta de stevia para plantarla en el jardín o la terraza o bien hojas desecadas de stevia pura (pueden adquirirse por Internet). Las hojas son dulces de manera natural. Basta con molerlas o machacarlas en un mortero para obtener stevia en polvo sin reurrir a preparados comerciales. También puede añadirse alguna hoja al té, con hielo o caliente, o a cualquier otra bebida que requiera un ligero endulzamiento.

2. Si se adquiere una preparación comercial de stevia o un producto endulzado con la planta, hay que estar atento a que en la lista de componentes se consigne el término «hojas de stevia enteras» y no otros como «rebaudiósido» o «extracto de stevia». En última instancia este extracto puede aceptarse si es puro al 100%.

En la sección de recetas hay una en la que se indica el método para prepara extracto de stevia natural en casa (véanse instrucciones en la página 382).

Sabor: muy dulce.

Calorías: No calórica.

Beneficios para la salud: el extracto de stevia es 200 veces más dulce que el azúcar convencional, pero no eleva la concentración sanguínea de insulina.

Cómo cocinar y hornear con ella: 200 gramos de azúcar equivalen a 5 mililitros de stevia líquida o a 2 o 3 miligramos de stevia en polvo. No obstante, muchas veces es necesario añadir a las recetas algún ingrediente que aporte masa, ya que la stevia no permite por sí sola realizar ciertas técnicas de cocina, como ablandar la masa de las tartas, caramelizar, dorar y ayudar a la fermentación cuando se hornean panes y bollos. Para aportar esa masas resultan útiles los purés de fruta, particularmente el de manzana. En estos casos pueden utilizarse unos 5 mililitros de stevia líquida más 80 gramos de puré de manzana u otra fruta, lo que equivale a unos 200 gramos de azúcar

> **ALERTA FOOD BABE:**
> **EL NÉCTAR DE AGAVE NO ES RECOMENDABLE**
>
> El néctar de agave no es un buen edulcorante, en especial si se utiliza para endulzar alimentos crudos. La verdad sobre esta sustancia se ha ido revelando poco a poco y ahora se sabe que, en realidad, es uno de los edulcorantes menos saludables.
>
> Al contrario de lo que han venido afirmando las empresas alimentarias, este producto no se elabora a partir de la savia de la planta del agave, sino del almidón de sus raíces. Este almidón, llamado inulina, está compuesto por cadenas de fructosa y como consecuencia de ello, contiene entre un 70 y un 90% de este azúcar, más incluso que la contenida en el jarabe de maíz de alta fructosa.

Aunque el néctar de agave no genera la misma elevación del azúcar en sangre que los azúcares convencionales de mesa, su alto contenido en fructosa repercute directamente en el hígado, ya que este transforma la fructosa en triglicéridos, que aumentan el riesgo de padecer enfermedades cardiacas. El exceso de fructosa también interfiere con la capacidad de aprovechamiento celular de la insulina. Ello supone una elevación del riesgo no solo de diabetes, sino también de desarrollar un trastorno muy grave llamado hepatopatía grasa no alcohólica. Esta enfermedad se produce cuando la grasa se acumula alrededor del hígado, uno de los efectos de la ingestión de cantidades importantes de fructosa.

El néctar de agave es asimismo un edulcorante sometido a un alto grado de procesado y producido de un modo muy similar al de la transformación de la fécula de maíz en JMAF. La mayor parte del agave disponible comercialmente se convierte en jarabe rico en fructosa, utilizando enzimas genéticamente modificadas y un proceso químico intensivo, en el que intervienen sustancias como el carbón activado, resinas, ácidos sulfúrico y/o fluorhídrico o dicalita.

¿Les parece saludable?

El néctar de agave es un producto no natural y altamente refinado. Puede causar aumento de peso y afectar al hígado en particular y a la salud en general. No se debe hacer caso a las campañas de **marketing**. Es preferible no utilizarlo.

Lo conseguí con el método Food Babe

Me encanta ver tus vídeos y leer todo lo que cuentas; gracias a ti he cambiado radicalmente los alimentos que tomo y la forma en que lo hago. Hoy he recibido una nota del profesor de mi hijo en el que me comunica que su rendimiento ha mejorado mucho, y creo que se debe a que se concentra más desde que hemos eliminado los colorantes y azúcares de nuestra alimentación. Muchas gracias y, por favor, continúa con el trabajo que estas haciendo. Sigue así. Tu trabajo es verdaderamente importante.

Anne

Si se desarrolla y se regulariza el hábito de evitar los azúcares añadidos, será menor la probabilidad de caer en la tentación cuando se ofrecen postres cargados de azúcares refinados. De este modo se tomará una menor cantidad de azúcar a lago plazo, ya que el organismo estará habituado a una nutrición auténtica a base de productos que no han sido alterados químicamente. En definitiva, se desarrollará cierto rechazo inconsciente a los azúcares refinados, llegando a preferir de manera instintiva los nutrientes más saludables. Se trata de un hábito fantástico, que puede mantenerse durante toda la vida.

LISTA DE COMPROBACIÓN

Hoy:

✓ He cumplido con el ritual del agua de limón.
✓ He tomado una bebida verde.
✓ He dejado de beber líquidos con las comidas.
✓ He bebido —y me he lavado y duchado con— agua pura, limpia y filtrada.
✓ He tomado menos lácteos y he optado por los más saludables.
✓ He dejado de beber todo tipo de refrescos y bebidas carbonatadas.
✓ He prestado atención al consumo del alcohol.
✓ He eliminado de mi dieta la comida rápida.
✓ He renunciado a tomar azúcares refinados.

DÍA 10:
Consumo responsable de carne

CUANDO ESTABA CRECIENDO comía carne prácticamente a diario. Me burlaba de la alimentación vegetariana de mi madre. Más tarde, cuando conocí el trato espantoso e inhumano que se les daba a los animales en las explotaciones ganaderas cambié por completo de opinión y me hice vegana. No comía productos animales de ninguna clase y dependía por completo de verduras, frutas y cereales.

En esa etapa de mi vida me encontraba muy bien y tenía buen aspecto. Sin embargo, intuitivamente, sabía que con ese tipo de alimentación era más vulnerable a las carencias de ciertos nutrientes, tales como vitamina B_{12}, ácidos grasos omega-3, hierro, cinc, calcio y vitamina D, todos ellos esenciales para mantener niveles idóneos de energía y de estado de ánimo, entre otras cosas. Así pues, fui reincorporando gradualmente la carne a mi dieta. En la actualidad tomo distintos tipos de carne, aunque he reducido drásticamente su consumo. Suelo comer unos 350 gramos de carne por semana, en ocasiones cada dos semanas, lo que equivale a entre 10 y 15 kilos al año, promedio que queda lejos de los 120 kilos al año propios del estadounidense medio.

Asimismo, conozco el origen de la carne que tomo, y me aseguro de que cumpla los siguientes criterios: los animales de los que procede han de ser criados en condiciones idóneas, a escala local y sin hormonas del crecimiento ni antibióticos, y su carne ha de aportar todos los nutrientes esenciales, apropiados para el mantenimiento de un excelente estado de salud.

Hoy día me defino a mí misma como una cuasivegetariana. Aún me considero una incondicional del estilo de vida vegano/vegetariano, pero no una intransigente puritana que se dedica a denostar el consumo de carne (a no ser que sea de mala calidad o provenga de animales criados de manera irresponsable). Sé que si como carne de escasa calidad volveré a exponer a mi organismo a efectos nocivos. Comer ese tipo de alimentos supone un mayor riesgo de desarrollo de enfermedades cardiacas, cáncer y diabetes, y aumenta la exposición a las dioxinas, cancerígenos presentes en los pesticidas utilizados en los cultivos de cereales que posteriormente sirven de alimento a los animales. Yo siempre estoy a favor de comer más alimentos vegetales que de otro tipo. Con una dieta basada en este planteamiento se pueden obtener todas las proteínas necesarias. Consumir poca carne y hacerlo de modo responsable es bueno para la salud, para el planeta y para la talla de la ropa que se viste.

Este saludable hábito puede desarrollarse siguiendo los pasos que a continuación se enumeran.

EL MÉTODO FOOD BABE

Limitar el consumo de carne y conseguir que este se ajuste a pautas razonables es más fácil de lo que en principio parece. Veamos el modo de hacerlo.

COMER CARNE COMO SI DE UN CONDIMENTO SE TRATARA

Mi anhelo es llegar a centenaria siendo capaz de escalar una montaña. ¿No es también el de cualquiera? Uno de los secretos que permiten prolongar la vida sintiéndose bien es comer más alimentos de origen vegetal y menos carne. Al planificar las comidas, es importante que los productos vegetales sean el elemento principal del plato y que la carne quede relegada a un papel secundario, sin ser la protagonista.

En numerosas investigaciones se ha demostrado que es conveniente seguir una dieta orientada principalmente hacia el consumo de vegetales, si deseamos vivir más tiempo y protegernos de una amplia diversidad de cánceres y otras enfermedades. Cuando el hábito de comer poca carne resulta nuevo y no se ajusta bien a las propias costumbres en lo que a comida se refiere, puede comenzarse por reducir el consumo de carne una o dos veces por semana, para ir aumentando gradualmente el número de comidas sin carne en semanas sucesivas. Otra posibilidad es convertirse en «vegetariano de días laborables», dejando los platos de carne para los fines de semana.

BOICOT A LA CARNE DE EXPLOTACIONES DE PRODUCCIÓN MASIVA

Me considero amante de los animales y, por tanto, cuando veo las condiciones en las que se crían en las granjas de producción intensiva me siento realmente enfurecida. Los animales criados en este tipo de explotaciones se encuentran en unas condiciones deplorables. Viven hacinados, enfermos, expuestos a sufrir lesiones o a morir durante el transporte y al riesgo de no ser correctamente aturdidos antes de ser sacrificados para el consumo humano. La mayoría de los pollos de granja son criados en naves en las que a veces se hacinan hasta cien mil animales. A los cerdos no se les anestesia cuando les cortan la cola. A las vacas se les administran hormonas que hacen que sus ubres aumenten tanto de tamaño que en ocasiones apenas pueden mantenerse en pie por sí mismas. Muchos animales nunca ven el sol ni sienten bajo sus patas nada que no sea hormigón. Muchos quedan lisiados o debilitados. Otros sencillamente no están en condiciones de acceder al alimento o al agua y mueren.

Estos métodos inhumanos afectan a nuestra cadena alimentaria y tienen consecuencias desastrosas sobre ella. Tal nivel de crueldad genera un alto grado de estrés en los animales, lo que les hace enfermar. Y, evidentemente, si las personas consumen carne de animales enfermos, la probabilidad de que ellas a su vez enfermen es elevada.

En aconsejable renunciar a la carne procedente de este tipo de granjas. Sí, es probable que la carne de animales tratados de otro modo sea más costosa. Pero más que por su valor económico, ha de evaluarse por su valor nutricional y por el menor riesgo que supone para la salud. La carne de explotaciones a gran escala tal vez sea más barata, pero ciertamente su valor no es comparable al de la carne orgánica desde el punto de vista nutricional.

COMER MENOS CARNE Y MENOS LÁCTEOS PUEDE CAMBIAR EL MUNDO

Reducir el consumo de este tipo de alimentos tiene numerosas consecuencias a nivel mundial.

Alimentar a más personas. Nuestro planeta alberga a más de 7.000 millones de personas, muchas de las cuales no disponen de comida suficiente para subsistir. Los demógrafos prevén que dentro de cincuenta años tendremos que alimentar a otros 3.000 millones de bocas. Y, sin embargo, es posible nutrir a 2.000 personas con la misma cantidad de cereal que se emplea para alimentar a solo 100 vacas.

Reducir drásticamente la contaminación. La industria de producción de carne y de lácteos genera un 18% más de contaminantes causantes del cambio climático que todas las formas de transporte en su conjunto.

Ahorrar agua. La producción de 1 kilo de patatas requiere 50 litros de agua, en tanto que producir 1 kilo de carne necesita nada menos que 1.800 litros de agua.

Mejorar la salud. Esta más que demostrado que el consumo excesivo de carne produce enfermedades cardiacas, cáncer y diabetes y que la probabilidad de que tales alteraciones tengan lugar es mucho mayor que la relacionada con otros tipos de alimentos, hecho avalado por el aclamado estudio conocido como estudio de China, en el que se analizó la relación entre la dieta y las enfermedades crónicas. Además, al disminuir la ingesta de carne, desciende también de manera radical la exposición a las dioxinas, sustancias cancerígenas presentes en los pesticidas que se emplean en los cultivos de las plantas destinadas a la alimentación animal.

CONSUMO LOCAL

Siempre que como carne conozco el origen del que procede. Suelo comprar carne orgánica y local. Uno de los mejores modos de adquirir tanto la carne como los demás alimentos es comprarlos directamente en las granjas y las explotaciones locales, donde puedes conocer personalmente al productor y hablar con él sobre la forma en la que cría los animales. Para comprar carne orgánica, es posible ponerse en contacto con esos productores a través de Internet o inscribirse en un programa de agricultura sostenida por la comunidad (ASC), modelo productivo en el que se fomenta el contacto directo entre el agricultor o el ganadero y el consumidor.

Cuando se come en un restaurante es aconsejable informarse del origen de la carne que sirven. Cabe la posibilidad de que se trate de un producto procesado, en absoluto recomendable. Lo mismo vale para el pescado. Conviene que no sea de piscifactoría. Cuando viajo fuera de Estados Unidos, en general confío más en que los productos no procedan de explotaciones industrializadas y, por consiguiente, en que sean frescos y sin contaminantes. En cualquier caso, siempre me aseguro de que la carnes que me sirven no hayan sido tratadas con antibióticos ni hormonas del crecimiento.

Comprar los alimentos de origen animal directamente al productor se está convirtiendo en una práctica cada vez más común. Me gusta saber que los animales han tenido una vida «libre», que no han permanecido encerrados y que no han sido saturados de antibióticos en una gran explotación industrializada. Lo ideal es que la carne que se toma proceda de vacas sanas, alimentadas con pasto y que hayan vivido en el campo toda su vida.

ALIMENTACIÓN CON PASTO FRENTE A ALIMENTACIÓN CON PIENSO

Desde los años cuarenta del pasado siglo, la mayor parte del ganado vacuno criado en Estados Unidos ha sido alimentado con pienso, con objeto de que desarrollara una mayor masa muscular y más rápido, para ser sacrificado lo antes posible en la cadena de producción masiva. El proceso se ha visto sistemáticamente complementado por la administración a los animales de hormonas y antibióticos, con las consiguientes repercusiones ambientales y sanitarias.

La cría del ganado alimentado con pasto requiere un tiempo que en las grandes explotaciones intensivas se considera excesivo. Sin embargo, una res alimentada con hierba está más sana y, en consecuencia, también lo está su carne. Estudios científicos indican que la carne de animales alimentados con pasto tiene un menor contenido de grasas causantes de la coagulación de la sangre en las arterias y una concentración más alta de ácidos grasos omega-3. Asimismo, aporta mayor cantidad de vitaminas A y E, y del beneficioso ácido linoleico conjugado.

LA IMPORTANCIA DE LEER LAS ETIQUETAS EN LAS TIENDAS DE ALIMENTACIÓN

En Estados Unidos la mejor forma de asegurarse de que las carnes, los lácteos y los huevos no procede de animales criados en explotaciones intensivas de tipo industrial es identificar en la etiqueta la leyenda «USDA organic». Sin embargo, el hecho de que un producto sea certificado como orgánico no garantiza al 100% que no contenga componentes no orgánicos, ni que proceda de animales a los que se da un trato humanitario.

Es necesario leer con atención y recordar lo que las diferentes etiquetas significan. Los siguientes cuadros pueden servir de orientación *.

---

* Los recuadros indicados hacen referencia a la legislación y los usos estadounidenses sobre el tema. En el ámbito internacional la Comisión Del Codex Alimentarius (organismo intergubernamental que dicta normas para todos los alimentos) de la FAO y la Organización Mundial de la Salud (OMS) (http:// http://www.fao.org/organicag/oa-faq/oa-faq3/es/), ha establecido una serie de directrices referidas a producción, elaboración, etiquetado y comercialización de alimentos producidos con métodos ecológicos, aplicables a nivel internacional.

ETIQUETAS CON LUZ VERDE

Estas informaciones en el etiquetado son definidas por un conjunto establecido de pautas de cuidados de los animales públicamente disponible. El cumplimiento de dichas pautas es verificado por un organismo de control independiente. Estas indicaciones son las que se deben buscar cuando se compran carnes y lácteos.

Etiqueta	Presente en	Pautas
Certificado de alimentación con hierba americano	Lácteos y carnes de vacuno, cordero y cabrito	Programa que certifica que la carne y los lácteos proceden de animales que no han comido más que la leche materna y hierba durante toda su vida. No permite usar hormonas ni antibióticos.
Certificado de trato humanitario americano	Lácteos, huevos y carnes de pollo, pavo, vacuno (vaca y ternera) bisonte, cordero, cabrito y cerdo	Esta etiqueta indica que los animales han sido criados en condiciones humanitarias.
Certificado de bienestar animal	Lácteos, huevos y carnes de pollo, ganso, pato, pavo, vacuno bisonte, cordero, cabrito, cerdo y conejo	Programa que controla y certifica las explotaciones familiares en las que se crían animales en condiciones humanitarias.
Certificado de trato humanitario	Lácteos, huevos y carnes de pollo, pavo, vacuno (vaca y ternera), cordero, cabrito y cerdo	Programa de certificación y etiquetado que establece pautas rigurosas para la alimentación, estabulación y sacrificio en condiciones humanitarias de los animales.
Certificado orgánico	Lácteos, huevos y carnes de pollo, ganso, pato, pavo, vacuno bisonte, cordero, cabrito y cerdo	A los animales se les permite permanecer al aire libre y a las vacas, ovejas y cabras se les permite en acceso a pastos. El uso de hormonas y antibióticos está prohibido, aunque sí están autorizadas las mutilaciones quirúrgicas (como la castración) indoloras.
Asociación Animal Mundial	Carne de pollo, pavo, vacuno y cerdo	Programa de clasificación del bienestar animal con cinco grados, referido al cuidado y la cría de los animales.

ETIQUETAS CON LUZ AMARILLA

Esta información es solo parcialmente fiable. El cumplimiento de la definición del USDA no es verificado sobre el terreno por estamentos gubernamentales ni independientes.

Etiqueta	Presente en	Pautas
Sin jaulas	Huevos	Las aves no son criadas en jaulas.
Cría al aire libre	Todos los productos (incluidos huevos)	A los animales se les permite permanecer en el exterior.
Alimentación con hierba	Lácteos y carnes de vacuno, bisonte, cordero y cabrito	Animales que a lo largo de su vida reciben un 80% o más de su energía primaria de hierba, pasto o forraje.
Cría/manipulación con trato humanitario	Todos los productos	Esta indicación implica que los animales de granja reciben un trato superior al habitual en las explotaciones intensivas.
Cría natural	Carnes de pollo, ganso, pato, pavo, vacuno bisonte, cordero, cabrito y cerdo	Esta pauta garantiza que no se utilizan hormonas del crecimiento o antibióticos ni subproductos animales en la alimentación.
Sin hormonas añadidas, sin administración de hormonas	Lácteos y carnes de vacuno, bisonte y cordero	Esta etiqueta indica que a los animales no se les trata con hormonas a lo largo de su vida.
Sin administración de antibióticos/cría sin antibióticos	Todos los productos	Incorporada a los lácteos o las carnes, esta indicación señala que a las vacas y pollo no se les administran antibióticos.
Cría/desarrollo con pasto	Todos los productos	Los animales son criados al aire libre con acceso a pastos.
Cría/cultivo sostenible	Todos los productos	Las técnicas de producción de alimentos no dañan el medio ambiente y preservan los terrenos agrícolas, aunque no está garantizado que los productos sostenibles sean también orgánicos.

ETIQUETAS CON LUZ ROJA

Estas indicaciones aportan muy poca información sobre el bienestar de los animales.

Etiqueta	Presente en	Pautas
Halal	Carnes de pollo, pavo, ganso, pato, vacuno, cordero y cabrito	Los productos están preparados según la ley islámica y bajo supervisión de una autoridad islámica. Los productos de carne halal pueden proceder de animales sacrificados sin aturdimiento previo, lo que es considerado una práctica no humanitaria por los defensores del bienestar de los animales.
Kosher	Carnes de pollo, pavo, ganso, pato, vacuno, cordero y cabrito	Se elaboran bajo supervisión rabínica. Los productos kosher pueden proceder de animales sacrificados sin aturdimiento previo, lo que es considerado una práctica no humanitaria por los defensores del bienestar de los animales.
Natural	Carnes de pollo, pavo, ganso, pato, vacuno, bisonte, cordero, cabrito y cerdo	Una directiva del USDA considera que el término *natural* puede aplicarse a productos que no contengan ingredientes artificiales o colorantes añadidos y que estén mínimamente procesados. Este calificativo no guarda relación con las condiciones de cría de los animales.
Certificado de Productores de Huevos Unidos (UEP)	Huevos	Cumple los patrones mínimos voluntarios de la industria; según la Humane Society de Estados Unidos, permite «las prácticas crueles y no humanitarias propias de las explotaciones avícolas intensivas».
Proceso verificado por el USDA	Todos los productos	Esta etiqueta indica que el USDA ha verificado que una compañía sigue sus patrones de cría de animales.
Alimentación vegetariana	Todos los productos	Ningún subproducto animal forma parte de la alimentación de los animales. La etiqueta no guarda relación con las condiciones de su cría. Es posible que estos hayan sido alimentados con OGM, tales como maíz, soja o semillas de algodón.

Adaptado y condensado de: The Animal Welfare Institute, www.awionline.org.

ES IMPORTANTE SER SELECTIVO CON EL PESCADO

Es notorio que comer pescado es un hábito saludable. La carne de pescado no contiene prácticamente grasas saturadas, y es rica en proteínas, ácidos grasos omega 3, selenio y vitaminas D y B_2. Tomar pescado de vez en cuando ayuda a prevenir las enfermedades cardiacas, el derrame cerebral y el cáncer, atenúa la hipertensión y potencia las funciones cognitivas.

Y, sin embargo, resulta paradójico comprobar que, cuando decidimos optar por el pescado para conseguir una dieta más sana, comprobamos que el pescado y el marisco de piscifactoría se asocian a importantes problemas de salud. El salmón es un buen ejemplo de ello. Los salmones de piscifactoría no suelen ser alimentados con la dieta natural de estos peces, constituida por krill, gambas y otros peces más pequeños peces, por lo que el contenido en ácidos grasos omega 3 de su carne es n muy inferior al del de los salmones salvajes. Estos ácidos son esenciales para la protección frente a las cardiopatías, la artritis y la depresión.

Los salmones de piscifactoría se alimentan en general con una mezcla de harina de pescado y aceite de pescado combinada con subproductos de maíz y soja, debido a su bajo coste. Esta práctica tiene importantes efectos secundarios. Hace que el color del salmón tienda a ser grisáceo, perdiendo su característico color rosa anaranjado. Por ello, quienes se encargan de su cría añaden suplementos al alimento para hacer que los pescados tengan el mismo color que sus congéneres salvajes. Asimismo, las variedades de piscifactoría son menos nutritivas y presentan altas concentraciones de toxinas. Con frecuencia los salmones son engordados artificialmente, lo que hace que se acumulen con rapidez en sus tejidos bifenilos policlorados (BPC), muy tóxicos.

¿Creen que otro pez de piscifactoría, la tilapia, puede ser una opción mejor? Pues no es así. Recientes estudios han llegado a la conclusión de que comer tilapia puede dar lugar a una activación del estado de inflamación, lo que a su vez deriva en enfermedades cardiacas, artritis, asma y muchos otros trastornos graves. De hecho, los investigadores han observado que el potencial inflamatorio de la tilapia ¡es superior al inducido por las hamburguesas o el beicon!

Y ¿qué hay del marisco? Las gambas tienen el dudoso honor de ser los seres de hábitat marino más contaminados, según la organización Food &

Water Watch. El 90% de las gambas que se consumen en Estados Unidos son importadas. Estos crustáceos criados en piscifactorías están contaminados por antibióticos y en muestras de ellos se han hallado residuos de diversos compuestos químicos, como los utilizados para limpiar plumas, o inmundicias como pelos de ratón y rata o fragmentos de insectos. En esas muestras de gambas importadas se encontraron incluso bacterias, como *E. coli*.

¡Quién pensaría que también los productos del mar podrían generar tanto revuelo!

CUIDADO CON LOS SUPLEMENTOS DE PROTEÍNAS

Si se opta por reducir el consumo de carnes y lácteos, es posible que se recurra al uso de suplementos de proteínas en polvo para compensar. Sin embargo, hay algo que se debe saber de este tipo de suplementos. La industria alimentaria está cometiendo un verdadero crimen al comercializar preparados de proteínas en polvo atestados de proteínas desnaturalizadas, conservantes y aditivos químicos de todo tipo. Es fácil caer en la tentación de tomar uno de estos productos que presume de propiedades que nadie comprueba ni regula. Tal es la razón por la que resulta esencial investigar tales suplementos antes de optar por su utilización.

Hace años solía comprar un delicioso suplemento de proteína de suero de leche con sabor a vainilla de GNC que añadía a los batidos. Era una incondicional de esa marca. Cuando dejaron de comercializarla me sentí defraudada. Intenté por todos los medios conseguir otros botes. Finalmente, supe cuál era la causa de que la hubieran retirado. El departamento de sanidad había hallado restos de excrementos de rata en unas muestras que analizó tomadas en la planta de fabricación. De manera que había estado tomando excrementos de rata durante años.

No es necesario decir que ya no volví a considerar este tipo de sustancias desde el mismo punto de vista. Ahora investigo a fondo cualquier suplemento de esta naturaleza antes de consumirlo.

La clave para encontrar una proteína en polvo de alta calidad consiste en plantearse las preguntas adecuadas: ¿Son orgánicas y sin pesticidas? ¿No contienen transgénicos? ¿Cómo se procesan? ¿Permite su procesado que mantengan su calidad nutricional, sus vitaminas y sus minerales? ¿Contienen azúcares artificiales o refinados? ¿Contienen metales pesados?

La respuesta a esta última pregunta es sí. Una reveladora investigación llevada a cabo por la revista *Consumer Reports* en julio de 2010 puso de manifiesto que varias marcas de uso frecuente de proteínas en polvo, como Myoplex, Muscle Milk, Designer Whey y GNC, contienen todas ellas arsénico, cadmio y plomo. ¡No está mal!

Continúa gustándome tomar proteínas en polvo, por lo que de vez en cuando recurro a la proteína de cáñamo en polvo Nutiva y a la de suero de leche orgánica de marca Tera'sWhey. Un análisis más completo de estas sustancias puede consultarse en foodbabe.com.

OJO CON LOS SUCEDÁNEOS DE CARNE

¿Son aficionados a los sucedáneos de carne o a los huevos elaborados en una placa de cultivo de laboratorio? Hay mucha gente que no es consciente de que buena parte de los sustitutos vegetales de la carne, sobre todo los de más reciente aparición en el mercado, contienen numerosos compuestos químicos y, probablemente, transgénicos.

Uno de los principales componentes de los sucedáneos de carne y de pollo es el aislado de proteína de soja. Se trata de un preparado que se obtiene sumergiendo semillas de soja en hexano, compuesto presente en las emisiones de gases contaminantes que forman el *smog*. Se trata de un conocido carcinógeno y neurotóxico, que se ha correlacionado con el desarrollo de tumores cerebrales, a pesar de lo cual es Estados Unidos no es regulado por la FDA.

Algunos productores de sucedáneos de carne y de huevos afirman que no utilizan hexano en el procesado de sus productos. No obstante, los sustitutivos de la marca Beyond Meat contienen aislado de proteína proporcionado por la empresa Solae, filial del gigante de la industria química Du Pont, cuya planta de Illinois emitió a la atmósfera 700 toneladas de hexano en 2011, según la Environmental Protection Agency (EPA) estadounidense.

Asimismo, los sucedáneos de carne pueden contener maltodextrina, saborizantes naturales, gluten, aceite de colza, jugo de caña de azúcar evaporado, fosfato dipotásico, dióxido de titanio (para aportar color) y cloruro de potasio, entre otros compuestos químicos.

Se preguntarán quién en su sano juicio puede aventurarse a comer este tipo de productos. Y, sin embargo, lo cierto es que son muchas las personas que toman sucedáneos de carne pensando que están eligiendo una opción sana, sin saber en realidad lo que están ingiriendo. Me preocupa que en los laboratorios de las compañías alimentarias se continúen elaborando este tipo de productos y que, con el correr del tiempo, se termine descubriendo que provocan cáncer u otras enfermedades.

Muchas personas se hacen veganos o vegetarianos por motivos de salud y, sin embargo, no creo que los sucedáneos de carne contribuyan en nada al desarrollo de un estilo de vida saludable. Mantener sano el propio cuerpo implica aplicar pautas nutricionales lo más próximas a lo natural que sea posible, y este tipo de sucedáneos no son precisamente naturales. No me parece nada atractiva la idea de comer productos elaborados íntegramente en una fábrica y diseñados para saber como otra cosa. Siempre es preferible optar por lo natural: la salud lo nota enseguida.

ATENCIÓN A LAS HAMBURGUESAS VEGETARIANAS

¿Pueden tomarse hamburguesas vegetarianas altamente procesadas como parte de una dieta saludable? Yo no las recomiendo. Mucho me temo que las hamburguesas vegetarianas congeladas que se pueden adquirir en las tiendas de alimentación contienen ingredientes nada fiables. He aquí el fundamento de ese razonamiento:

Neurotoxinas y carcinógenos. La mayor parte de las hamburguesas vegetales de distribución comercial contienen alguna forma de soja y, como ya se ha comentado, la soja no orgánica se obtiene procesándola con hexano. En la industria alimentaria se emplea el método de extracción del hexano por su bajo coste; sin embargo, se trata de un proceso altamente nocivo para el medio ambiente y para la salud.

Aceites baratos. Si en la lista de componentes se mencionan aceites como los de colza, soja, maíz, girasol o cártamo, debe asumirse que todos ellos son extraídos también con hexano. Pero lo que complica aún más la cuestión (por si la presencia de un subproducto neurotóxico no fuera suficiente) es el hecho de que el uso generalizado de estos aceites de bajo coste está dando lugar a una sobreabundancia de ácidos grasos omega 6 en nuestra dieta. El desequilibrio en este tipo de ácidos aumenta el riesgo de inflamación, enfermedad cardiaca, obesidad y cánceres de próstata y hueso.

Proteína vegetal texturizada (PVT). Diversas marcas de hamburguesas vegetarianas congeladas se preparan utilizando productos de soja y proteína vegetal texturizada. La PVT es uno de esos alimentos que procuro evitar a toda costa. Nadie podrá convencerme nunca de que tome algo procesado de esa manera. La PVT se extrae de la soja calentándola a temperatura muy elevada y se pulveriza antes de ser «reformada», en tiras, fragmentos o gránulos, que son los que se añaden a los alimentos. En el curso de este proceso también se añaden saborizantes artificiales y naturales, GMS y colorantes, emulsionantes, espesantes, y conservantes, como la nitrosamina, un carcinógeno que nadie debería consumir.

GMS. En los sucedáneos de carne vegetarianos hay numerosas fuentes ocultas de glutamato monosódico (GMS). El aditivo incrementa la respuesta a la insulina y este efecto «engaña» al cuerpo, haciéndole creer que puede ingerir más alimento del que en realidad necesita. Ese es precisamente el método que los investigadores aplican para inducir obesidad en ratas de laboratorio, alimentándolas con pienso adulterado con GMS. El hecho de saber que en un alimento hay una sustancia que puede hacer que se coma más de lo requerido es motivo más que suficiente para evitarlo, cueste lo que cueste. Pero, además, el GMS tiene efectos potencialmente devastadores para el organismo humano, pudiendo dar lugar a migrañas, reacciones tóxicas y trastornos autoinmunes en personas sensibilizadas.

Organismos genéticamente modificados (OGM). Si una hamburguesa vegetariana contiene cualquier compuesto derivado de la soja o el maíz, es prácticamente seguro que procede de semillas genéticamente manipuladas, salvo que se especifique de manera expresa que se trata de un producto 100% orgánico. Los alimentos genomodificados se han asociado a toxicidad, reacciones alérgicas y problemas de fertilidad, y sus efectos sobre la salud a largo plazo no se conocen aún.

Una hamburguesa vegetariana de la que se puede disfrutar. Hay dos marcas de este tipo de alimento cuya calidad y cuyo sabor puedo garantizar: se trata de las de las marcas Hilary's Eat Well y Sunshine Burgers (comercializadas solamente en Estados Unidos). Ninguna de las dos contienen los funestos compuestos anteriormente citados y están verdaderamente deliciosas.

La carne puede cumplir su papel en la dieta, siempre que se conozcan las diferentes opciones y que se elijan las más saludables: las que son mejores para nosotros y para la Tierra.

LISTA DE LA COMPRA FOOD BABE: CARNES Y PROTEÍNAS

Carne de vacuno orgánica de animales alimentados con hierba
Carne de pollo orgánica
Carne de pavo orgánica
Beicon orgánico
Salmón salvaje
Pescado no criado en piscifactoría y del área local
Hamburguesas vegetales de marca Hilary's Eat Well
Hamburguesas de marca Sunshine Burgers
Proteína de cáñamo en polvo Nutiva

LISTA DE COMPROBACIÓN

Hoy:

✓ He cumplido con el ritual del agua de limón.
✓ He tomado una bebida verde.
✓ He dejado de beber líquidos con las comidas.
✓ He bebido —y me he lavado y duchado con— agua pura, limpia y filtrada.
✓ He tomado menos lácteos y he optado por los más saludables.
✓ He dejado de beber todo tipo de refrescos y bebidas carbonatadas.
✓ He prestado atención al consumo del alcohol.
✓ He eliminado de mi dieta la comida rápida.
✓ He renunciado a tomar azúcares refinados.
✓ He comido menos carne y lo he hecho de manera responsable.

DÍA 11:
Más de la mitad de los alimentos crudos

ME ENCANTA TOMAR ALIMENTOS CRUDOS. Me refiero obviamente a los alimentos crudos orgánicos y naturales, es decir a frutas, verduras y hortalizas, frutos secos y semillas, que se toman sin someterlos a cocción ni a otro tipo de elaboración y que se obtienen mediante métodos de cultivo ecológicos. La principal virtud de este tipo de alimentos es que la industria alimentaria no los ha adulterado con compuestos químicos, aditivos, conservantes o BPA y otros materiales perjudiciales utilizados en los envases. Conviene puntualizar, además, que al cocinar algunos alimentos se tiende a mermar su contenido en vitaminas y a destruir enzimas que ayudan a la digestión y a proteger el cuerpo de la inflamación.

Cuando los alimentos están crudos, se consigue la mejor forma de nutrición posible; es lo más cerca que se está de comer los productos que proporciona la Madre Naturaleza sin cultivarlos uno mismo. Hace varios años, antes de que fuera consciente de los beneficios de este tipo de comida, los alimentos crudos constituían aproximadamente el 5% de mi dieta. En la actualidad llegan a formar hasta el 60% de todo lo que como.

Una vez realizado el cambio, dejé de ser prisionera de la ansiedad por los dulces, que hacía que me sintiera casi continuamente hambrienta, deseando siempre más y más. Sentía en cambio necesidad de tomar cada vez más verduras. No podía prescindir del brécol, las espinacas, la col rizada, las zanahorias y las ensaladas. Deseaba tomar zumos verdes siempre que podía. Soñaba con manzanas. Todo mi cuerpo sonreía. Y ahora sé que los alimentos crudos han sido otro de los factores que me han ayudado a mantener un peso estable, sin necesidad de someterme a rígidas dietas.

Tomar productos crudos aporta numerosas ventajas, más allá del control del peso. Una de ellas es la mejora de la salud cardiovascular. Un estudio publicado en 2005 en el *Journal of Nutrition* afirmaba que una dieta con alto contenido en frutas y verduras reduce el colesterol malo, técnicamente conocido como colesterol LDL (que es el causante de la formación de coágulos arteriales).

La incorporación de almendras crudas a la dieta es un recurso excepcional para mejorar la salud del corazón. En 1992, en el *Journal of the Ame-*

rican College of Nutrition se publicó un informe que indicaba que 100 gramos de almendras crudas al día (unas ochenta almendras) pueden reducir en nivel de colesterol total en apenas cuatro semanas. Ello se debe a que las grasas de las almendras son en gran medida monoinsaturadas de modo que, al reemplazar estas a las saturadas, el colesterol desciende de inmediato.

Este dato me hizo reflexionar sobre si es realmente necesario tomar tantos fármacos reductores de los niveles de colesterol, con sus perniciosos efectos secundarios, como la afectación hepática. Ciertamente, es mejor tomar almendras que pastillas.

Los alimentos crudos tienen importantes propiedades anticancerosas. Algunas frutas y verduras actúan como escudos protectores frente a varios tipos específicos cáncer, según corrobora una ingente cantidad de investigaciones publicadas al respecto. He aquí un breve resumen:

Tipo de cáncer	Alimentos crudos que lo previenen
Cáncer de tiroides	Verduras crudas, caqui, mandarina
Cáncer de vejiga	Verduras crucíferas crudas (brécol, coles de Bruselas, repollo, coliflor, col rizada, mostaza de hoja, rábanos)
Cáncer de ovario	Endivia cruda
Cáncer de mama	Verduras y hortalizas crudas, en especial zanahorias
Cáncer de recto	Frutas crudas

El vínculo entre los alimentos crudos y el buen estado de salud es demasiado sólido como para ignorarlo. Comiencen hoy mismo a tomar más productos crudos. No es difícil. Basta con familiarizarse con los diferentes métodos de prepararlos, por ejemplo, en zumos o batidos de verduras de hoja verde (que espero que ya estén tomando). No tiene por qué tratarse de un cambio radical y es fácil sistematizarlo, dejando que las cosas fluyan a su ritmo.

EL MODELO FOOD BABE

COMENZAR A TOMAR ALIMENTOS CRUDOS GRADUALMENTE

Podemos empezar hoy mismo, incorporando uno o dos nuevos alimentos crudos a la dieta. Ello puede hacerse, por ejemplo, añadiendo una pieza de fruta al zumo verde del desayuno o poniendo hojas de lechuga, rodajas de tomate, cebolla o pepino, o brotes germinados a los sándwiches y bocadillos. De ahí puede pasarse a tomar una o dos ensaladas diarias; por ejemplo, con la comida y con la cena.

Se puede experimentar añadiendo a las ensaladas diferentes tipos de hojas, como las de diente de león. Mi hermano solía bromear conmigo cada vez que me veía tomar una ensalada que no contenía la clásica lechuga iceberg. Él las llamaba «ensaladas de hierbajos». Y, sin embargo, estas ensaladas de hierbajos son verdaderos tesoros nutricionales. Yo siempre suelo incluir en ellas una o dos ramitas de hojas de diente de león. El diente de león, o achicoria amarga, tiene una sorprendente capacidad para desintoxicar el hígado. Yo siempre busco maneras de incorporar esta superverdura a mi dieta. Es rico en hierro y calcio, tiene más proteínas que la espinaca y está lleno a rebosar de antioxidantes (que hacen que nos sintamos más sanos y presentemos un aspecto rejuvenecido). Y, por cierto, hay que decir que ahora mi hermano también toma ensaladas de hierbajos, tras haber comprobado por sí mismo sus efectos beneficiosos.

COMBINAR ALIMENTOS CRUDOS Y COCINADOS

Tomar una dieta que contenga más de la mitad de alimento en crudo es muy fácil. Se trata de un hábito extraordinariamente saludable que proporciona una ingente dosis de nutrientes orgánicos pero que, sin embargo, permite también disfrutar de productos cocinados al mismo tiempo. Por ejemplo, si se cena una pizza, puede acompañarse de una ensalada. He aquí una pauta para combinar alimentos crudos y cocinados a lo largo del día:

Desayuno: ½ taza de copos de avena, combinado con bayas y nueces crudas.

Comida: una buena ensalada combinada con lentejas cocidas.

Tentempié: fruta, palitos de verdura o un batido o zumo verde.

Cena: una pequeña ensalada con vegetales de hoja con algún aderezo, una porción de pollo orgánico y una porción de boniato y brécol cocinados al vapor.

BROTES DE BUENA SALUD

Me encantan los germinados: son uno de los superalimentos que suelo recomendar e intento tomarlos tan a menudo como puedo. Cada vez que los pruebo noto que me invade una sacudida de energía. He llegado incluso a cultivar un pequeño jardín de ellos, por lo que siempre dispongo de alguno. Los germinados contienen grandes cantidades de enzimas vivas, muy superiores a las de las frutas y verduras cocinadas. Son asimismo extraordinariamente ricos en vitaminas y aumentan la alcalinidad del organismo (recordemos que el medio alcalino protege de enfermedades como el cáncer).

Aunque muchas personas solo conocen los brotes de alfalfa o los de soja (los que se utilizan para prepara chop suey y otros platos de comida china), hoy día es fácil encontrar en las tiendas de alimentación una amplia variedad de germinados, de brécol, de trébol, de rábano, de lentejas o de girasol, entre muchos otros. Es posible lanzarse a la aventura y probar tantos como se pueda.

APERITIVOS CRUDOS

Cuando trabajaba en la oficina, dedicaba un rato el domingo a preparar cinco pequeñas tarteras con distintos tipos de verduras crudas troceadas para llevarlas al trabajo. Cada día tomaba el contenido de una de ellas antes de comer. Así me aportaba los nutrientes necesarios y evitaba los ataques de hambre que a media tarde hacían que mis compañeros tuvieran que recurrir a la máquina expendedora para tomar algún *snack* azucarado.

Al tomar algo entre horas, puede hacerse lo mismo: tomar un tentempié a base de verduras y hortalizas orgánicas crudas. Para ello es útil tener preparados en la nevera recipientes con trozos de zanahoria, apio, brécol coliflor o pimiento. Si se prefiere algo más dulce, se puede optar por una pieza de fruta y algunas bayas crudas. Y no olvidemos los zumos.

Un zumo de frutas o verduras es el mejor tentempié por el que se puede optar, ya que aplaca la sensación de hambre, pero no quita el apetito de cara a la siguiente comida.

Si se van incorporando cada vez nuevos alimentos crudos a la dieta, pronto se llega al 60% (o más) fijado como objetivo, descubriéndose en poco tiempo los radiantes efectos que ello reporta a la salud.

LISTA DE COMPROBACIÓN

Hoy:

✓ He cumplido con el ritual del agua de limón.

✓ He tomado una bebida verde.

✓ He dejado de beber líquidos con las comidas.

✓ He bebido —y me he lavado y duchado con— agua pura, limpia y filtrada.

✓ He tomado menos lácteos y he optado por los más saludables.

✓ He dejado de beber todo tipo de refrescos y bebidas carbonatadas.

✓ He prestado atención al consumo del alcohol.

✓ He eliminado de mi dieta la comida rápida.

✓ He renunciado a tomar azúcares refinados.

✓ He comido menos carne y lo he hecho de manera responsable.

✓ He aumentado la cantidad de vegetales crudos en mi dieta diaria.

DÍA 12:
Mejor pan y mejores hidratos

¿RECUERDAN LOS TIEMPOS EN LOS QUE LAS DIETAS BAJAS EN HIDRATOS DE CARBONO estaban a la orden del día? ¿Cuando alguien que comía a hurtadillas una rebanada de pan podía ser sentenciado a cumplir condena en una fábrica de pasta?

¡Declaro el fin de esos días! En el plan de alimentación modelo Food Babe se incluyen pan, pastas y otros productos a base de cereales, que pueden consumirse sin problema siempre que su origen sea el idóneo.

El hábito que ahora tratamos se centra, sin embargo, en evitar los hidratos de carbono «blancos» ricos en fécula, es decir, el arroz blanco, la harina blanca y sus derivados y las pastas no integrales. Se trata de alimentos con un elevado índice glucémico o, lo que es lo mismo, que elevan con rapidez los niveles de azúcar en sangre. Como respuesta a esa elevación, el cuerpo produce cantidades ingentes de insulina, la hormona que conduce la glucosa a las células para que sea transformada en energía en ella, o hace que el exceso de glucosa se acumule en forma de grasa, en particular en el abdomen, lo que, ciertamente, no resulta útil si se desea perder peso o mantenerse sano. ¡Los hidratos de carbono «blancos» son el demonio en forma de alimento!

ATENCIÓN A LOS ADITIVOS DE LOS HIDRATOS BLANCOS

El pan, la pasta y otros productos obtenidos de las harinas blancas son procesados a partir del trigo y, por consiguiente, no son fáciles de digerir. El trigo puede hacer que las enzimas pancreáticas trabajen en exceso, dando lugar a inflamación crónica y alterando el equilibrio de las bacterias intestinales «buenas» en el sistema digestivo. Es también adictivo, ya que induce deseo de más cantidad y, en consecuencia, de comer más.

En Estados Unidos, al igual que el otros países, los cultivos de trigo están sometidos a un alto grado de manipulación genética, con objeto de hacer que sean más provechosos para la industrial alimentaria, pero menos saludables para nosotros. Los productos derivados del trigo contienen también el temido gluten, una proteína propia de este y otros cereales. Para las personas que son sensibles a él, tomar alimentos que lo contengan da lugar en general a inflamación y daño del revestimiento del intestino delgado, lo que impide que los nutrientes sean absorbidos de forma adecuada.

Aunque no sea sensible al gluten, los derivados del trigo suponen un sustancial problema, ya que, por características propias de nuestra cultura, tendemos a ingerir cantidades muy superiores a las necesarias. Tomemos como ejemplo la típica dieta norteamericana: un bollo o magdalena de harina blanca con el desayuno, un sándwich de pan blanco a la hora de comer, y otros panecillos o un plato de pasta para cenar, por no mencionar las galletas dulces o saladas y demás *snacks* que se toman entre horas. Se trata de una cantidad a todas luces excesiva de hidratos blancos para un solo día.

El segundo gran problema de este tipo de hidratos de carbono es que los contenidos en los productos que se venden en las tiendas de alimentación y en los que se sirven en la mayoría de los restaurantes están atestados de ingredientes no alimentarios. Detengámonos brevemente a analizarlos:

Acondicionadores de masa. No me cansaré de destacar lo nocivas que resultan estas sustancias, así que, allá vamos de nuevo. Aunque innecesarios en la elaboración de bollos y tartas por procedimientos tradicionales o domésticos, estos aditivos se añaden a las recetas comerciales para que su procesado sea más rápido y barato. Los más peligrosos son la azodicarbonamida (que también se usa en la fabricación de colchonetas de yoga y suelas de zapato), el bromato de potasio, los DATEM (ésteres diacetiltartáricos de mono y diglicéridos), los monoglicéricos y diglicéridos y el estearoíl lactilato de sodio. Todos ellos se han asociado a problemas de salud y se obtienen a partir de grasas como los aceites de soja o maíz, que lo más probable es que hayan sido modificado genéticamente.

Conservantes. Se supone que los productos horneados han de consumirse a los pocos días de su elaboración, a no ser que se congelen. Las compañías alimentarias, sin embargo, llenan sus productos de conservantes con objeto de retrasar su deterioro. Si en la lista de conservantes del etiquetado aparecen compuestos como el propionato de calcio, relacionado con el trastorno por déficit de atención con hiperactividad (TDAH), es preferible devolver el producto al estante y buscar otro.

OGM. La mayoría de los productos horneados disponibles en el comercio contienen uno o varios componentes genéticamente modificados, tales como la lecitina o el aceite de soja, el aceite o la fécula de maíz o la harina de soja. Aunque los OGM no han sido sometidos a estudios a largo plazo en humanos. se sabe que los pesticidas empleados en la fumigación de este tipo de cultivos son tóxicos y considerados venenosos. Algunos de estos transgénicos se obtienen inoculando directamente una bacteria Bt (*Bacillus thuringiensis*) del suelo en las semillas, convirtiéndolas en pesticidas «naturales» que atacan al estómago del insecto cuando este intentar comérselas. El proceso no resulta ciertamente nada tranquilizador.

Azúcar añadido. No hay nada malo en endulzar con un poco de miel una rebanada de pan o cualquier otro tipo de horneado. Sin embargo, la mayoría de los fabricantes utilizan como edulcorante jarabe de maíz de alta fructosa, un azúcar genomanipulado obtenido a partir de maíz o de remolacha azucarera, o edulcorante artificiales como la sucralosa. Los panes «light» suelen contener dosis de estos edulcorantes especialmente elevadas, por lo que conviene ser muy precavido en este ámbito.

Saborizantes y colorantes artificiales. Estos aditivos se elaboran a partir del petróleo y se asocian a diversos problemas de salud, tales como hiperactividad en niños, alergias y asma. En Estados Unidos deben aparecer consignados en el etiquetado, ya que así lo exige la FDA. No obstante, ingredientes como el colorante color caramelo inducen erróneamente, a pesar de que se trata de alimentos reales cuando, en realidad, la mayor parte de ese colorante se obtiene por calentamiento del amoniaco y, cuando se somete a este proceso, es considerado como carcinógeno.

¿POR QUÉ LIMITO MI CONSUMO DE HARINA?

La harina convencional es molida y en el proceso de la molienda pierde todos los nutrientes esenciales presentes en el cereal original. El germen de trigo y la celulosa (fibra) son eliminados y con el calor generado en el triturado del grano para producir la harina se destruyen las vitaminas y minerales normalmente presentes en los cereales, obteniéndose un polvo blanco desprovisto por completo de componentes vitales. Así pues, se trata de un alimento básicamente muerto. Tal es la razón por la que los fabricantes se ven obligados a «enriquecerlo» con vitaminas y minerales sintéticos añadidos.

El siguiente punto resulta aún más inquietante. La harina recién molida no suele ser aceptable para el consumo, por su aspecto, su tacto y su olor.

La FDA ha aprobado hasta más de sesenta compuestos químicos que los fabricantes emplean para mejorar la apariencia y retrasar la caducidad del producto. El cloro se emplea para blanquear las harinas convencionales, eliminando su olor y cambiando su color. La harina es introducida en un tanque en el que es tratada con dióxido de cloro, que extrae toda la vitamina E que contiene y da lugar a la formación de un compuesto químico potencialmente tóxico llamado ácido dicloroesteárico.

Por otra parte, el tratamiento de la harina con cloro genera otros subproductos químicos, de los que se sabe que reaccionan con determinadas proteínas y que causan efectos lesivos para el sistema nervioso en humanos. ¿No sería lógico que la lista de ingredientes de los alimentos mencionara tan singulares componentes, de modo que supiéramos realmente lo que estamos comiendo?

En relación con la harina integral, se trata sin duda de un alimento más nutritivo que la harina blanca, puesto que en ella el germen del trigo se mantiene intacto y no se desecha. No obstante, dicho germen contiene aceites naturales, que pueden enranciarse en pocos meses. Para impedirlo, los fabricantes le incorporan a menudo compuestos químicos que retardan su caducidad, pero que la hacen menos nutritiva.

En consecuencia, muchos tipos de pan moreno, incluso cuando se comercializan como 100% integrales, contienen gran cantidad de aditivos, como azúcares refinados, colorantes artificiales, acondicionadores de masa, conservantes y otros compuestos más que cuestionables. A continuación se citan algunos ejemplos (referidos, en este caso, a marcas comercializadas en Estados Unidos, que no obstante pueden hacerse extensivos a otras de diferentes países).

HARINA 100% INTEGRAL DE MARCA NATURE'S OWN

Esta harina de trigo integral molida en molino de piedra, con agua, levadura, **azúcar moreno** y gluten de trigo, contiene, además, un 2% o menos de los siguientes ingredientes: sal, **acondicionadores de masa** (que a su vez contienen uno o más de los siguientes componentes: **estearoíl lactilato de sodio, estearoíl lactilato de calcio, mono y diglicéridos, monoglicéridos destilados, peróxido de calcio, yodato de calcio,**

DATEM, mono y diglicéridos etoxilados, enzimas. ácido ascór-bico). **aceite de soja**, vinagre, harina de trigo cultivado, **fosfato mono-cálcico, sulfato de amonio, ácido cítrico,** citrato de sodio, **lecitina de soja** o natamicina, (para retardar la caducidad).

MUFFINS DE TRIGO INTEGRAL 100% DE MARCA THOMAS

Harina de trigo integral, agua, levadura, gluten de trigo, miel, sémola, harina de maíz, sal, trigo sarraceno, **conservantes (propionato de cal-cio, ácido sórbico)**, vinagre de cereales, sulfato de calcio, **aceite de soja,** fécula de trigo, **mono y diglicéridos, DATEM, saborizante natural, estearoíl lactilato de sodio, mono y diglicéridos etoxilados**, masa agria de harina de trigo, **glucosa,** carbonato de calcio, goma guar, ácido láctico, melaza, ácido fumárico, suero de leche, **harina de soja *, colo-rante color caramelo,** ácido acético, **sucralosa, ácido cítrico,** citrato de sodio, natamicina (inhibidos de mohos natural), **sorbato de potasio (conservante)**, leche no grasa.

PAN DE TRIGO 100% INTEGRAL DE MARCA PEPPERIDGE FARMS FARMHOUSE

Harina de trigo integral, agua, leche no grasa (incorpora una cantidad insignificante de colesterol), jarabe de maíz de alta fructosa, aceite de soja, gluten de trigo, levadura; contiene el 2% o menos de miel, melaza no azu-frada, fibra de avena, sal, mantequilla (incorpora una cantidad insignificante de colesterol), **mono y diglicéridos vegetales, propionato de calcio (para retardar la caducidad), lecitina de soja** y enzimas.

EL MÉTODO FOOD BABE

Antes de compartir mis principales recomendaciones sobre los mejores (y más saludables) hidratos de carbono disponibles en el mercado, debo pun-tualizar que yo solo suelo comer pan algunas veces por semana, aunque con algunas excepciones. Cuando viajo, me gusta disfrutar de la cultura, y de la

---

* En cantidades insignificantes.

gastronomía locales (pensemos, por ejemplo, en los cruasanes en Francia o en la pizza en Italia). Como ya he dicho, no soy en absoluto partidaria de vetar grupos enteros de alimentos. El método Food Babe se caracteriza por proponer opciones equilibradas y nutritivas.

A continuación comentaré los tipos de pan que prefiero comprar.

LA RIQUEZA DEL PAN DE CEREALES GERMINADOS

Me encantan los cereales germinados. Desde el punto de vista técnico, puede decirse que son verduras, ya que se elaboran sumergiendo las semillas en agua, tras lo cual brota de ellas una pequeña plantita. Estos brotes pueden molerse para elaborar pan con ellos. El organismo siempre responde mejor al pan de cereales germinados. Con él no se producen bruscas elevaciones de la insulina o la glucosa, por lo que el cuerpo no gana peso, no sufre inflamación y no experimenta los trastornos del metabolismo de los azúcares frecuentes en la diabetes.

Los cereales germinados son mucho más fáciles de digerir y absorber que las harinas ricas en almidón y contienen más vitaminas, minerales y antioxidantes que los cereales integrales. Mi favorito es el pan de cereales germinados Ezekiel 4:9, de Food For Life * elaborado con seis tipos diferentes de germinados y sin harina. Esta combinación contiene todos los aminoácidos esenciales, por lo que supone un aporte proteínico completo. Suelo utilizar la versión con pasas y canela para preparar una delicioso crujiente de pasas y canela (receta en la página 355). Estos tipos de pan no contienen conservantes, por lo que es preferible congelarlos e ir utilizando las rebanadas que se necesiten en cada ocasión. Otras posibilidades, también exquisitas son los panes de semillas de sésamo, las tortillas integrales, las tortillas de maíz o los *muffins* ingleses de Food for Life.

Sin lugar a dudas, se trata del tipo de pan preelaborado más saludable del mercado, y puede hallarse en tiendas de alimentos orgánicos y en la sección de congelados de ciertas tiendas de alimentación convencionales. Otras

---

* Como en ocasiones anteriores, las marcas mencionadas en este capítulo son de distribución limitada en Europa, donde solo están disponibles en comercios especializados y de alimentos de importación

marcas que comercializan pan de germinados, que combinan brotes y semillas son Manna Organics y Dave's Killer Bread.

CONOCER LOS CEREALES ANTIGUOS

Cultivados durante miles de años, algunos cereales antiguos se cuentan entre los alimentos consumidos desde hace más tiempo por el ser humano. Entre ellos cabe citar la espelta, la quinua, el mijo y el sorgo. La mayoría de ellos carecen de gluten y presentan un elevado contenido de vitaminas, minerales, fibra y proteínas. Con relación a la salud, sus ventajas son extraordinarias, ya que previenen el cáncer, las cardiopatías y la presión arterial elevada. En la actualidad se emplean en la elaboración de pan, algunas de cuyas variedades contienen semillas de arroz pardo, sorgo, mijo, quinua y chía.

PRECAUCIÓN CON LOS ALIMENTOS SIN GLUTEN

Cuando se intenta evitar el consumo de gluten es necesario asegurarse de que en los alimentos que se adquieren estén consignados con la leyenda «sin gluten». Sin embargo, con muchos de estos productos me he sentido defraudada, ya que, al elaborarlos se incorporan a ellos multitud de conservantes y aditivos. Hay que tener en cuenta también que prácticamente todos los tipos de pan sin gluten contienen azúcares añadidos en forma de miel, melaza, néctar de agave o jugo de caña de azúcar evaporado.

Para que sirva como referencia a quienes no desean tomar gluten, se adjunta una breve lista con algunos tipos de pan sin gluten saludables (que sin embargo contienen azúcares añadidos)*.

- Pan de melaza con semillas de alforfón: Happy Campers
- Pan de almendras y arroz sin gluten: Food For Life
- Pan de arroz integral sin gluten: Food For Life
- Pan de chía sin gluten: Nature's Path
- Tortitas Good Morning Millet: Ancient Grains Bakery
- Tortas de pan de centeno sin gluten: Canyon Bakehouse

---

* Las marcas mencionadas no suelen comercializarse en Europa.

OPTAR POR LO ORGÁNICO

Como puntualización final, aunque no por ello menos importante, conviene recordar que se debe optar siempre por tipos de pan preparados con productos orgánicos certificados. El trigo que se emplea para elaborar la mayor parte del pan es sometido a una intensa fumigación con pesticidas. Al elegir productos con certificación orgánica se evitan los transgénicos.

LAS PASTAS MÁS SALUDABLES

Cuando hago la compra en la tienda de alimentación, cosa que suelo hacer a diario, planteo todo tipo de preguntas sobre lo que adquiero, como corresponde a mi trabajo de investigación. Una de esas preguntas recurrentes es «¿Cuáles son las pastas más saludables y cuáles me recomienda?». Se trata de una cuestión que plantea infinidad de posibles respuestas y que puede dar lugar a un laberinto de opciones que no cree más que confusión. Para simplificar, he aquí una cuantas recomendaciones al respecto:

Tallarines de calabacín. Los «tallarines» de calabacines y otras hortalizas similares pueden «fabricarse» utilizando un aparato de cocina llamado espiralizador. Admito que técnicamente no se trata de pasta, pero su sabor es muy parecido. Si se desea reducir el consumo de cereales o de disponer de una opción más ligera que la pasta, esta es sin duda una excelente alternativa. Estos tallarines pueden tomarse crudos o pasados por la sartén, con alguna salsa. Si no se utiliza el espiralizador, se pueden cortar finas lonchas longitudinales, a modo de lasaña, calentadas en el horno. Es importante recordar la necesidad de adquirir calabacines de cultivo orgánico, ya que es frecuente que esta hortaliza se cultive a partir de semillas genomanipuladas.

Espaguetis de calabaza. Esta es otra posible opción vegetariana que se emplea como alternativa a la pasta y que se elabora a partir de calabaza, del tipo cabello de ángel, uno de los sustitutos más versátiles en este ámbito. Basta con cortar la calabaza por la mitad y hornear las dos mitades durante unos 45 minutos. Utilizado un tenedor pueden irse sacando de la pulpa unas tiras que se asemejan a los espaguetis, tanto en el aspecto como en el sabor. Los espaguetis de calabaza tienen una cuarta parte de las calorías contenidas en la pasta convencional, por lo que resultan más adecuados para mantener la línea y son más cardiosaludables. Una de las maneras de preparar estos espaguetis es aderezarlos con salsa de tomate especiada y queso de leche cruda de cabra. Prueben mi receta de albóndigas de pavo con espaguetis de calabaza (en la página 370). ¡Están deliciosas!

Pastas de legumbres. Tolerant es una marca de pastas orgánicas que elabora pastas de lentejas y alubias negras. Su pasta de lentejas rojas preparada con un poco de vino blanco, mantequilla orgánica y queso parmesano de leche cruda es un plato increíblemente rico. Otra empresa del mismo ramo, llamada Explore Asian, fabrica una pasta exquisita utilizando como base la judía mungo, también conocida como soja verde. Tal vez sea algo más dura que la tradicional, pero aporta las proteínas y la fibra necesarias para una comida nutricionalmente satisfactoria.

Pasta de alforfón (soba). Me encanta el alforfón (también se llama trigo sarraceno). Técnicamente no se trata de un cereal, sino de la semilla de una planta herbácea. Habitual como recurso para dietas sin gluten, el alforfón tiene un elevado contenido de proteínas y fibra. Conviene asegurarse de que la pasta está elaborada con un 100% de alforfón, ya que algunos fabricantes lo mezclan con trigo. Marcas de productos ecológicos como Eden Foods ofrecen pasta de alforfón 100% y otras, como Orgran, comercializan espirales (fusilli) de pasta elaborada con un 90% de alforfón y un 10% de arroz. Ambas son deliciosas.

Pastas de cereales germinados. Este tipo de pastas, densas y nutritivas, se preparan con semillas germinadas de trigo, no con harina. El trigo germinado es rico en proteínas y fibra. El proceso de germinado también aumenta en contenido de enzimas beneficiosas, vitaminas y minerales. Mi marca favorita es Food for Life, presente en numerosas tiendas de productos ecológicos y accesible también *on-line*. Sus productos combinan, además, varios ingredientes beneficiosos, como cereales y judías integrales, entre ellos, germinados integrales orgánicos de trigo, cebada, mijo, lentejas, soja y espelta.

Pastas de cereales antiguos. En la actualidad se dispone de pastas de diferentes variedades, como coditos, *penne* o espaguetis, elaborados con cereales antiguos, entre los que cabe mencionar la quinua, el amaranto, el arroz pardo o moreno y las combinaciones de los mismos. Una empresa especializada en la elaboración de estos productos es TruRoots, cuyas pastas están disponibles en tiendas de alimentos ecológicos y *on-line*. Los coditos que elaboran han sido uno de los pilares de la alimentación en mi casa durante mucho tiempo. Marcas como VitaSpelt, Jovial e Eden, comercializan pastas orgánicas a base de espelta, quinua y kamut.

SELECCIÓN DE CEREALES ENTEROS

Conviene distinguir los cereales enteros, o intactos, de los integrales. Entre los cereales de los que se pueden adquirir variedades enteras cabe citar la cebada, el arroz pardo o moreno, el alforfón, el farro, el mijo, la avena y la quinua. Todos ellos contienen el 100% de la semilla original, incluyendo el salvado, el germen y el endospermo, y estas tres capas deben presentarse intactas y en su estado original. Gracias a ello, los cereales enteros tienen un mejor perfil nutricional en lo que respecta a antioxidantes, vitaminas del complejo B, proteínas, minerales, fibra y grasas saludables, que los que han quedado desprovistos del salvado y el germen durante su procesado.

Los cereales enteros no se someten a ningún tipo de proceso de transformación, mientras que los «integrales» sí es posible que lo sean. La FDA define como granos integrales a los «granos de cereales intactos, triturados, molidos o fruto de los granos cuyos componentes principales —endospermo almidonoso, germen y salvado— están presentes en las mismas proporciones relativas que en el grano intacto». Esta definición es válida para panes, pastas y otros productos elaborados con cereales procesados. Su planteamiento es tan amplio que, incluso productos altamente procesados, como los cereales de desayuno, podrían considerarse «integrales», lo que me lleva a desconfiar de las definiciones gubernamentales.

Los cereales enteros presentan un índice glucémico inferior al de los integrales y se digieren más lentamente, lo que ayuda a tener sensación de saciedad durante más tiempo y a no comer en exceso. Incluso las personas que siguen una dieta baja en hidratos de carbono pueden tomar cereales enteros sin preocuparse por las subidas de azúcar y la ganancia de peso.

Investigadores holandeses han analizado en un estudio las dietas de más de 4.000 personas, determinando que quienes comen una porción al día de cereales enteros pesan como promedio tres kilos menos que los que tiendes a omitir el consumo de estos saludables alimentos.

Antes de los años cincuenta, los granos enteros de cebada, arroz pardo y mijo eran habituales en la cocina india de mis ancestros. Cuando fue aumentados la emigración de la India a Estados Unidos, los recién llegados comenzaron a comer más hidratos refinados, como los contenidos en el arroz blanco y la harina procesada. Así empezó a aumentar también entre los indoamericanos la incidencia de la diabetes de tipo 2, de las enfermedades cardiovasculares y de la obesidad. Yo tuve que ser testigo de primera mano en muchos de mis familiares de estos inquietantes cambios, analizados en un artículo publicado en *Nutrition Reviews* en 2011. En él se citaban investigaciones que sostenían que si reemplazáramos el arroz blanco por arroz pardo, cuscús integral, quinua, cebada, mijo o cereales antiguos, la incidencia de esas tres patologías disminuiría de modo considerable. ¡Buen consejo!

Mi recomendación es, sin duda, optar decididamente por los cereales enteros.

Adoptemos este nuevo hábito desde hoy mismo. Todos debemos poder tomar pan, pasta y cereales con todo su contenido, que nos permitan disfrutar de la comida y potenciar nuestra salud.

LISTA DE COMPROBACIÓN

Hoy:

✓ He cumplido con el ritual del agua de limón.

✓ He tomado una bebida verde.

✓ He dejado de beber líquidos con las comidas.

✓ He bebido —y me he lavado y duchado con— agua pura, limpia y filtrada.

✓ He tomado menos lácteos y he optado por los más saludables.

✓ He dejado de beber todo tipo de refrescos y bebidas carbonatadas.

✓ He prestado atención al consumo del alcohol.

✓ He eliminado de mi dieta la comida rápida.

✓ He renunciado a tomar azúcares refinados.

✓ He comido menos carne y lo he hecho de manera responsable.

✓ He aumentado la cantidad de vegetales crudos en mi dieta diaria.

✓ He elegido los mejores cereales e hidratos de carbono posibles.

DÍA 13:
Equilibrio de las grasas saludables

ME HABÍA JURADO QUE la ceremonia de mi casamiento no sería una típica y grandiosa boda india.

Sin embargo, se decidió que la nuestra fuera una ceremonia india tradicional y quien estaba a punto de convertirse en mi esposo, un muchacho sureño, no dejaba de mostrar cierto nerviosismo ante semejante perspectiva. Todo en las bodas indias tiende al exceso: la ceremonia nupcial, el desbordante despliegue de comida, las flores, la multitud de invitados y la variedad de los entretenimientos. Lo único que yo no deseaba que fuera excesivo era mi cintura, ya que tenía previsto vestir un traje de novia indio llamado *lengha*, un vestido ajustado que deja la tripa al descubierto y lleva una larga falda de seda. Las mujeres indias tienden en general a acumular grasa en el abdomen, y yo no era distinta a ellas en aquella época.

La idea de tener que mostrar el vientre a mis amigos y familiares en uno de los días más importantes de mi vida me tenía aterrorizada. Durante semanas me propuse no tomar dulces. Evitaba comer dulces o los pasteles de cumpleaños que con frecuencia llevaban mis compañeros al trabajo. Hacía ejercicio cinco días a la semana y como único alimento dulce tomaba solo unos treinta gramos de mantequilla de almendra al día.

Por fin llegó el día de la boda. Pero para entonces podía estar tranquila a ese respecto. Tenía la tripa plana, con los abdominales bien perfilados y con la mejor silueta que había tenido nunca. Mis numerosos primos, que habían viajado a la ciudad para la celebración, quedaron sorprendidos por mi aspecto: «¡Guau! ¡Creíamos que las mujeres indias no podían lucir semejantes abdominales!»

Creo que buena parte del mérito era atribuible a la mantequilla de almendra, que me permitió no ceder a la tentación de tomar otros alimentos dulces menos saludables. Por mis investigaciones sabía que una grasa monoinsaturada como la que ese producto tiene ayuda en realidad a quemar las grasas del abdomen.

En general, tendemos a mantener una relación de amor con las grasas; se trata, sin embargo, de una relación muy problemática. Las ingerimos, pero después nos vemos obligados a dejar de tomarlas. Así pues, ¿las grasas son buenas o malas para nosotros? Es evidente que todo depende del tipo de grasas que se consuman y del equilibrio de algunas de ellas en la dieta.

¿CÓMO ADULTERA LAS GRASAS LA GRAN INDUSTRIA ALIMENTARIA?

Hace 10.000 años los seres humanos se alimentaban de lo que cazaban, de plantas silvestres y de pescado. Esta pauta permitía mantener una relación equilibrada entre las grasas omega-6 (de las semillas) y las grasas omega 3 (de los alimentos silvestres y, sobre todo, del pescado).

Después de otros 5.000 años sucedió algo importante.

Las prácticas agrícolas y, junto con ellas, las comunidades de agricultores, se generalizaron. A medida que el cultivo de cereales y de otras plantas se iba dominando y la domesticación y cría de animales adquiría carta de naturaleza, se iba produciendo un gradual aumento del grasas omega 6 y un paralelo descenso de las omega-3 en la dieta de la población. Simplemente, ya no se tomaban tantos alimentos naturales como antes.

Demos ahora un gran salto hasta la época posterior a la Segunda Guerra Mundial. Con sus inicios en la década de los cincuenta del pasado siglo, la tecnología de conservación de los alimentos, que se había desarrollado de manera incipiente para atender a las necesidades de la guerra, dio paso a la creación de todo un conjunto de alimentos comerciales, masivamente producidos y procesados, en los que abundaban las grasas y los azúcares.

Aumentó también el uso de la margarina, más barata de producir que la mantequilla. La margarina se obtiene por hidrogenación, proceso en el que el líquido se solidifica a temperatura ambiente. Para llevarla a cabo, los aceites vegetales se calientan, son sometidos a la acción de metales semitóxicos o tóxicos (como el níquel y el aluminio) y son expuestos al efecto del hidrógeno gaseosos. En esta transformación se generan asimismo ácidos grasos *trans*, de funestas consecuencias. En la actualidad las grasas *trans* han sido en buena medida eliminadas de las margarinas, aunque están aún presentes en otros muchos alimentos procesados.

Los aceites vegetales empleados en la elaboración de la margarina, como los de maíz, soja, semilla de algodón o colza, contienen importantes cantidades de ácidos grasos omega 6. Estos ácidos están presentes de forma natural en aves de corral, huevos, frutos secos, y vegetales como el aguacate.

Nuestro organismo necesita este tipo de grasas, aunque el actual aporte supera con mucho, según ciertas estimaciones, hasta veinte veces, las cantidades necesarias, debido a la proliferación del consumo de alimentos procesados.

Este desequilibrio entre grasas omega-3 y omega-6 hace que el organismo entre en un estado de inflamación crónica. Tiende igualmente a aumentar la densidad de la sangre, creándose el marco apropiado para que de desarrollen trastornos de la coagulación. Cuanto mayor sea el desequilibrio de las grasas, más probabilidades hay de que se presenten enfermedades cardiovasculares y las consiguientes complicaciones de las mismas, en potencia mortales. Por el contrario, las grasas omega-3 ayudan a conservar una consistencia segura y saludable de la sangre circulante y mantienen en buenas condiciones la función del sistema cardiovascular.

Los investigadores sostienen, por otro lado, que las grasas con alto contenido en ácidos grasos omega-6 favorecen el crecimiento tumoral, mientras que las ricas en ácidos grasos omega-3 lo bloquean. En realidad, estas últimas pueden ralentizar la diseminación de las células cancerosas a otros órganos, además de reforzar el sistema inmunitario, haciendo que el cuerpo sea menos vulnerable a las enfermedades. La obesidad, el asma, la depresión, el envejecimiento prematuro y problemas de otra índole se han vinculado asimismo al desequilibrio entre estos dos tipos de grasas. Cuanto mayor sea la cantidad de grasas omega-6 que ingerimos, mayor ha de ser también la de grasas omega-3, con objeto de contrarrestar los efectos nocivos de la descompensación.

Modernamente los ácidos grasos omega-3 parecen tender a convertirse en el próximo aditivo «de moda», ya que se están añadiendo a múltiples alimentos, tales como cereales, huevos, mantequilla de cacahuete, leche, queso o zumo de naranja. Ello no deja de ser triste. Nunca tuvimos que preocuparnos de cuestiones como esta antes de que los aceites baratos y los alimentos procesados entraran en escena.

NO PUEDO CREER QUE SEAN TAN POCO SALUDABLES...

Los aceites de cocina utilizados en la actualidad son en gran medida responsables de la perturbación del equilibrio entre grasas omega-6 y omega-3 y de la crónica y creciente inflamación en nuestros organismos. Los principales responsables son los que se comentan a continuación.

ACEITE DE COLZA

Este aceite está presente por doquier, desde la sección de platos prepa-rados calientes de mi tienda de alimentación preferida a los más populares *snacks*, como, por ejemplo, las barritas energéticas. Se ha hecho que pensemos que el aceite de colza es sano —cuando en realidad dista mucho de serlo—, gracias en parte a ciertos nutricionistas y especialistas en dietética adscritos al Canola Council (Canola es la marca más popular de este aceite en Norteamé-rica, hasta el punto de que a veces se hace referencia a él como denomina aceite de canola).

¿Cuál es su origen? Se extrae de las semillas de la colza, generalmente con un alto grado de manipulación genética. Para ser comestible, el aceite es sometido a un intenso proceso de transformación, en el que es expuesto a la acción del gas hexano, altamente tóxico, se enrancia con facilidad y presenta un alto contenido de ácidos grasos omega-6.

ACEITE DE SEMILLAS DE ALGODÓN

¿Desean conocer un aceite de efectos realmente terribles? Déjenme ha-blarles del aceite de semillas de algodón, un subproducto de los cultivos de algodón, con alto contenido de grasa omega-6 y atestado de pesticidas y aditivos químicos. Se emplea en la fabricación de patatas fritas precocinadas y el gigante de la industria alimentaria Kraft lo utiliza en los cacahuetes de la marca Planters.

El algodón es un producto textil, por lo que no se regula por las mismas pautas que los destinados a alimentación. De hecho, en las plantaciones de algodón está permitido el uso de pesticidas y compuestos químicos no au-torizados para cultivos alimentarios, lo que, en última instancia, supone un grave riesgo para nuestro abastecimiento de alimentos.

La explotación agrícola del algodón, particularmente intensiva en cuanto a uso de pesticidas, comienza por la plantación de semillas genoma-nipuladas vendidas a los agricultores por Monsanto. A continuación, los plantones requieren un tratamiento, también intensivo, con fungicidas, nue-vos pesticidas y defoliantes, antes de la cosecha.

Para extraer el aceite y hacerlo comestible, la planta del algodón ha de experimentar un proceso de refinado químico intensivo, del que forma parte la aplicación de hexano como disolvente. Después del mismo, el aceite de semillas de algodón se emplea en nutrición animal (junto con el salvado) y se incorpora a numerosos alimentos humanos, lo que constituyes una de las probables vías a través de las cuales los pesticidas entran en la cadena alimentaria.

Es posible que el cultivo del algodón también esté causando muertes entre los agricultores en la India. Desde 2002 se han registrado entre ellos numerosos suicidios, en muchos casos debido al fracaso de los, por lo demás costosos, cultivos con semillas genéticamente modificadas. Esas semillas eran producidas conteniendo el *Bacillus thuringiensis* (toxina Bt), una bacteria presente en los suelos que ayuda a los cultivos a protegerse de los insectos y, en particular, de la llamada oruga de la cápsula del algodón. Cuando la cosecha se perdía, los agricultores perdían al mismo tiempo toda esperanza y ponían fin a su vida.

Por mi origen indio, esta inexplicable tragedia me entristece y me indigna hasta límites difíciles de describir. No hay nada más traicionero y despreciable que toda una industria que se dedica a abusar de la salud, la seguridad y la propia vida de víctimas inocentes. Las semillas de algodón no pertenecen a nuestra cadena alimentaria y, en consecuencia, deberían estar sujetas a la más estrictas de las prohibiciones.

OTROS ACEITES REFINADOS RICOS EN GRASAS OMEGA-6 ALTAMENTE REFINADOS

Para salvaguardar la salud, tanto la de uno mismo como la de la propia familia, es importante ser consciente de que existen en el mercado otros muchos tipos de aceites altamente refinados y auténticamente cargados de grasas omega-6. Entre ellos se cuentan los de maíz, soja, semillas de uva, cártamo, girasol y cacahuete. Algunos de ellos suelen producirse a partir de semillas transgénicas y son inestables cuando se exponen al calor. Esa inestabilidad es causa de oxidación, proceso en el curso del cual se generan radicales libres. Estas son moléculas que dañan las células, desencadenando múltiples enfermedades, desde las cardiovasculares hasta el Alzheimer o el cáncer.

GRASAS *TRANS*

Las grasas *trans*, uno de los quince generadores de enfermedad mencionados al principio del libro, se forman durante el proceso de oxigenación.

Se trata de uno de los grupos de sustancias más nocivos para el corazón y no reportan ningún tipo de beneficio a la salud humana. Pueden elevar las concentraciones de colesterol «malo», aumentando el riesgo de enfermedad cardiaca. De hecho, en 2006, un grupo de epidemiólogos de Harvard publicó una investigación en el *New England Journal of Medicine* en la que se estimaba que las grasas *trans* eran responsables de entre 72.000 y 228 episodios de patología cardiaca al año.

Afortunadamente, a finales de 2013, la FDA anunció que iba a solicitar a las empresas de la industria alimentaria que procedieran a la retirada gradual de estas sustancias, tan perjudiciales para el corazón. La agencia estableció que las grasa *trans* dejarían de estar integradas en la categoría de ingredientes «generalmente considerados seguros» (GRAS), de la que forman parte miles de aditivos que pueden emplearse sin su supervisión. Una vez aprobada esa prohibición de su uso libre, cualquier compañía que desee utilizarlas deberá cursar una petición se seguimiento y regulación de su uso.

Hasta que esa desaparición gradual se concrete*, las grasas *trans* continuarán estando presentes en los alimentos y causando más muertes. Entre los numerosos productos que las contienen cabe mencionar los siguientes:

- Mezcla prefabricada para tortitas
- Galletas envasadas
- Mezcla precocinada para glaseado
- Pizzas para microondas
- Palomitas para microondas
- Pan de ajo para hornear
- Empanadas precocinadas y similares
- Productos de pastelería industrial
- Comida rápida en general (en especial los productos fritos)

El único modo de saber si un alimento contiene estas grasas es verificar que en la lista de ingredientes del etiquetado se mencionan los aceites o grasas «parcialmente hidrogenados». Si es así, conviene volver a dejar el producto en el estante.

---

* En junio de 2015 la FDA publicó una directiva en la que se establecía que las grasas *trans* deberían haberse retirado por completo del mercado alimentario humano en 2018.

También se debe tener cuidado con los productos etiquetados con la leyenda «Cero grasas *trans*». Suena bien, ¿no es cierto? Pero, no tan deprisa. Este tipo de afirmaciones pueden realizarse porque los organismos reguladores consideran que «cero» es equivalente a menos de 0,5 gramos de grasas *trans* por porción, con lo cual el contenido puede llegar a ser de 0,49 gramos por porción, lo que constituye en cualquier caso una cantidad significativa.

Los restaurantes de comida rápida son tristemente conocidos por el uso habitual de grasas *trans* para las frituras. Nunca está de más preguntar antes de pedir la comida si utilizan aceites hidrogenados y, si es necesario, pedir que lo comprueben en las etiquetas de los envases de esos aceites. Nada bueno puede derivar de consumir este tipo de grasas, aun en cantidades mínimas.

¿Y QUÉ DECIR DE LA MANTEQUILLA?

Cuando era pequeña, la mantequilla era uno de los alimentos imprescindibles en mi casa. Por fortuna, nunca nos afectó la moda de la margarina, porque mi madre consideraba que la mantequilla era buena para cerebro, cosa que, con el tiempo, acabaría por demostrarse cierta. De hecho es también buena en otros aspectos. Presenta un alto contenido en ácido linoleico conjugado (ALC), un tipo de grasa que protege frente al crecimiento tumoral y el cáncer. La mantequilla no es inflamatoria, como los aceites de maíz, colza o soja, y aporta una dosis adecuada de ácidos grasos omega-3 si se obtiene de una fuente idónea. Sin embargo, dar con esa fuente resulta a veces complicado, ante la avalancha de mensajes publicitarios y de sofisticadas campañas de *marketing* que nos invaden a diario. Optar por un tipo de mantequilla inapropiado puede, de hecho arruinar nuestra salud sin que nos demos cuenta.

El problema estriba en que una parte significativa de las mantequillas que pueden encontrarse en la tienda de alimentación procede de la leche de vacas alimentadas casi enteramente con vegetales genéticamente modificados, como maíz, soja o alfalfa. Algunos ganaderos aumentan el peso de los animales que crían añadiendo a su alimentación azúcar, obtenido de remolacha azucarera o de semillas de algodón, también transgénica. Como ya se ha indicado, en algodón es uno de los cultivos más tóxicos en el campo de la alimentación, puesto que no es considerado en este contexto, sino como cultivo textil, por lo que su regulación es menos estricta. Por otra parte, es característico que los cultivos de OGM sean tratados con cantidades astronómicas de pesticidas.

Existen, además, otros motivos de preocupación: el alimento convencional de las vacas de leche es en ocasiones reforzado con proteínas, ácidos grasos omega-3 y ALC obtenido de colza genéticamente manipulada (utilizada para obtener aceite de ella), debido a que las vacas no obtienen estos nutrientes de la hierba de manera natural. Así pues, en definitiva, las vacas sujetas a procedimientos de cría convencional obtienen su alimento en buena parte de OGM creados en laboratorio, que no han sido sometidos a pruebas a largo plazo, y que han arrojado resultados ciertamente pavorosos en numerosos estudios realizados en animales. En una revisión de los mismos publicada en 2009 en la revista *Critical Reviews inFood Science and Nutrition*, los investigadores puntualizaban que los OGM alimentarios ocasionaban trastornos hepáticos, pancreáticos, renales, sanguíneos, reproductivos e inmunitarios en los animales que los comían. En suma, los transgénicos hacían que los animales enfermaran.

Durante mi infancia, en casa solía utilizarse una mantequilla específica, la de marca Land O'Lakes. Nosotros la empleábamos para untar las tostadas a diario, y mi madre la usaba en la elaboración de sus célebres parathas (panes planos cocinados en sartén), en todo tipo de postres y para preparar ghee, producto graso empleado para frituras en la cocina india. Sin embargo, cuando me enteré que esa marca de mantequilla se producía a partir de leche de vacas alimentadas con transgénicos, madre y yo tuvimos una pequeña conversación. Le expliqué que Land O'Lakes desarrollaba alfalfa genéticamente modificada para alimentar con ella a las vacas de las que se obtenían sus productos. Asimismo le hice saber que la empresa había aportado 100.000 dólares al «No on I-522 lobby», grupo de presión contrario a la aprobación de una ley que prohibiera los OGM en el estado de Washington. Todo ello sin contar con que la mantequilla Land O'Lakes no es ecológica y con que administra a sus vacas hormonas del crecimiento, asociadas al desarrollo de cáncer y antibióticos, además de forraje tratado con pesticidas. En definitiva, la convencí de que, si queríamos que algo cambiara, debía dejar de comprar mantequilla de esa marca.

Conviene prestar atención también a las mantequillas que el se comercializan con indicaciones tales como «con aceite de oliva», ya que es fácil que contengan uno o más OGM; por ejemplo, aceites de maíz, soja o colza. Igualmente pueden contener aditivos poco recomendables. Una vez más, es esencial examinar la lista de ingredientes para estar más seguros.

EL MÉTODO FOOD BABE

La elección de las grasas más adecuadas y el equilibrio entre las grasas omega-3 y omega-6 mejoran muchos aspectos de la salud. En pocas semanas el pelo luce más brillante y fuerte, las uñas crecen con más vigor y la piel presenta menos tendencia a la irritación. También se nota que los pequeños cortes cicatrizan más rápido y dejan cicatrices menos visibles. Con el paso de los meses, se sienten asimismo menos dolores, mejoran la movilidad de las articulaciones y, probablemente, también el estado de ánimo y la propensión a padecer enfermedades.

He aquí algunos consejos para elegir la mantequilla y las grasas y aceites más saludables, a fin de experimentar todo estos beneficios, y aun otros.

OPTAR POR MANTEQUILLAS ORGÁNICAS

De este modo se asegura que la leche a partir de la cual se elabora la mantequilla no contiene hormonas del crecimiento, antibióticos, pesticidas ni transgénicos que les hayan sido administrados a las vacas. La hormona del crecimiento bovino, o rBGH, usada en la cría convencional de ganado, se ha relacionado con el cáncer y con frecuencia se acumula en concentraciones elevadas en la grasa animal.

LA IMPORTANCIA DE LA ALIMENTACIÓN CON HIERBA

Las vacas alimentadas con hierba o en pastos producen leche cuyos derivados son más nutritivos que las criadas con pienso. Las mayores cantidades de los beneficiosos ACL o ácidos grasos omega-3 proceden de forma natural de las vacas alimentadas con hierba que, además, producen una mantequilla con un 50% más de vitaminas A y E y un 400% más de betacaroteno (lo que hace que la mantequilla tenga un color amarillo más intenso).

PROBAR EL GHEE

El ghee es una mantequilla clarificada. originalmente usada en la cocina india, de la que se han extraído tolas las proteínas, sólidos lácteos y lactosa. Ello hace que sea más digerible y que sus nutrientes estén más concentrados, lo que lo convierte en un excepcional elemento de refuerzo de la función inmunitaria. El ghee no necesita refrigeración y se mantiene durante algunos meses en la despensa sin estropearse. Mis marcas preferidas son Pure Indian Foods, Purity Farms y Ancient Organics, que ofrecen productos de calidad, orgánicos y obtenidos de ganado alimentado con hierba.

ADQUIRIR LOS ACEITES MÁS SALUDABLES

Es conveniente optar por aceites como los de coco, oliva, palma roja (si es de cultivo sostenible, sin daño para la selva tropical), sésamo o cáñamo. El aceite de palma roja es el de mayor contenido en vitaminas A y E. Otra excelente opción es la manteca de coco que, calentada, se extiende como la mantequilla.

DISFRUTAR DE LAS MANTEQUILLAS DE FRUTOS SECOS

Estas mantequillas son también grasas saludables para la dieta. Sin embargo, conviene ser selectivo. Tomemos como ejemplo la mantequilla de cacahuete. Los cacahuetes son uno de los cultivos en los que se realizan más fumigaciones. Se sospecha que la gran cantidad de pesticidas tóxicos aplicados sobre ellos es la causa del aumento de las alergias e a estos frutos secos. Los cacahuetes tienen una cáscara fina y porosa, lo que hace que las toxinas penetren en ellos con facilidad. y estas toxinas no se eliminan con un simple lavado.

Por otro lado, una sustancia llamada aflatoxina, producida por ciertos hongos, también está presente a menudo en los cacahuetes. Se ha constatado que esta toxina produce cáncer de hígado en personas que viven en países en vías de desarrollo, que comen cacahuetes y maíz y otros cereales cultivados en suelos pobres. En Estados Unidos la FDA permite que la aflatoxina se incorpore a la cadena alimentaria a diferentes niveles. No es una sustancia que desee consumir, ni tan siquiera en las pequeñas cantidades que se consideran «autorizadas».

Es preferible con mucho tomar mantequilla de almendras, simplemente por el hecho de que es mejor para la salud. Según un análisis publicado por la revista *Prevention* la mantequilla de almendra contiene un 69% más de calcio, un 86% más de hierro y un 169% más de vitamina E que la de cacahuete. Y —recuerden mi boda— también modela la figura.

Lista de la compra Food Babe: aceites saludables *

Aceite de coco Nutiva

Aceite de cáñamo Nutiva

Aceite de sésamo Eden Foods

Mantequilla de pasto orgánica Organic Valley

Mantequilla de almendra orgánica Once Again

Mantequillas de frutos secos Artisana

Aceite de oliva virgen extra

Aceite de palma roja Nutiva

Ghee Pure Indian Foods

Mantequilla Kerrygold

LISTA DE COMPROBACIÓN

Hoy:

✓ He cumplido con el ritual del agua de limón.

✓ He tomado una bebida verde.

✓ He dejado de beber líquidos con las comidas.

✓ He bebido —y me he lavado y duchado con— agua pura, limpia y filtrada.

✓ He tomado menos lácteos y he optado por los más saludables.

✓ He dejado de beber todo tipo de refrescos y bebidas carbonatadas.

✓ He prestado atención al consumo del alcohol.

✓ He eliminado de mi dieta la comida rápida.

✓ He renunciado a tomar azúcares refinados.

✓ He comido menos carne y lo he hecho de manera responsable.

✓ He aumentado la cantidad de vegetales crudos en mi dieta diaria.

✓ He elegido los mejores cereales e hidratos de carbono posibles.

✓ He equilibrado las grasas.

---

* Algunas de las marcas citadas no se comercializan en Europa, donde solo están disponibles en comercios especializados de alimentos de importación, pudiendo también adquirirse *on-line*.

DÍA 14:
Diez superalimentos que complementan la dieta

UN SUPERHÉROE ES UN PERSONAJE DE FICCIÓN con poderes extraordinarios o sobrehumanos. Sin embargo, en la realidad existen superhéroes no ficticios que adoptan la forma de alimentos. Se trata de productos con una gran capacidad para aportar al cuerpo la más adecuada proporción entre nutrientes y calorías, lo que los convierte en los alimentos de mayor densidad nutricional que existen.

Asimismo contribuyen a combatir padecimientos como los trastornos autoinmunes, la depresión o el cáncer y a proteger al cuerpo de los radicales libres y los carcinógenos.

Sí, esos alimentos existen: son los llamados superalimentos, que se sitúan en las antípodas de los alimentos débiles, es decir, los de bajo poder nutricional, que aportan toxinas y grandes cantidades de calorías y que incrementan la carga grasa y la propensión a sufrir enfermedades.

Aunque los alimentos que se ajustan a estas singulares propiedades son diversos, he seleccionado diez de los mejores, para que la adopción del hábito correspondiente a este día resulte más fácil y eficaz. Comiencen hoy mismo a tomar uno o más de los siguientes alimentos para potenciar aún más su salud.

EL MÉTODO FOOD BABE

INCORPORAR A LA DIETA ALIMENTOS FERMENTADOS

De pequeña era frecuente que tuviera problemas estomacales. A veces las molestias hacían que no me encontrara en condiciones de ir al colegio. Mis padres creían que eran todo invenciones. En cierta ocasión, cuando estaba en segundo de primaria, mi madre me arrastró al despacho del director, del que recibí una reprimenda por inventar dolencias para no ir al colegio. Pero en realidad no simulaba. Casi nunca me encontraba bien.

El sistema digestivo continúa resultándole enigmático a los investigadores, si bien la medicina tradicional china considera que en él se asienta el origen de todas las enfermedades; y creo que acierta.

Nuestro intestino está poblado por billones de bacterias. La mayoría de ellas son beneficiosas y participan en muchos de los procesos que nos mantienen sanos. Entre otras cosas, ayudan a combatir las infecciones, reducen el colesterol, elaboran vitaminas del complejo B y desintoxican el intestino.

Estos «microbios buenos» también desempeñan una función relevante en la prevención de la obesidad. Uno de los motivos de ello es que contribuyen a evitar la absorción de grasas en el intestino delgado, lo que supone que el organismo asimile menos calorías que puedan posteriormente depositarse y almacenarse en forma de grasa. Varios investigadores han observado que las personas con sobrepeso albergan tipos y cantidades de bacterias intestinales distintos de los de las personas delgadas. De hecho, algunas bacterias nocivas parecen promover la obesidad, en tanto que otras beneficiosas parecen combatirla.

Afortunadamente, la alimentación permite repoblar el intestino con bacterias saludables adicionales. Para ello es necesario, en primer lugar, evitar los azúcares, los hidratos de carbono refinados y la comida basura, que favorecen el desarrollo de bacterias perjudiciales. Estas, a su vez, producen endotoxinas que precipitan la inflamación e inducen cambios metabólicos causantes de sobreproducción de insulina y aumento del apetito y de los depósitos de grasa. Una vez evitadas estas sustancias, se deben tomar alimentos fermentados, favorecedores del crecimiento de las bacterias positivas y protectores ante las lesiones provocadas por las bacterias perniciosas. Como beneficio adicional, el proceso de fermentación incrementa en contenido en vitaminas y minerales de los alimentos, lo que convierte a los fermentados en uno de los principales superalimentos.

A continuación se ofrecen algunas pautas para incorporar estos alimentos a la dieta:

- *Probar el kimchi.* El kimchi es mi alimento fermentado preferido. Se trata de un plato de acompañamiento de la cocina tradicional coreana, elaborado con verduras y diferentes tipos de aderezo. Me gusta tomarlo con quinua o arroz salvaje o en sándwich.
- *Tomar un poco de chucrut.* Este tipo de col fermentada finamente cortada suele tomarse como acompañamiento de los perritos calientes. Sin embargo, no es en absoluto aconsejable que este superalimento se

complemente con una salchicha, la mayor parte de las veces cargada de «baba rosa». Es preferible tomarlo como ensalada o como relleno de un sándwich. La salud del intestino siempre lo agradecerá.

- *Conocer el miso.* La pasta de miso se elabora con una mezcla de semillas de soja, sal marina y koji de arroz (una levadura obtenida en Japón a partir del arroz), que es posteriormente fermentada. En el proceso de fermentación se forman compuestos ricos en enzimas, que contribuyen eficazmente a eliminar las toxinas corporales generadas por la contaminación industrial, la radiactividad o los compuestos químicos artificiales introducidos en los alimentos preparados, Las culturas asiáticas han utilizado durante siglos la pasta de miso como forma de probiótico, para reforzar el sistema inmunitario y como fuente de vitamina B_{12}. La sopa de miso con fideos de arroz negro (véase la receta de la página 366) es una excelente manera de incorporar este superalimento a la dieta.

- *Probar el tempeh.* Este producto se elabora mediante un proceso de cultivo y fermentación de semillas de soja, prensadas en forma de pastel, de textura similar, aunque más firme, a la de las hamburguesas vegetarianas. Me gusta tomarlo marinado, como sucedáneo de la carne.

- *Refrescarse con kombucha.* La kombucha es una deliciosa bebida fermentada obtenida por carbonatación natural. Se produce a partir de un cultivo simbiótico de bacterias y levadura, empleado en la fermentación del té.

- *Bien por el yogur.* Uno de los mejores alimentos fermentados es este derivado de la leche, rebosante de bacterias beneficiosas ideales para mantener sano el sistema digestivo. Yo he tenido el privilegio de poder disfrutar del yogur más puro del mundo, el que mi madre prepara en casa, aunque, si no se puede elaborar yogur casero, conviene asegurarse de que se trata de un producto orgánico desarrollado a partir de leche de vacas alimentadas con hierba. Mis marcas preferidas son Traderspoint Creamery, que lo comercializa en pequeñas botellas de vidrio, y Maple Hill Creamery.

En 2014 el Cornucopia Institute hizo público un extenso informe relativo al yogur, uno de los pilares de la alimentación de los estadounidenses, que gastan 6.000 millones de dólares al año en adquirir este producto. Según esta organización de supervisión, las grandes corporaciones alimentarias, encabezadas por General Mills (Yoplait), Danone, Walmart y PepsiCo, comercializan el yogur como producto sano cuando, en realidad, en su elaboración se utilizan compuestos químicos y toxinas hasta límites insospechados y las vacas que producen la leche para su fabricación reciben un trato nada humanitario.

El yogur convencional se fabrica a partir de leche de vacas estabuladas, que no pastan nunca en campo abierto y que son alimentadas con cereales genéticamente modificados, no con hierba. A los fermentos del yogur se les añaden desespumantes químicos, tras lo cual se incorporan a su composición altas dosis de edulcorantes artificiales, azúcar o jarabe de maíz de alta fructosa. Y eso no es todo: también se le añaden colorantes artificiales, conservantes sintéticos y el aditivo carragenina, nocivo para la función del intestino, por lo que la mayor parte de los yogures pueden definirse como auténtica comida basura. Tales prácticas resultan particularmente alarmantes si se tiene en cuenta que el yogur es un producto que se ha considerado saludable y favorecedor de la longevidad desde tiempos inmemoriales.

El Cornucopia Institute nos recomienda a los aficionados al yogur que optemos por las marcas que producen yogur orgánico mínimamente procesado. Entre ellas* se cuentan Traderspoint, Maple Hill Creamery, Nancy's, Organic Valley, Kalona SuperNatural, Wallaby Organic, and Clover Stornetta y otras de distribución regional, como Butterworks Farm, Seven Stars Farm, Straus Family Creamery, Hawthorne Valley Farm y Cedar Summit Farm. Al actuar de este modo, se está prestando apoyo a la agricultura ecológica, salvaguardando el medio ambiente, favoreciendo en trato humanitario de los animales y asegurando la buena salud, tanto para nosotros como para nuestras familias.

---

* La mayor parte de la marcas citadas no se comercializan en Europa.

ENDULZAR CON CACAO CRUDO

El cacao, la materia prima a partir de la cual se elabora el chocolate, es una excelente sustancia compleja. Contiene más antioxidantes que cualquier otro vegetal, además de una amplia variedad de compuestos naturales, tales como serotonina, endorfinas, feniletilamina, triptófano y anandamida, todas las cuales han demostrado que alivian la depresión e inducen sensación de bienestar y satisfacción. Se ha constatado que el cacao, extremadamente rico en antioxidantes y minerales, sobre todo magnesio, potencia la acción de bombeo del músculo cardiaco y ayuda a alcalinizar el medio corporal.

Los fragmentos de cacao crudo son estupendos como parte de los postres y pueden utilizarse para dar un toque crujiente a otros alimentos. He aquí algunas formas de incorporar este tipo de cacao a la dieta:

- En batidos.
- Mezclado con cereales, yogur, helado o fruta.
- Mezclado con la masa al hornear galletas.
- En combinaciones energéticas de frutos secos.
- Masticando directamente pequeños trocitos.

PROBAR LAS BAYAS DE GOJI

Utilizadas en la medicina tradicional china, las bayas de goji dan un mejor aspecto al cuerpo, al hacer que la piel absorba más oxígeno. Estas pequeñas bayas ayudan a mejorar la circulación y eliminan las bacterias y los virus del organismo, a la vez que refuerzan el sistema inmunitario. Incluso ¡retrasan la aparición de las canas! Se trata sin duda de un pequeño tesoro nutricional, que contiene más hierro que las espinacas, más betacarotenos que las zanahorias y más proteínas que el trigo integral.

Algunas maneras de incorporar su consumo a la dieta son las siguientes:

- Pueden reemplazar a las pasas en cualquier preparación.
- Es posible tomarlas con cereales, como en el postre *parfait* de porridge, cuya receta aparece en la página 351).
- Se pueden añadir a las mezclas de frutos secos.
- Es posible, asimismo, tomarlas directamente como *snack* rico en nutrientes.

LAS VIRTUDES DE LAS SEMILLAS DE CHÍA

En los años ochenta se pusieron de moda las llamadas Chia Pets, unas figuras de arcilla acanaladas en las que se disponían semillas y de las que al regarlas brotaban plantitas que las recubrían. Ese recubrimiento era de plántulas de chía, que resultaría ser también un extraordinario superalimento. Los aztecas ya se alimentaban de ella (su nombre significa en náhuatl «fortalecedor») en épocas de hambruna para mantener su resistencia y, a menudo, sobrevivían solo gracias a estas pequeñas semillas. Las semillas de chía rebosan minerales y antioxidantes. Según el Departamento de Agricultura de Estados Unidos (USDA), apenas 30 gramos de semillas de chía aportan unos 100 miligramos de calcio, útil para la regeneración del tejido óseo, 7,5 gramos de fibra dietética y 3 gramos de proteínas (un contenido proteínico superior al de la mayor parte de los restantes cereales y semillas). Con un contenido en ácidos grasos omega-3 superior al de cualquier otro vegetal, las semillas de chía combaten la inflamación y reducen las posibilidades de padecer enfermedades cardiacas, Alzheimer y depresión.

Según se cree, las semillas de esta planta ayudan a modelar el perímetro de la cintura. Una vez llegadas al estómago, aumentan su tamaño de diez a doce veces y forman un gel que incrementa la sensación de saciedad. Además, ralentizan el proceso a través del cual se descomponen los hidratos de carbono para transformarse en azúcares, de manera que son pocos los hidratos que terminar por alimentar a las células grasas del abdomen.

Estas son algunas de las maneras de incorporar las semillas de chía a la dieta:

- Añadidas a los copos de avena, a los cereales o al yogur.
- Espolvoreadas sobre las ensaladas.
- Mezcladas con los batidos.
- Formando una masa con las semillas después de sumergirlas en agua.

TOMAR COMPLEMENTOS DE ESPIRULINA

Esta alga, rica en nutrientes, consigue sus extraordinarias propiedades a partir de la fotosíntesis y contiene todas las proteínas, las vitaminas, los minerales, las enzimas digestivas y la clorofila necesarios para conseguir un estado nutricional prácticamente perfecto. Ello supone que ejerce efectos sensacionales sobre el desarrollo muscular, la pérdida de peso y la protección contra las enfermedades. La espirulina es, además, una buena fuente de un compuesto fitoquímico llamado zeaxantina, que reduce el riesgo de cataratas y degeneración macular relacionadas con la edad, causantes de pérdida de visión por lesión de la retina.

A continuación se citan algunas formas de incorporar la espirulina a la dieta:

- Mezclar cuidadosamente de 15 a 30 gramos de polvo de espirulina en un cuarto de litro de zumo o de agua hasta que se disuelva. El zumo de verduras o frutas ayuda a enmascarar el sabor penetrante de la espirulina.
- Incorporar de 15 a 30 gramos de polvo de espirulina a un batido, batiendo bien.
- Espolvorear de 15 a 30 gramos de espirulina en yogures, sopas o en los cereales del desayuno.
- Incorporar polvo de espirulina a los platos de pasta de cereales orgánicos, añadiendo un poco de aceite de oliva.
- Espolvorearla sobre la ensalada para reforzar el poder nutricional de las verduras crudas.

ESPOLVOREAR UNAS CUANTAS SEMILLAS DE SÉSAMO

Suelo recomendar las semillas de cáñamo a todo el mundo. La calidad de las proteínas que contienen es excepcional y aportan una proporción entre ácidos grasos omega-6 y omega-3 perfecta (véase día 13), con que favorece la reducción de la inflamación. Sus semillas también son ricas en vitamina E, que ejerce un efecto antioxidante en el cuerpo, y en magnesio, necesario para el desarrollo muscular.

Estas semillas reducen asimismo el colesterol, refuerzan en sistema inmunitario y ayudan a perder peso, puesto que contienen unos 2 gramos de fibra por cada 15 gramos.

Por otro lado, las semillas de cáñamo son ricas en el aminoácido arginina. Investigaciones publicadas en la revista *Nutrition* indican que tomar alimentos ricos en arginina puede reducir el riesgo de padecer enfermedades cardiovasculares.

Con frecuencia solía preguntarme si tomando cáñamo se podía pasar un control de consumo de drogas. Tanto el cáñamo como la marihuana son variedades de la especie *Cannabis sativa* y comparten en su composición la presencia del agente psicoactivo THC (delta-9-tetrahidrocannabinol). Sin embargo, el cáñamo cultivado como alimento y como fuente de fibra contiene solamente mínimas trazas de THC. Así pues, el cáñamo puede tomarse con toda tranquilidad, sin miedo a dar positivo el una prueba de drogas en un control de tráfico.

Las semilla se conservan hasta un año a temperatura ambiente, aunque la refrigeración prolonga su vida útil.

He aquí algunas maneras de tomar semillas de cáñamo:

- Mezcladas en las ensaladas.
- Cubriendo los filetes de pescado o de pollo. Sirven para hacer las veces de «empanado».
- Mezcladas en batidos.
- Añadidas al yogur o a los cereales del desayuno, para reforzar su contenido de proteínas.
- Puede añadirse un puñado a la masa antes de hornear bizcochos, galletas o magdalenas.
- En realidad, es posible incorporarlas a cualquier plato, elevándolo así a la categoría de superalimento.
- La leche de cáñamo se puede preparar añadiendo 50 gramos de semillas de cáñamo a un litro de agua filtrada y batiendo la mezcla en la batidora (sin necesidad de colar la mezcla). Se trata de una magnífica opción para veganos y vegetarianos, para quienes tienen alergia a los frutos secos, a la soja, a la proteína de trigo o a la caseína, y para quienes padecen intolerancia a la lactosa o desean reducir su consumo diario de leche.

PROBAR LA MACA

Originaria de la cordillera de los Andes, en Perú, la maca pertenece a la familia de las crucíferas, como el brécol, el repollo, la coliflor, la col rizada, el nabo y el rábano. La manera más habitual de tomar maca es en polvo desecado. La maca deshidratada contiene en su composición un 59% de hidratos de carbono, un 8,5% de fibra y algo más del 10% de proteínas, por lo que se considera un alimento casi perfecto desde el punto de vista nutricional. También es rica en calcio, magnesio, fósforo, potasio, sodio y hierro. Teniendo en cuenta que presenta además vitaminas B_1, B_2 y C en abundancia, es fácil comprender por qué se la considera un superalimento.

Se cultiva desde hace más de 3.000 años a lo largo de los cuales ha ido atesorando una larga lista de efectos beneficiosos, como los siguientes:

- Incremento de la energía.
- Mejora de la función sexual (de ella se ha dicho que es la Viagra natural).
- Mejora de la claridad mental.
- Cabello más sano.
- Potenciación de la función tiroidea y mejora del metabolismo.
- Equilibrio hormonal.
- Protección frente a la radiación ultravioleta.
- Menos síntomas de síndrome premenstrual.
- Mejora del tono de la piel.
- Aumento del número de espermatozoides.
- Prevención de la osteoporosis.
- Propiedades antidepresivas.

La maca también alivia el estrés y ayuda a afrontar los problemas relacionados con él. Hace poco una amiga me contó que estaba preocupada porque había ganado siete kilos de peso en solo dos meses. Había engordado tanto sin cambiar sustancialmente su dieta ni sus pautas de realización de ejercicio físico. Alarmada, acudió al médico, que evaluó en un análisis sus niveles de cortisol (una hormona sexual), comprobando que eran muy altos, como consecuencia del estrés que sufría en el trabajo por un importante proyecto en el que estaba embarcada y que consumía todo su tiempo y su energía.

El estrés puede hacer que las concentraciones de cortisol se disparen, haciendo engordar con rapidez y aumentando especialmente el perímetro abdominal. La grasa tiende a acumularse ahí, porque las células de la región del abdomen son muy sensibles al cortisol y tienden a servir de depósito de la grasa generada por el exceso de calorías.

La historia de mi amiga me sirvió de toque de atención. Yo también soy adicta al trabajo y, si no tenía cuidado, me podía ver en una tesitura similar.

Fue entonces cuando decidí incorporar la maca a mi dieta y tomarla con regularidad.

En un estudio exhaustivo sobre la planta de la maca, el doctor Gustavo F. Gonzales comprobó que puede contribuir a mejorar la homeostasis corporal. Por definición, la homeostasis se relaciona con la capacidad del cuerpo para regular y controlar su medio interno fisiológicamente, de modo que sus funciones se mantengan estables, aun cuando el organismo se vea expuesto a situaciones externas fluctuantes, como las generadoras de estrés.

Para conseguir la maca no es necesario ascender a las cumbres de los Andes; es fácil de encontrar en tiendas de alimentos naturales y de productos de fitoterapia, y también *on-line*.

Estas son algunas formas de tomar maca en polvo:

- Añadir una cucharada (unos 15 gramos) al batido para aportarle energía extra.
- Añadirla a la masa cuando se hornean bollos, por ejemplo, brownies (combina bien con el chocolate).
- Prueben mi chocolate caliente con maca (receta en la página 350).

CONOCER LOS ALQUEQUENJES

Una de las cosas que más me gusta de viajar es poder conseguir muestras de los alimentos propios de las distintas culturas de los países que visito. Hace algunos años, estando de vacaciones en Argentina, probé una deliciosa fruta dulce con un toque ácido llamada alquequenje. Fue un caso de amor a primera vista y, desde entonces, las he seguido tomando siempre que las encuentro. ¡Son como gominolas naturales!

Originarios de las regiones montañosas de Sudamérica, los alquequenjes, también conocidos por otros muchos nombres locales nombres, como alquequenjes peruanos, aguaymantos, uchuvas, capulíes, uvillas o tomatillos, han sido apreciados durante siglos por sus beneficiosos efectos nutricionales y por su singular sabor agridulce. Unos pocos alquequenjes aportan una potente dosis de antioxidantes que protegen de numerosas enfermedades. Como remedio de medicina tradicional, estas bayas se han empleado para controlar el peso, para reforzar la función inflamatoria y para mejorar el estado de salud general.

Los alquequenjes contienen bioflavonoides antiinflamatorios (compuestos fitoquímicos provechosos presentes en frutas y verduras) y son, asimismo, una excelente fuente de vitaminas A y C, potenciadoras de la inmunidad. A diferencia de lo que sucede con la mayor parte de las frutas desecadas, las versiones empaquetadas de estas bayas no suelen tener azúcares ni conservantes añadidos, con lo que, por fortuna, evitamos aditivos y otros compuestos perjudiciales.

Algunas formas de tomarlos son las siguientes:

- Directamente de la bolsa, en las versiones envasadas (como las pasas).
- Se pueden añadir algunas bayas a las mezclas energéticas de frutos secos, a los cereales de desayuno o a las ensaladas.
- Preparadas en batido.
- Es posible también aventurarse a preparar con ellos una mermelada.

AFICIONARSE A LA QUINUA

Es probable que hayan oído hablar de este producto o que lo hayan visto en alguna tienda de alimentos naturales. ¿Qué es? ¿Cómo se cocina? La quinua, o quinoa, se consume en Sudamérica desde los tiempos de los incas. Se trata de un auténtico superalimento, con gran variedad de vitaminas, minerales y proteínas. En una visita a una plantación de quinua en Perú, un agricultor me contó que su madre, de 95 años, tenía un aspecto más joven que él mismo, porque tomaba este sensacional alimento a diario.

Los nutrientes más significativos de la quinua son la vitamina B_6, la tiamina, la niacina, el potasio, la riboflavina y el folato, junto con minerales tales como cobre, cinc y magnesio, además de los fitonutrientes quercetina y kaempferol que combaten la inflamación y diversas enfermedades. El principal aminoácido de la quinua es la lisina, no presente en la mayoría de los cereales. Esta característica sitúa a la quinua al mismo nivel que la leche en lo que respecta a contenido proteínico. Es baja en grasas y no contiene ácidos grasos omega-3.

Técnicamente no se trata de un cereal (aunque se designa como seudocereal por su aspecto). Sus semillas pueden ser rojas, negras, blancas o doradas. La quinua no contiene gluten, por lo que supone una excelente alternativa para las personas sensibles a él, ya que desde el punto de vista botánico no se encuadra en la misma familia que el trigo.

Los beneficios para la salud han sido ampliamente contrastados en investigación. Su consumo reduce la probabilidad de desarrollo de diabetes de tipo 2 y ayuda a mantener equilibradas las concentraciones de glucosa en quienes ya padecen diabetes. Ello se debe a que los hidratos de carbono complejos de la quinua se digieren lentamente, prolongan la sensación de saciedad y mantienen equilibrados el apetito y el azúcar en sangre.

Dado que presenta un alto contenido en magnesio, el mineral del corazón, proporciona protección frente a la cardiopatía y los trastornos de los vasos sanguíneos. Para quienes padecen cefaleas migrañosas, la quinua también es un recurso perfecto, puesto que su riqueza en riboflavina, la vitamina B_2, favorece la dilatación de los vasos cerebrales y reduce la probabilidad de que estos insoportables dolores de cabeza se presenten.

Es asimismo curativa para trastornos digestivos como el estreñimiento. Su riqueza en fibra hace que ejerza un efecto de fricción en las paredes arteriales, reduciendo la formación de placa y la consiguiente probabilidad de que se produzcan un ataque cardiaco o un derrame cerebral.

La quinua es fácil de preparar y se cuece rápido. Antes de cocerla debe lavarse bien, con objeto de eliminar las saponinas que tienden a darle un sabor amargo.

Son muchas las maneras en las que puede tomarse. He aquí algunas sugerencias:

- Como acompañamiento, por ejemplo, en forma de pilaf.
- Con los cereales del desayuno, mezclada con alquequenjes o bayas de goji.
- Como condimento en el pastel de carne.
- Salteada con verduras.
- Añadida a las ensaladas.
- Añadida a sopas, estofados y otros guisos.

SABOREAR CRUJIENTES GERMINADOS

Los brotes germinados pueden parecer pequeñas plantas inmaduras; sin embargo, el valor nutricional de estos minúsculos zarcillos es del 300 al 1.200% superior al de las plantas a las que dar origen cuando se desarrollan del todo. Los germinados de girasol, soja verde y brécol se cuentan entre los más conocidos y consumidos. Sin embargo, hoy día se dispone de otros muchos, como los de lentejas, trébol, tirabeque o rábano.

Estos brotes son, en esencia, la parte germinada de una semilla o grano de cereal. A los pocos días de la germinación desarrollan un alto valor nutricional, con una sustancial riqueza en proteínas y vitaminas C, E y del complejo B. Su contenido en grasas y calorías es en cambio muy bajo. Unos 200 gramos de soja verde, por ejemplo, apenas aporta 30 calorías.

Los germinados se cuentan entre los vegetales más naturales y carentes de conservantes y aditivos que pueden tomarse. Es posible comprarlos en tiendas de alimentación o cultivarlos en la propia cocina, por muy poco dinero. En general, los que se compran han sido ya sometidos a pruebas de posible contaminación bacteriana, aunque conviene lavarlos antes de consumirlos, para mayor seguridad.

La manera más sencilla de cultivar germinados en casa es la siguiente:

1. Poner de 2 o 6 cucharadas (de 30 a 50 gramos) de semillas en un frasco de vidrio y cubrirlas de agua. Tensar una tela de nailon (por ejemplo, una media) en el cuello del frasco, asegurándolo con una banda de goma. Dejar las semillas en remojo durante unas horas o durante una noche.

2. Retirar el agua y enjuagar las semillas añadiendo agua caliente al frasco. Retirar el agua de nuevo. Este proceso se debe repetir dos o tres veces en un día.

3. Mantener el frasco tumbado de lado en un lugar protegido de la luz. Dependiendo del tipo de semillas, los germinados brotarán en un período de entre tres y cinco días. Puede dejarse que crezcan hasta el tamaño deseado repitiendo la maniobra de remojo y aclarado del paso 2.

4. Conservar los brotes en una bolsa de cocina y consumirlos en una semana.

Pueden obtenerse germinados prácticamente de cualquier semilla o grano de cereal integral. Deben seleccionarse las semillas aptas para alimentación y que no hayan sido tratadas químicamente. Los únicos que han de evitarse son los de semillas de tomate y los brotes de patata, por ser ambos tóxicos.

Los germinados son extraordinariamente versátiles. Se pueden comer en ensaladas, sopas, guisos, sándwiches y salteados.

Si se potencia el uso de estos superalimentos, se le proporcionará al cuerpo exactamente lo que necesita, sin aportar ningún compuesto o aditivo perjudicial. Se trata sin duda de una manera sencilla y barata de complementar la dieta, reforzar la salud y sentirse cargado de energía durante todo el día.

Lista de la compra Food Babe: superalimentos

Los superalimentos pueden encontrase en tiendas de alimentación natural. Entre las más habituales en Estados Unidos se cuentan las cadenas Whole Foods, Earth Fare, Healthy Home Market, Sprouts Farmers Market y Vitamin Shoppe. Asimismo, pueden encargarse *on-line* en páginas web Amazon.com, Green PolkaDot Box o Vitacost, o en otras webs en español, como www.superalimentoswn.com, www.mundoarcoiris.com, o www.saludviva.es. He aquí algunos de mis superalimentos preferidos *:

Kimchi Rejuvenative Foods	Productos orgánicos Earth Circle
Kimchi Zuké	Divine Foods
Chucrut Farmhouse Culture	Navitas Naturals
Miso orgánico Miso Master	Sunfood
Tempeh orgánico Lightlife	The Maca Team
Kombucha GT	Alter Eco Foods
Kombucha Synergy	TruRoots
Nutiva	

LISTA DE COMPROBACIÓN

Hoy:

✓ He cumplido con el ritual del agua de limón.
✓ He tomado una bebida verde.
✓ He dejado de beber líquidos con las comidas.

---

* Algunas de las marcas citadas no se comercializan en Europa, donde solo están disponibles en comercios especializados u *on-line*.

✓ He bebido —y me he lavado y duchado con— agua pura, limpia y filtrada.

✓ He tomado menos lácteos y he optado por los más saludables.

✓ He dejado de beber todo tipo de refrescos y bebidas carbonatadas.

✓ He prestado atención al consumo del alcohol.

✓ He eliminado de mi dieta la comida rápida.

✓ He renunciado a tomar azúcares refinados.

✓ He comido menos carne y lo he hecho de manera responsable.

✓ He aumentado la cantidad de vegetales crudos en mi dieta diaria.

✓ He elegido los mejores cereales e hidratos de carbono posibles.

✓ He equilibrado las grasas.

✓ He complementado mi dieta con al menos un superalimento.

CAPÍTULO 6

Semana 3: LA CULMINACIÓN DEL MÉTODO FOOD BABE

EN PRIMER LUGAR, ENHORABUENA por haber completado la semana 2. Me siento orgullosa, como seguramente les sucede también a ustedes. Todo sea por sentirse más ligeros, con mayor energía y, más que probablemente, con algún kilo de menos, mayor claridad de ideas y mayor creatividad. La erradicación de los compuestos químicos perjudiciales del cuerpo protege el cerebro y el funcionamiento de la mente. Comer más alimentos orgánicos, menos carne y menos lácteos y asumir los hábitos expuestos a lo largo de la semana 2 son iniciativas que suponen un radical cambio a mejor de nuestra salud.

En la semana 3 concluiremos el proceso destinado a dominar el método Food Babe. Ya hemos instaurado una serie de hábitos de sorprendentes resultados. Ahora daremos un paso más para avanzar en lo que he llamado la culminación del método Food Babe. Son una serie de hábitos relacionados con el estilo de vida, que constituirán el punto culminante de la transformación.

¡Vamos allá!

DÍA 15:
Aprender a reconocer los transgénicos

CUANDO ME ENTERÉ de que más del 70% de los alimentos procesados contenían maíz o soja, no me lo podía creer. No es necesario ser un experto científico para saber que comer una gran cantidad de un mismo tipo de alimento, en detrimento de otro, no es lo que se entiende por saludable.

Esta tendencia en los alimentos procesados me llevó a iniciar una serie de investigaciones, por lo demás nada tranquilizadoras. Comencé a analizar la información referida a una compañía biotecnológica llamada Monsanto, tristemente célebre por haber desarrollado el agente naranja, entre otros controvertidos compuestos químicos.

El 1996 Monsanto obtuvo una patente para un tipo de semilla de maíz a la que se le inyectaban genes obtenidos de bacterias para crear un pesticida llamado toxina Bt, que actuaba dentro de la propia semilla. Cuando los insectos comían este maíz su estómago reventaba y morían.

Al conocer esa información, quedé horrorizada. ¿Qué nos estaba haciendo ese tipo de maíz genéticamente modificado? ¿Era seguro? ¿Se había probado esa nueva tecnología en humanos?

El gobierno había permitido la introducción de los organismos genéticamente modificados (OGM), también llamados transgénicos, en la cadena de suministro de alimentos sin requerir ninguna evaluación de seguridad. Según la revista *Consumer Reports*, «la FDA, que regula la seguridad alimentaria, no exige valoración de seguridad alguna para los cultivos genomanipulados, sino que invita a las compañías a que sean ellas las que aporten voluntariamente sus propias revisiones sobre seguridad. Ello contrasta frontalmente con lo que sucede en otras grandes economías, como las de los países de la Unión Europea, Australia, Japón o China, todas las cuales exigen evaluaciones de seguridad obligatorias previas a la comercialización de los cultivos transgénicos». Tanto Monsanto como la Environmental Protection Agency (EPA) estadounidense afirman que los OGM son seguros. Juran y perjuran que la toxina Bt solo ataca al estómago de los insectos y que es neutralizada en el sistema digestivo humano.

Sin embargo, la investigación demuestra lo contrario. Un estudio publicado en 2011 por la revista *Reproductive Toxicology*, desarrollado por especialistas del Sherbrooke University Hospital de Quebec, detectaron la presencia de la toxina Bt en mujeres embarazadas y en sus fetos, al igual que en mujeres no gestantes. Otro ensayo, en este caso a cargo de investigadores de la Universidad de Caen, en Francia, y publicado en el *Journal of Applied Toxicology*, se puso de manifiesto que la toxina Bt provocaba efectos tóxicos sobre las células renales humanas.

En definitiva, parece claro que esta toxina es absorbida por el organismo humano y que puede tener efectos secundarios importantes.

Es evidente que, hoy día, la cuestión de los OGM ha de abordarse en su integridad de manera seria, aprendiendo a identificarlos y excluyéndolos de la dieta por el bien de todos.

¿QUÉ SON LOS OGM?

Un organismo genéticamente modificado es una planta o animal en cuyo ADN se han introducido genes del ADN de otro organismo mediante métodos artificiales. Estos genes extraños se extraen de bacterias, virus, insectos y otros animales.

Este tipo de manipulación genética no utiliza técnicas tradicionales de cruzamiento, como la hibridación. Los híbridos se desarrollan sobre el terreno, aplicando tecnologías no altamente sofisticadas. Los cultivos genéticamente modificados se crean, en cambio, en laboratorio, utilizando tecnologías complejas, como el corte y empalme de genes. Estos cultivos genomanipulados de alta tecnología incorporan genes de diversas especies, un fenómeno que virtualmente nunca se produce en la naturaleza. El objetivo de mezclar genes de especies distintas es obtener cultivos de mayor rendimiento y aumentar la resistencia de los mismos a las plagas. Con un escaso conocimiento de la forma en la que estas alteraciones afectan a nuestra salud o al medio ambiente, los gigantes de la industria alimentaria agrícola se han apresurado a introducir estos alimentos en el mercado para su consumo público. En consecuencia, en la actualidad, el 70% del total de los alimentos procesados contienen al menos un OGM entre sus componentes.

LOS OGM Y LA SALUD

Hasta la fecha, no se ha realizado estudio independiente a largo plazo alguno sobre la seguridad de la exposición de los seres humanos a los OGM. En esta frase, «independiente» y «a largo plazo» son los términos clave. La mayor parte de la investigación sobre la seguridad de los OGM ha sido financiada por las propias compañías biotecnológicas que se encargan de crearlos. Los análisis financiados de manera independiente son prácticamente imposibles de llevar a cabo, puesto que los investigadores no pueden actuar sobre las semillas genomanipuladas, protegidas por los derechos de patente de las empresas. Se han efectuado revisiones en las que se han comparado los resultados de los ensayos en virtud de las fuentes de financiación, llegándose a la conclusión de que, cuando son los fabricantes los que financian su propia investigación, es seguro que esos resultados serán favorables a sus intereses.

Así y todo, son notables las deducciones que se han podido extraer de tales investigaciones. Los estudios en los que los animales eran alimentados con maíz genéticamente modificado han demostrado que los OGM causan una amplia variedad de trastornos hepáticos (por ejemplo, atrofia del hígado y alteración de las células hepáticas) y diversos problemas reproductivos (mortalidad durante la lactancia, alteración de los espermatozoides, infertilidad).

Es evidente que son necesarias investigaciones más minuciosas. Dada la inconsciente introducción de nuevos transgénicos en la cadena alimentaria en Estados Unidos, las pruebas reales se están efectuando en los propios ciudadanos, en millones de estadounidenses que están consumiendo OGM a diario. Como puntualizó Gary Hirshberg, presidente de Just Label It: «un experimento agroalimentario sin precedentes se está llevando a cabo en las mesas de los estadounidenses a la hora de comer».

TRANSGÉNICOS CON MUCHOS NOMBRES...

Los OGM se designan como alimentos genéticamente modificados, genomanipulados, transgénicos o de ingeniería genética, términos que, en esencia, significan lo mismo. A la tecnología utilizada para crearlos se le dan también diferentes nombres, como biotecnología, tecnología genética o tecnología del ADN recombinante.

Aunque no es mucho lo que sabemos sobre los efectos a largo plazo de los OGM, sí disponemos de abundante información sobre la toxicidad de los pesticidas con los que se fumigan los cultivos transgénicos. Durante años Mosanto ha vendido uno de sus productos estrella, un herbicida denominado Roundup, a agricultores y consumidores de todo el mundo. Este producto está diseñado para atacar selectivamente a las malas hierbas, permitiendo en cambio el crecimiento de los cultivos genomodificados de caña de azúcar, maíz, soja y trigo.

El componente predominante del Roundup es el glifosfato, ya mencionado en el capítulo 2. Si penetra en el organismo, es uno de los compuestos químicos más temibles. Según un artículo publicado en mayo de 2014 en la revista *Alternative Therapies in Health and Medicine*, los investigadores han relacionado la exposición a glifosfato con trastornos digestivos, obesidad, diabetes, enfermedad cardiaca, depresión, autismo, infertilidad y cáncer.

El glifosfato es un interruptor endocrino, también denominado disruptor endocrino; ello significa que simula o bloquea la acción de las hormonas naturales, generando un verdadero caos en el sistema endocrino del organismo, una red de glándulas entre las que se cuentan la hipófisis, las glándulas suprarrenales, la glándula tiroides, el timo, el páncreas, los ovarios y los testículos. Estas glándulas liberan al torrente circulatorio hormonas que regulan muchas de las más importantes funciones del cuerpo, entre ellas, el crecimiento y el desarrollo, la reproducción, el mantenimiento de un peso saludable y del estado de ánimo y el rendimiento de los distintos órganos. Cuando se ingieren interruptores endocrinos, se altera la esencia del equilibrio químico del cuerpo.

Uno de los efectos más lesivos del glifosfato es la estimulación de la sobreproducción de estrógenos que, a su vez, aumenta la propensión a padecer la forma de cáncer de mama dependiente de estas hormonas, según reveló un estudio pionero publicado en la revista *Food and Chemical Toxicology* en 2013. En él se indicaba que el riesgo de cáncer de mama era incluso mayor cuando en la dieta se incluían cantidades significativas de soja (que también estimula los estrógenos).

El uso negligente del Roundup causó una crisis sanitaria de primer orden en Argentina, donde los OGM son un gran negocio. Entre las personas que habitaban cerca de las plantaciones de transgénicos registraron tasas de cáncer cuatro veces superiores a la media nacional. El fabricante, Monsanto, culpó al modo en el que se utilizaban los pesticidas: «Si los pesticidas están siendo mal utilizados en Argentina, es del máximo interés para todos —el público, el gobierno, los agricultores, la industria, y Monsanto— que se detenga el uso indebido».

Un estudio de 2014 dirigido por investigadores de la Universidad del Ártico de Noruega detectaron «niveles extremos» de Roundup en la soja genéticamente manipulada. El trabajo, publicado en *Food Chemistry*, analizó 31 tipos distintos de plantas de soja cultivados en el estado de Iowa. y comparó la acumulación de pesticidas y herbicidas en ellas, diferenciando tres categorías: 1) soja genéticamente modificada, conocida como «Roundup Ready», 2) soja producida con técnicas convencionales (no transgénica), y 3) soja desarrollada utilizando prácticas de cultivo ecológico. Se apreciaron concentraciones elevadas de Roundup en el 70% de las plantas de soja genéticamente modificadas.

Uno de los problemas asociados a estas concentraciones extremas es que se ha registrado una evolución de ciertas supermalezas, es decir, de malas hierbas que se hacen resistentes al herbicida. Los agricultores se ven obligados a fumigar con cantidades cada vez mayores de Roundup para intentar acabar con ellas, con lo que es también creciente la cantidad de compuestos químicos que se incorpora a la cadena de abastecimiento de alimentos. Por tanto, cada vez que se consume soja genomanipulada, es más que probable que se esté ingiriendo una dosis de Roundup.

En este tipo de agricultura se utilizan, además, otros agentes tóxicos, como el 2,4-D, componente del agente naranja, en su día utilizado por el ejército estadounidense como defoliante de los bosques tropicales durante la guerra de Vietnam. El gigante de la industria química Dow Chemical Company ha sido autorizado hace poco por el Departamento de Agricultura de Estados Unidos (USDA) para desarrollar un nuevo tipo de semillas transgénicas de maíz y soja resistentes al 2,4-D, lo que no viene sino a agravar la magnitud del problema.

Las comunidades agrícolas están empezando a darse cuenta de la gravedad de la situación. Muchos agricultores están volviendo a las técnicas tradicionales de siembra, sin transgénicos, aunque continúan fumigando con cantidades ingentes de herbicidas, con objeto de combatir las supermalezas. Ello supone, pues, que cada vez más residuos químicos de dichos herbicidas pasarán a los alimentos que comemos y al medio ambiente.

Las grandes compañías agrícolas pretenden hacernos creer que no existen diferencias entre los cultivos transgénicos y los convencionales, pero eso es una gran mentira. Según John Roulac, copresidente de la organización activista en contra de los transgénicos GMO Inside y fundador y director de la firma de alimentos orgánicos Nutiva, apunta lo siguiente: «Una de las maneras mediante las que [algunos] fabricantes de pesticidas burlan a las autoridades reguladoras es realizando las pruebas de toxicidad con uno solo de los componentes de sus venenosas preparaciones. Sin embargo, en la vida real, la gente, en Estados Unidos y en todo el mundo, está expuesta a cientos de pesticidas y compuestos químicos sintéticos que, en conjunto, pueden llegar a multiplicar por diez o más la carga tóxica que recibe su sistema inmunitario. ¿Qué cantidad de Roundup desean que esté presente en el agua que beben o en su sangre, por no hablar de la leche de las madres lactantes? Cada vez que se compran alimentos se tiene la oportunidad de dar respuesta a estas inquietantes interrogantes».

LA VERDAD OCULTA

De lo que estamos realmente necesitados es de leyes que exijan la especificación en el etiquetado de los alimentos de los componentes que son transgénicos. Actualmente hay 64 países que regulan por ley el uso de OGM, pero Estados Unidos no es uno de ellos. ¿Cuál es el motivo?

Recientes encuestas indican que los estadounidenses apoyan por aplastante mayoría la aprobación de una ley sobre el etiquetado, hasta el punto de que el 90% de ellos se muestran favorables a ella. Aunque en dos estados se han promulgado leyes de etiquetado para transgénicos, tales disposiciones cuentan con una cláusula condicional que impide que dichas normas entren en vigor hasta que en cuatro estados próximos se sancionen disposiciones similares.

Los *lobbies* de la industria de los transgénicos han utilizado todo tipo de tácticas fraudulentas para presionar a los gobiernos estatales con objeto de que no aprueben leyes de etiquetado, apelando a su presunta inconstitucionalidad. Algunas organizaciones de consumidores de productos orgánicos tuvieron acceso a un documento filtrado de la Grocery Manufacturers Association (Asociación de Fabricantes de Productos Alimenticios, GMA), en el que se amenaza explícitamente con emprender acciones legales contra cualquier estado que autorice disposiciones sobre etiquetado. Y eso es exactamente lo que ha sucedido en el estado de Vermont, donde, por iniciativa ciudadana, fue aprobada una disposición legal al respecto. Actualmente se halla en curso un proceso de demanda de los gigantes de la industria alimentaria, con apoyo de la GMA, contra el gobierno de ese estado.

Entretanto, la firma de abogados Emord & Associates, de Washington DC, defiende que la ley es constitucional y que protege los derechos de la ciudadanía. Otras iniciativas relativas a la legislación sobre etiquetado han sido rechazadas por escaso margen en los estados de California y Washington, después de que la industria alimentaria y las compañías biotecnológicas (fabricantes de transgénicos y pesticidas) gastaran casi setenta millones de dólares en una campaña de propaganda antietiquetado. Por si fuera poco, la GMA está intentando sacar adelante un proyecto de ley que impida que otros estados promulguen nuevas leyes sobre el etiquetado de transgénicos. No es ciertamente lo que la población estadounidense desea.

▶ ALERTA FOOD BABE:
LAS CORPORACIONES INVIERTEN MILLONES
PARA IMPEDIR EL ETIQUETADO DE LOS TRANSGÉNICOS

Las grandes corporaciones están desplegando todo su poder económico para abatir los elementos clave de la posible legislación sobre etiquetado de alimentos transgénicos. La propuesta de ley 37 del estado de California, en la que se requería que en los alimentos envasados se incluyera «clara y manifiestamente» una referencia explícita en el etiquetado cuando estos hubieran sido genéticamente modificados o contuvieran ingredientes transgénicos, fue rechazada en noviembre de 2012.

(Continúa)

La misma suerte corrieron iniciativas similares, como la propuesta I-522 en el estado de Washington, desestimada en noviembre de 2013, y la propuesta de ley 105, en el estado de Colorado, rechazada en noviembre de 2014.

Numerosas compañías de todos conocidas realizaron donaciones millonarias a los grupos de presión para que tales iniciativas salieran derrotadas. He aquí algunos ejemplos:

Nestlé y filiales: 2.989.806 dólares
PepsiCo: 8.838.366 dólares
Coca-Cola: 5.765.851 dólares
General Mills: 3.614.571 dólares
Kellogg´s: 1.862.750 dólares
Kraft: 3.900.500 dólares
Monsanto: 24.201.606 dólares

Es evidente que las influencias pueden comprarse a base de millones de dólares. En el apéndice C se incluye una lista completa de las compañías que han contribuido con sus aportaciones a negarnos el derecho a saber.

EL MÉTODO FOOD BABE

Hasta que no se realicen investigaciones a largo plazo fiables, recomiendo evitar en la medida de lo posible el consumo de OGM. A continuación se ofrecen algunas pautas que contribuirán a lograrlo.

DETECTAR INGREDIENTES Y ALIMENTOS DE ALTO RIESGO

Un rápido examen de la etiqueta de ingredientes aporta una sustancial información sobre si el producto contiene algún componente de alto riesgo. Los cultivos transgénicos que en la actualidad se emplean con mayor asiduidad son los de soja, maíz, algodón, colza, remolacha azucarera, calabacín, calabaza amarilla, papaya y alfalfa. En consecuencia, es importante indagar en la etiqueta la posible presencia de productos como jarabe de maíz o aceite de soja o de colza.

Conviene estar familiarizado con los nombres de algunos ingredientes y aditivos cuya relación con los OGM no es a veces tan obvia, como sucede en el caso de la glucosa derivada del maíz. A continuación se incluye una lista de ingredientes comunes a modo de referencia.

ALERTA FOOD BABE: LISTA DE POSIBLES INGREDIENTES TRANSGÉNICOS		
Aceite de colza	Colorosa	Leche en polvo
Aceite de maíz	Dextrina	Lecitina
Aceite de semillas de algodón	Dextrosa	Lecitina de soja
Aceite vegetal	Diacetilo	Leucina
Ácido cítrico	Diglicérido	Lisina
Ácido esteárico	Equal	Malitol
Ácido fítico	Eritritol	Malta
Ácido glutámico	Extracto de malta	Maltodextrina
Ácido láctico	Fenilalanina	Manitol
Ácido oleico	Fructosa	Masa de maíz
Aislado de proteína	Glicéridos	Metilcelulosa
Aislado de proteína de soja	Glicerina	Mono y diglicéridos
Aislado de soja	Glicerol	Nutrasweet
Almidón	Glicina	Polvo de hornear
Almidón alimentario	Glucosa	Proteína de soja
Almidón alimentario modificado	Glutamato	Proteína vegetal hidrolizada
Almidón de maíz	GMS	Proteína vegetal texturizada
Almidón de sorgo	Goma xantana	Salsa de soja
Almidón hidrogenado	Grasa vegetal	Shoyu
Aspartamo	Harina de maíz	Sorbitol
Azúcar (a no ser que se especifique que es azúcar de caña)	Harina de soja	Suero de leche
	Hemicelulosa	Suero de leche en polvo
	Inositol	Tamari
Azúcar de maíz	Inversol	Tempeh
Azúcar glas	Isoflavonas	Teriyaki
Azúcar invertido	Jarabe de maíz de alta fructosa	Tocoferoles (vitamina E)
Celulosa		Tofu
Ciclodextrina	Jarabe de malta	Trehalosa
	Jarabe invertido	Treonina
Cobalamina (vitamina B_{12})	Leche condensada	Triglicérido
Colorante color caramelo	Leche de soja	Vitamina B_{12}
		Vitamina E

ADQUIRIR ALIMENTOS ORGÁNICOS CERTIFICADOS

Todos los alimentos que presentan certificación como orgánicos de los organismos reguladores competentes no contienen OGM en ninguno de sus componentes. Deben evitarse, pues, los alimentos no orgánicos o en los que exista sospecha de que han podido ser fumigados con Roundup o cualquier otro pesticida. Es importante leer atentamente la lista de ingredientes, para asegurarse.

Especial significación tiene el hecho de evitar el consumo de cualquier producto que cuente con azúcar añadido, ya que buena parte de él procede de cultivos transgénicos de remolacha azucarera. También es necesario guardarse de tomar productos con linaza, arroz o trigo no orgánicos, en los que existe un riesgo, en este caso moderado, de presencia de transgénicos y contaminación por pesticidas.

Se ha de prestar atención a la hora de elegir los alimentos de origen animal ya que, por ejemplo, en Estados Unidos, la mayoría del ganado se alimenta con cereales producidos por Monsanto y tratados con hormona del crecimiento bovino, rBGH, otras de las invenciones de la multinacional. ¿Realmente tomarían leche o mantequilla producidas por Monsanto.

LA IMPORTANCIA DE LA ETIQUETA DE VERIFICACIÓN DEL NON-GMO PROJECT

En Estados Unidos y Canadá, el proyecto Non-GMO Project (www.nongmoproject.org) es el único organismo que ofrece pautas de verificación independientes en lo que se refiere a pruebas y controles de transgénicos. Dicha etiqueta indica que el producto ha sido sometido a pruebas completas de todos los componentes de riesgo y que el fabricante cumple con las pertinentes prácticas de trazabilidad y segregación. El proceso de verificación del Non-GMO Project es auditado anualmente, con objeto de garantizar la vigencia de su aplicación. Existe una guía de compras avalada por el proyecto y disponible *on-line*, que puede descargarse al móvil para servir como orientación mientras se hace la compra.

COMPROBAR LOS CÓDIGOS DE LAS ETIQUETAS EN LAS FRUTAS Y VERDURAS

En los comercios estadounidenses, en las secciones de alimentos frescos las frutas y verduras están consignadas con un código de búsqueda de precio (PLYU, por sus siglas en inglés), diseñado por la Produce Marketing Association, que regula la comercialización de productos agrícolas. Los códigos de cinco cifras la primera de las cuales es un ocho corresponden a transgénicos. No obstante, este tipo de codificación es opcional y su uso no está muy extendido. Un código de cinco cifras con un nueve inicial designa frutas y verduras de cultivo orgánico y sin transgénicos, en tanto que los códigos de cuatro cifras indican que el producto de la desarrollado por técnicas convencionales, no orgánicas y, posiblemente, con OGM.

MENOS ALIMENTOS PROCESADOS Y MÁS COMIDA CASERA

Cuando se deja de tomar alimentos procesados, se queda automáticamente protegido frente a la mayor parte de los OGM. Una ingente proporción de los alimentos procesados —el 70%— contienen transgénicos, por lo que uno de los cambios más determinantes que pueden abordarse es eliminar de modo radical este tipo de productos. Aquellos a los que no les guste cocinar, pueden intentar hacerlo uno o dos días por semana. Antes de que se puedan dar cuenta, este procedimiento se convertirá en un hábito y comenzarán a disfrutar de los platos elaborados en casa más que de cualquier alimento envasado.

En Internet es posible acceder a páginas como #GMO FreeFridays, en las que se dan indicaciones para promover el consumo de alimentos que no contengan transgénicos entre los compañeros de trabajo. De este modo se contribuye a fomentar la concienciación sobre este problema en el entorno laboral. Asimismo, entre familiares, amigos y otras personas con las que se trata fuera del medio laboral se puede fomentar el consumo y la preparación de alimentos sin OGM, tal vez de modo progresivo. Pueden utilizarse *hashtags* como #GMOFreeFriday para compartir este tipo de iniciativas en las redes sociales y difundir el mensaje.

Cuando se come fuera de casa, también resulta conveniente preguntar a quien nos sirve si la comida no contiene transgénicos. Es probable que no lo sepan con certeza, pero el simple planteamiento de la pregunta contribuye a concienciar sobre el tema al personal encargado del establecimiento.

COMPRAR A ESCALA LOCAL, EN MERCADOS Y COOPERATIVAS DE PRODUCTORES

La mayor parte de los OGM se producen en explotaciones agrarias a escala industrial y son remitidos a los grandes fabricantes del sector. Siempre que se adquieran alimentos directamente de los productores a pequeña escala se estará más a salvo de los transgénicos. En este ámbito siempre es más fácil preguntar a los agricultores por los OGM y sobre si los utilizan. Puede accederse a páginas web sobre producción a escala local, como www.localharvest.org (inglés) o www.mercadosdemedioambiente.com (español) para encontrar mercados, cooperativas y asociaciones de producción local, en los que entrar en contacto con fuentes que permitan obtener información sobre productos agrícolas orgánicos, ganado alimentado con hierba, platas medicinales naturales y todo tipo de alimentos carentes de transgénicos.

ATACAR A MONSANTO DONDE MÁS LE DUELE

Si se realizan inversiones, es importante verificar con el gestor de fondos que no se está invirtiendo en valores que respalden las nefastas actividades de Monsanto. Son numerosos los fondos de inversiones que poseen o controlan parte del enorme capital en acciones de Mosanto.

También es posible ponerse en contacto directamente con esas compañías para informarse a este respecto. Las valoraciones bursátiles constituyen un importante de apoyo para el activismo en contra de las grandes corporaciones.

Incluso a través de estos procedimientos es posible combatir los OGM, Y ello constituye un gran logro para los seguidores del método Food Babe.

SOLICITAR A LAS MARCAS PREFERIDAS QUE NO UTILICEN TRANSGÉNICOS

Se puede establecer contacto con las compañías en las que más confianza se tenga, por teléfono, por correo electrónico, por Twitter o a través de Facebook para pedirles que se abstengan de utilizar OGM. Una de las noticias más relevantes de los últimos tiempos en el ámbito de la industria alimentaria fue la eliminación de los transgénicos por parte de General Mills de los cereales de la marca Cheerios. Este tipo de hitos no solo son indicio del creciente alejamiento de los transgénicos por parte del público, sino también el incremento del uso de las redes sociales por parte de ciudadanos concienciados sobre la importancia de crear una poderosa corriente de opinión en contra de este tipo de alimentos.

LISTA DE COMPROBACIÓN

Hoy:

✓ He cumplido con el ritual del agua de limón.
✓ He tomado una bebida verde.
✓ He dejado de beber líquidos con las comidas.
✓ He bebido —y me he lavado y duchado con— agua pura, limpia y filtrada.
✓ He tomado menos lácteos y he optado por los más saludables.
✓ He dejado de beber todo tipo de refrescos y bebidas carbonatadas.
✓ He prestado atención al consumo del alcohol.
✓ He eliminado de mi dieta la comida rápida.
✓ He renunciado a tomar azúcares refinados.
✓ He comido menos carne y lo he hecho de manera responsable.
✓ He aumentado la cantidad de vegetales crudos en mi dieta diaria.
✓ He elegido los mejores cereales e hidratos de carbono posibles.
✓ He equilibrado las grasas.
✓ He complementado mi dieta con al menos un superalimento.
✓ He hecho todo lo posible por evitar los OGM.

DÍA 16:
Comer fuera de casa siguiendo el método Food Babe

CONOCÍ A MI MARIDO un miércoles en el trabajo y el viernes de esa misma semana ya me invitó a salir. Fue lo que se dice un amor a primera vista. Nuestra primera cita fue en un restaurante de la cadena Cheesecake Factory.

Por aquella época esta cadena había abierto un establecimiento en el centro comercial de la zona donde vivía. Era una de las grandes novedades en Charlotte y todo el mundo en la ciudad deseaba conocerlo. El camarero nos trajo unas rebanadas de pan de centeno de tipo pumpernickel, de aspecto muy apetecible y que pensé que era un nutritivo pan integral. Pasó mucho tiempo hasta que, ya trabajando en mi blog, Food Babe, supe que esos panes de aspecto tan delicioso contenían uno de los componentes que se utilizan para fabricar colchonetas de yoga, a la vez que se emplean como acondicionadores de masa, sin contar con otros sospechosos aditivos químicos.

Es conveniente saber que cuando se come en restaurantes de grandes franquicias, como Cheesecake Factory, los alimentos no son frescos. Son transportados por proveedores mayoristas y desde los almacenes centrales, e incluso los vegetales son preprocesados, por lo que pierden buena parte de su valor nutricional en el curso de la transformación. Es posible asimismo que sean lavados con hipoclorito sódico fosfato para eliminar restos de suciedad y residuos; esta es una sustancia que se emplea como desinfectante o lejía y que se considera un pesticida. Por lo que respecta al queso parmesano en bolsa, se le añade pulpa de madera, es decir, celulosa. La gran mayoría de los alimentos contienen conservantes, como el benzoato de sodio, que les permiten mantenerse en condiciones durante el transporte desde su origen hasta el restaurante. Cuando llega a él, el alimento es cocinado, calentado en microondas y recalentado por otros métodos, lo que hace que distintos agentes químicos pasen a su composición. Y es más que probable que no haya sido preparado hace poco tiempo. En los envases que contienen los diversos tipos de alimentos se adhieren pegatinas en las que figura la fecha de preparación. Todo ello tiene como objetivo final que la franquicia reduzca costes y obtenga mayores beneficios.

Incluso las salsas, condimentos y aderezos son prefabricados. Hace poco fui a un restaurante de comida tailandesa y pedí un plato de verduras al curry rojo. Le pregunté al camarero si contenía GMS y él me respondió que, aunque ellos no utilizaban ese aditivo, al polvo de curry con el que se preparaba sí se le añadía al fabricarlo. Es muy difícil evitar este tipo de cosas, pero es importante hacer todo lo posible para hacerlo.

GRANDES CADENAS, GRAN CONTAMINACIÓN DE LOS ALIMENTOS

Algunas de las cadenas de restaurantes más conocidas en Estados Unidos sirven increíbles mezcolanzas de compuestos químicos (véase la alerta a este respecto, más adelante) y, por ello, evito acudir a sus establecimientos. En ellos es esencial informarse sobre qué es lo que le van a servir a uno.

Una singular perspectiva de la forma en la que operan estas cadenas puede encontrarse en el libro *The American Way of Eating: Undercover at Walmart, Applebee's, Farm Fields, and the Dinner Table* (*La manera americana de comer: descubriendo Walmart, Apllebee, el campo y la mesa*), de la periodista Tracie McMillan. McMillan trabajo de manera «encubierta» en una granja de California, en el departamento de alimentos frescos de Walmart y, más tarde, como auxiliar de cocina en un restaurante de la cadena Applebee's, en Brooklyn, Nueva York. Al referirse a este último «trabajo», la periodista cuenta que los alimentos son congelados o preenvasados y que todo lo que llega a los platos se elabora con ingredientes contenidos en bolsas de plástico, que los «cocineros» no hacen más que calentar en el microondas, freír o cocer, combinándolos para que la comida tenga un aspecto apetecible.

**ALERTA FOOD BABE:
COMPUESTOS QUÍMICOS SERVIDOS
AL INSTANTE**

En Estados Unidos y en muchas otras partes del mundo, comer en cualquiera de los establecimientos de las grandes cadenas de restaurantes supone a exponerse a todo tipo de riesgos. A continuación se ofrecen algunos ejemplos de lo que se puede estar ingiriendo cuando se piden algunos de los platos y productos que se ofrecen en ellos, a título de ejemplo.

(Continúa)

Applebee' s: Muestra de productos y platos del menú que exponen a al menos diez de los quince generadores de enfermedad

Dip de espinaca y alcachofa: leche desnatada, espinacas, **aceite de soja**, corazones de alcachofa, agua, sal, ácido cítrico, cebolla deshidratada, **almidón de maíz modificado, harina de trigo blanqueada,** queso romano (leche de vaca), leches pasteurizada, cultivo de queso, **enzimas,** ajo deshidratado, condimento, **goma xantana, maltodextrina, saborizante, grasa de mantequilla modificada con enzimas.**

Gambas con parmesano y limón (recomendado por Weight Watchers): gambas estofadas salteadas con tomate, cebollas y albahaca. Servidas sobre un arroz cremoso con salsa de parmesano y limón.

Salsa cremosa de parmesano y limón (también llamada «salsa casera» : agua, nata, caldo de pollo, condimento, **almidón de maíz, goma xantana, saborizantes naturales,** especias, queso parmesano, leche desnatada pasterurizada, cultivo de queso, sal, **enzimas,** roux de mantequilla, cebolla, base de pollo asado (carne de pollo, jugos de pollo, sal, **extracto de levadura autolisada, saborizantes,** azúcar, harina de patata), base de pollo (carne de pollo, jugos de pollo, sal, **soja autolisada y proteína de maíz**).

Spray antiadherente Weight Watchers: aceite de colza, lecitina de soja.

Aderezo ennegrecido (para rebozados característicos de la cocina cajún del sur de Estados Unidos; aplicado a porciones de 40-50 gambas): especias, sal, chiles, cebolla deshidratada, ajo deshidratado, chili pimientas, cebolla deshidratada, ajo deshidratado, **dextrosa, aceite de soja.**

Arroz cremoso: arroz blanco.

Cheesecake Factory: Muestra de productos y platos del menú que exponen a al menos doce de los quince generadores de enfermedad

Pan de trigo (gratuito): harina de trigo enriquecida (niacina, hierro reducido, mononitrato de tiamina, riboflavina, ácido fólico), **harina de cebada malteada,** agua, **harina de trigo integral,** copos de avena, **copos de centeno, levadura, azúcar moreno, azúcar, jarabe de maíz de alta fructosa,** melaza, salvado de trigo, gluten de trigo, **manteca de aceites vegetales (aceite de soja parcialmente hidrogenado, aceite de semillas de algodón y/o aceite de colza),** sal, colorante color caramelo, diglicéridos, ésteres de mono y diglicéridos de ácido diacetil tartárico, ácido sórbico, **enzimas, azodicarbonamida, L-cisteína,** goma guar, jarabe de maíz, trigo.

Ensalada de salmón crujiente con hierbas *Salmón:* Salmón, mostaza amarilla, salvia, perejil, romero, tomillo, cebolleta (cocinada en una mezcla de aceites de **colza** y oliva). *Ensalada:* mezcla de lechugas, pepino, cebolla roja, espárragos, tomate Roma, endivia, rodajas de limón.

Vinagreta balsámica: vinagre balsámico, vinagre de vino tinto, mostaza de Dijon, **salsa de soja,** ajo, chalotas, azúcar, sal, pimienta, **aceite de colza, mezcla de aceite de colza** (aceite de oliva virgen extra/**aceite de colza**).

Cheesecake de terciopelo rojo: queso crema (cultivo de leche pasteurizada, sal, estabilizantes [gomas **xantana** y de algarroba y goma guar]), mantequilla (cultivo de leche pasteurizada, sal, estabilizantes [gomas **xantana** y de algarroba y goma guar]), **azúcar, azúcar glas, aceite de maíz** (aceite de maíz **completamente refinado y desparafinado,** huevo entero, nata ácida, **almidón de maíz modificado, trifosfato de sodio,** goma guar, sulfato de calcio, goma garrofín, suero de mantequilla, chocolate blanco (**azúcar,** mantequilla de cacao, leche entera en polvo, leche desnatada, suero de leche en polvo, lactosa, **lecitina de soja,** vainilla natural), agua, **azúcar invertido, colorante rojo** (maltodextrina, **goma xantana,** goma guar, **colorante FD&C rojo 40**), chocolate negro en polvo (bayas de cacao al 100% procesadas con álcalis), bicarbonato de sodio, queso mascarpone (leche pasteurizada, nata, **ácido cítrico**), sal, vinagre, polvo para hornear, extracto de vainilla, **saborizante artificial con sabor a vainilla.**

Masa crujiente: harina (**harina de trigo blanqueada enriquecida, harina de cebada malteada,** niacina, hierro, mononitrato de tiamina, riboflavina, ácido fólico).

Chili's: Muestra de productos y platos del menú que exponen a al menos a doce de los quince generadores de enfermedad

Costillas Memphis Ribs: (costillas de carne 100% de cerdo y aderezo elaborado con sal, ajo deshidratado, **azúcar moreno,** especias, **extracto de levadura,** cebolla deshidratada, **azúcar, ácido cítrico, almidón de maíz, saborizante natural, inosinato disódico, guanilato disódico,** con no más del 2% de dióxido de silicio añadido como agente antiaglutinante), aderezo seco Memphis (**azúcar moreno,** especias, pimentón picante, ajo en polvo, sal, cebolla en polvo y **dióxido de silicio** [antiaglutinante], aceite de ensalada (**aceite de soja con ácido cítrico** añadido como conservante), salsa barbacoa clásica (**jarabe de maíz de alta fructosa,** pasta de tomate, vinagre destilado, agua, **jarabe de maíz,** melaza, sal, vinagre de vino tinto: contiene menos del 2% de especias, **almidón alimentario modificado, azúcar, sorbato de potasio y benzoato de sodio como conservantes,** cebolla, pimentón picante, ajo, cúrcuma, **colorante color caramelo).**

Costillas Original Ribs: (costillas de carne 100% de cerdo y aderezo de especias (sal, ajo deshidratado, **azúcar moreno,** especias, **extracto de levadura,** cebolla deshidratada, **azúcar, ácido cítrico, almidón de maíz, saborizante natural, iosinato disódico, guanilato disódico,** con no más del 2% **dióxido de silicio** añadido como agente antiaglutinante), salsa barbacoa clásica (**jarabe de maíz de alta fructosa,** pasta de tomate, vinagre destilado, agua, **jarabe de maíz,** melaza, sal, vinagre de vino tinto; contiene menos del 2% de especias, **almidón alimentario modificado, azúcar, sorbato de potasio y benzoato de sodio** como conservantes, cebolla, pimentón picante, ajo, cúrcuma, **colorante color caramelo).**

Alitas de pollo deshuesadas: *alitas de pollo Chili's boneless buffalo wings:* **harina de trigo enriquecida,** especias, ajo desecado, cebolla desecada, clara de huevo desecada, pan rallado, gluten de trigo, **harina de soja, aceite de soja,** extracto de especias, levadura, **jarabe de maíz,** sal, **harina de maíz amarilla** (las alitas se fríes en **manteca de aceites vegetales).** *Salsa Buffalo para las alitas:* pimienta de Catena, vinagre, sal, agua, **aceite vegetal,** ajo, **dextrosa,** melaza, **jarabe de maíz, goma xantana, colorante color caramelo,** especias, **almidón alimentario modificado, azúcar,** tamarindo, **saborizantes naturales y artificiales.** *Salsa de queso azul:* **aceite de soja,** agua, queso azul (cultivo de queso de leche pasteurizada, sal, **enzimas),** vinagre de vino tinto, yema de huevo, **azúcar,** sal, especias, ajo, **sorbato de potasio,** sólidos de suero de mantequilla, **saborizantes naturales.** *Salsa barbacoa:* **jarabe de maíz de alta fructosa, jarabe de maíz,** pasta de tomate, vinagre destilado, agua, melaza, sal, vinagre de vino tinto, cebolla, pimentón picante, ajo, cúrcuma, **azúcar, sorbato de potasio, benzoato de sodio.**

Olive Garden: Muestra de productos y platos del menú que exponen a al menos doce de los quince generadores de enfermedad

Aderezo para ensalada Olive Garden: agua, **aceite de soja,** vinagre destilado, **jarabe de maíz de alta fructosa,** sal, huevo, queso romano, ajo deshidratado, **azúcar,** especias, **goma xantana, dextrosa, edetato disódico de calcio,** colorante de bija, **saborizantes naturales.**

Colines Olive Garden: harina enriquecida, harina de trigo, harina de cebada manteada, hierro reducido, riboflavina, ácido fólico, agua, jarabe de maíz de alta fructosa, sal, levadura, aceite de soja, estearoíl lactilato de sodio, estearoíl lactilato de calcio, monoglicéridos, diglicéridos, monoglicéridos destilados, peróxido de calcio, enzimas, ácido ascórbico, sulfato de calcio, propionato de calcio.

Coberturas para los colines Olive Garden (varían):

Margarina: (aceite de soja líquido deshidrogenado, agua, sal, monodiglicéridos vegetales, sodio, benzoato de sodio, aceite de colza, ácido cítrico).

Mantequilla: aceite de soja hidrogenado, agua, sal, vinagre, benzoato de sodio, ácido cítrico, saborizantes naturales y artificiales, edetato de calcio, betacaroteno, palmitato de vitamina A.

Sal de ajo: ajo en polvo, sal granulada.

Salsa marinera Olive Garden: tomates pelados, puré de tomate, sal, almidón alimentario, ácido cítrico modificado, base de champiñones (champiñones, agua, sal, maltodextrina de maíz, mantequilla sin sal, azúcar, proteínas de soja y maíz hidrolizadas, extracto de levadura, gluten de trigo hidrolizado, cebolla en polvo, aceite de maíz, aceite de soja hidrogenado, ácido láctico, lactato de calcio), cebolla, base del concentrado de la salsa marinera (cebolla, extracto de levadura, sal, aceite de soja, proteínas de soja y maíz hidrolizadas, agua, mantequilla, ajo, cebolla deshidratada, iosinato disódico, guanilato dísódico, jugo de champiñones, cebolla en polvo, goma xantana).

Salsa Alfredo: crema de leche, mantequilla, parmesano, sal, pimienta, ajo, leche, base (trigo, sólidos lácteos no grasos, perejil, h aceites de soja y semillas de algodón hidrogenados, sal, azúcar, almidón de maíz, cebolla en polvo, queso parmesano, queso suizo, sólidos de suero de mantequilla, queso azul, crema de mantequilla, especias).

Albóndigas: carne de vacuno, agua, clara de huevo, concentrado de proteína de soja texturizada, queso romano, leche de oveja, pan rallado (harina enriquecida, harina de trigo, niacina, hierro reducido, mononitrato de tiamina, riboflavina, ácido fólico, jarabe de maíz, azúcar, Manteca vegetal [aceite de soja hidrogenado, aceite de semillas de algodón hidrogenado], sal, levadura, suero de leche, harina de soja, acondicionador de masa [estearoíl lactilato de sodio], propionato de calcio), cebolla deshidratada, concentrado de proteína de soja, sal, especias, fosfato de sodio, ajo en polvo, perejil.

> **Pasta con alubias Olive Garden:** carne de vacuno, cebolla amarilla, zanahoria, apio, orégano pimienta, pimienta de Cayena, agua caliente, base de carne (carne de vacuno, agua, caldo de carne, sal, **maíz, soja,** proteína de trigo, **aceite de colza, gluten de maíz hidrolizado,** cebolla en polvo, **colorante color caramelo, dextrosa,** ácido láctico), alubias. La pasta para la sopa se elabora en el propio restaurante con harina, huevos y azúcar.

En cualquier caso, a mí siempre me ha gustado comer fuera de casa y continúo haciéndolo. Sencillamente tengo cuidado a la hora de elegir. Así pues, cuando se come fuera, hay que hacerlo de manera saludable. ¿Misión imposible? No, si recuerdan quién está al mando: ustedes mismos. Asuman el control siguiendo las pautas que a continuación se comentan.

EL MÉTODO FOOD BABE

En circunstancias ideales, todos deberíamos saber con exactitud lo que estamos comiendo cuando vamos a un restaurante. Sin embargo, hoy en día eso es virtualmente imposible, aunque hay una serie de medidas que pueden adoptarse para estar seguro de que se eligen las opciones más sanas. Estas son las que yo suelo aplicar.

HACER QUE COMER EN UN RESTAURANTE SEA UNA OCASIÓN ESPECIAL

De este modo la comida se recordará como algo singular, se ahorrará dinero y se evitará tomar alimentos que no son buenos para la salud.

TOMAR MEDIO POMELO

A no ser que se estén tomando medicamentos cuyos efectos puedan verse alterados por esta fruta, tomar pomelo como entrante tiene unos sorprendentes efectos beneficiosos. En 2006 el *Journal of Medicinal Food* publicó un artículo en el que se indicaba que medio pomelo natural antes de una comida favorece el adelgazamiento en personas con sobrepeso. El pomelo aminora los incrementos de la producción de insulina que se suelen producir unas dos horas después de comer, lo que induce pérdida de peso, dado que los picos de insulina tienden a provocar formación de grasas.

AMINORAR LA SENSACIÓN DE APETITO BEBIENDO AGUA

Si se toma un vaso grande de agua unos veinte minutos antes de salir hacia el restaurante, el apetito se moderará y será más sencillo no comer en exceso.

PEDIR UNA ENSALADA DE PRIMERO CON UN ADEREZO O CON QUESO COMO COMPLEMENTO

Ello favorece la alcalinización del organismo y el buen funcionamiento de las enzimas digestivas. Si en el menú no se específica con qué tipo de lechugas y vegetales de hoja se compone la ensalada, es conveniente preguntarlo y solicitar que la ensalada se elabore con vegetales de hoja verde combinados, como rúcula o lechuga romana, evitando si es posible la lechuga iceberg. En cuanto al aderezo, es preferible coger un poco con la punta del tenedor antes de dar cada bocado en vez de verterlo sobre la ensalada. De este modo se reducen las grasas y las calorías, al tiempo que se conserva el sabor del acompañamiento.

PREGUNTAR AL CAMARERO

El personal del restaurante probablemente podrá aconsejar sobre las mejores opciones, indicando los platos que no contienen exceso de grasa o de salsas pesadas.

COMUNICAR SIEMPRE AL PERSONAL DEL SERVICIO DEL RESTAURANTE LAS POSIBLES ALERGIAS O SENSIBILIDADES ALIMENTARIAS

No se debe ser tímido a la hora de comunicar los tipos de alimentos o ingredientes que no se desea tomar, por ejemplo, mantequilla, lácteos, soja, maíz y u otros. La mantequilla no tiene por qué ser perjudicial si es de origen orgánico, pero en muchos restaurantes se tiende a utilizarla en exceso en numerosas preparaciones.

Los aceites de soja y maíz son los más baratos, por lo que son utilizados con profusión en los restaurantes. Sin embargo, como ya se ha indicado, aportan una dosis elevada de ácidos grasos omega-6, además de ser con toda probabilidad no orgánicos y de origen transgénico. Es aconsejable optar por las elaboraciones preparadas con aceite de oliva.

VERIFICAR LA ELABORACIÓN DE LAS SOPAS

Antes de pedir una sopa en un restaurante, se debe preguntar si es elaborada directamente en sus cocinas o si contiene algún tipo de aditivo. El año pasado, en un día frío y lluvioso me apetecía tomar algún tipo de sopa caliente. Cerca de mi casa hay una tienda de alimentos gourmet llamada Dean & Deluca, en la que también pueden degustarse sus productos, entre los que se cuentan sopas de delicioso aspecto. Me decidí a entrar y pedí la lista de ingredientes de las sopas, quedando realmente estupefacta. Las sopas le eran servidas a la tienda por Sysco, un fabricante a gran escala de alimentos procesados. Contenían importantes cantidades de aceite de soja y una de las versiones ocultas del obesógeno GMS.

PEDIR PROTEÍNAS ORGÁNICAS

No se deben pedir platos de carne si no se está seguro de que esta es orgánica y de animales alimentados con hierba y pasto. ¿No hay esta posibilidad? Entonces el pescado es la siguiente opción, salvo que se trate de salmón de piscifactoría. Este tipo de salmones suelen ser alimentados con una mezcla de piensos para peces, altamente contaminados y que a menudo contienen productos derivados del maíz y la soja, debido a que estas sustancias son baratas y aceleran el engorde y el desarrollo de los salmones. Como ya se ha dicho, también se incorporan suplementos artificiales para incrementar la coloración rosada de su carne. En los salmones de piscifactoría se detectan cantidades abundantes de antibióticos, pesticidas y otros aditivos químicos tóxicos.

En caso de que no existan opciones válidas en cuanto a platos de carne o pescado, es posible recurrir a las legumbres y o las verduras y hortalizas. El queso de cabra y los frutos secos pueden añadirse a la ensaladas como fuentes de proteínas adicionales, al igual que el aguacate, que proporciona un notable aporte de grasas favorables.

MEZCLAR Y COMBINAR

¿No encuentran nada apetecible en la carta? Pueden comprobarse los ingredientes de los diferentes platos y pedir que nos preparen uno acorde a nuestro gusto con ellos. Recuerdo una ocasión en la que, esperando un vuelo en un aeropuerto, no tenía más que una opción a la hora de comer: un establecimiento de la cadena Ruby Tuesday. En su menú tenían guacamole con patatas fritas y varios platos de pescado. Les pedí si podían ser tan amables de prepararme un plato de pescado con una guarnición de guacamole. La comida me resultó deliciosa y pude volver a casa plenamente satisfecha.

PEDIR PLATOS QUE NO ESTÉN EN EL MENÚ

También es posible pedir que nos preparen paltos específicamente acordes a nuestras preferencias. Es una opción que puede solicitarse ocasionalmente «por capricho» o en restaurantes en los que el nivel del cocinero permita que pueda experimentar para ustedes. Recuerdo que, en cierta ocasión tuve que asistir a una cena de trabajo en un restaurante especializado en carnes, dentro de un casino. Dado que muy rara vez como carne fuera de casa y que no había ningún otro plato que me apeteciera, pedí que el chef ideara un plato vegetariano para mí. Realmente, se mostró muy creativo y elaboró una magnífico plato a base de verduras y cereales integrales, con aceite de oliva. Su aspecto era tan sensacional que uno de mis jefes lamentó no haberlo pedido él también.

ESTABLECER UNA RELACIÓN FIRME CON LOS RESTAURANTES PREFERIDOS

Cuando estoy demasiado ocupada para cocinar, acudo a mi restaurante preferido. Allí conozco a todo el personal, que siempre me atiende a la perfección. Por ejemplo, el cocinero que se encarga del sushi me prepara un rollito especial vegetariano, sin arroz blanco ni salsas grasas. Lo llama rollo Food Babe. También sabe que la salsa ponzu me gusta en un recipiente aparte, no sobre el sashimi. Como entrante suelo tomar un bol de lechuga romana, con pepino y un aderezo de jengibre aparte, todo ello acompañado de té caliente. Mis comidas allí son a prueba de fallos y nunca tengo que preocuparme de lo que estoy tomando.

LA COMIDA ÉTNICA

Los alimentos propios de las diferentes culturas gastronómicas del mundo son cada vez más populares. No obstante, al tomarlos hay que guardar ciertas precauciones.

GMS. Este componente, habitual en las cocinas china, tailandesa y malasia, así como en los alimentos procesados, es un potenciador del sabor considerado seguro por la FDA estadounidense. No obstante, se sabe que este controvertido ingrediente provoca numerosos efectos adversos, como obesidad, cefaleas, sensación de presión facial, dolor torácico y náuseas, entre otros. Aunque no se sea especialmente sensible a él, siempre hace que la comida tenga un sabor más pronunciado y resulta adictivo, lo que supone un grave problema ya que en muchos de los restaurantes de estas gastronomías étnicas las raciones son muchas veces grandes.

Salsas. Los platos de numerosas cocinas étnicas van acompañados a menudo por salsas de sabores fuertes. Aunque no son aditivas en sí mismas, es muchas veces difícil saber cuáles son sus componentes. Si los ingredientes no se conocen con precisión es preferible evitarlas.

He aquí algunos consejos útiles cuando se come en este tipo de restaurantes:

Consejos sobre la comida china

Es conveniente evitar el tofu, salvo que sea orgánico. Asimismo, es preferible tomar las verduras y el arroz al vapor en vez de frito o salteado, ya que es fácil que es este tipo de preparaciones se utilicen aceites que contengan OGM.

En caso de que se tomen alimentos fritos o salteado es aconsejable pedir que los alimentos se preparen con aceite de coco o, en su defecto, con aceite de salvado de arroz, girasol o sésamo (puros al 100%, sin otros aceites vegetales añadidos).

La carne de las preparaciones ha de ser orgánica; si no se tiene garantía de ello, es preferible optar por platos vegetarianos, sin exceso de salsa.

Deben evitarse los productos potencialmente transgénicos, como maíz, soja, colza, remolacha, aceite de semillas de algodón, calabacín, calabaza y papaya.

Es importante verificar la ausencia de GMS en los platos que se pidan.

Consejos sobre la comida tailandesa

En vez de optar por el pad thai, uno de los platos más conocidos de la gastronomía tailandesa, que se elabora con aceite vegetal. Es más aconsejable optar por elaboraciones a base de verduras, con la salsa aparte, con objeto de poder controlar la cantidad que se consume. Cuantas menos toxinas, mejor. Asimismo siempre son más saludables las preparaciones al vapor en vez de las salteadas en wok.

Conviene asegurarse de que la carne y el tofu son de origen orgánico.

Consejos sobre comida mexicana

Es aconsejable evitar las diferentes variedades de fritos de maíz, que pueden contener cantidades elevadas de transgénicos. Se puede optar por pedir palitos de verduras y hortalizas para mojar en las salsas o el guacamole.

Asimismo, son más recomendables los platos a base de verduras y alubias, salvo en el caso de que se esté seguro de que la carne y los quesos son de origen orgánico.

Una magnífica opción es la ensalada de taco con verduras, aguacate y salsa.

Consejos sobre la cocina india

Si no se tiene constancia de que la carne y los lácteos son orgánicos, los más aconsejable son los platos vegetarianos con poca o ninguna salsa. He aquí una cuantas buenas elecciones que pueden hacerse en un restaurante indio:

Daal: plato rico el proteínas elaborado con lentejas, guisantes o alubias y que se suele tomar con arroz o verduras.

Channa masala: garbanzos cocinados con una exótica mezcla de especias indias.

Navratan korma: combinación de verduras acompañadas de una salsa elaborada con anacardos.

Mushroom mutter: guiso de champiñones naturales con guisantes, tomate y especias.

Paratha o chapati integrales: tortas de pan hechas a mano. En numerosos restaurantes estarán encantados de prepararlas con harina integral si se lo solicitan.

Consejos sobre la cocina japonesa

El edamame, preparación a base de vainas de soja hervidas con sal, solo debe pedirse si se está seguro de que la soja es de cultivo ecológico. La no orgánica está llena de pesticidas y es con toda probabilidad transgénica. Conviene olvidar el tobiko, ingrediente de ciertos tipos de sushi a base de huevas de pez volador, que son cultivadas y muchas veces teñidas con vivos colores para resultar más atractivas.

Deben evitarse los palitos de cangrejo. Presentes en numerosas preparaciones de sushi y utilizados en ensaladas; estos palitos en realidad están hecho con restos de carne de pescado triturada, combinados con clara de huevo, gluten, colorantes artificiales, sorbitol y otros componentes, como proteína de soja hidrolizada e inosinato disódico, ambas formas ocultas del GMS.

Atención al salmón de piscifactoría. Hay que ser cauto, ya que la mayoría de los restaurantes de sushi sirven este tipo de salmón. Se trata de un producto en absoluto recomendable, lleno de pesticidas. Además, tiene unas 50 calorías más por cada porción de 150 gramos que el salmón salvaje y la mitad de ácidos grasos omega-3. Es, pues, aconsejable escoger otros tipos de pescado, asegurándose de que no sean de piscifactoría.

Se recomienda limitar el uso de salsas. Una cucharada de salsa de soja contiene unos 500 miligramos de sodio. Dado que pueden llegarse a tomar hasta tres durante una comida, el consumo total de sodio solo por la salsa de soja llegaría a los 1.500 miligramos, lo que resulta una cantidad evidentemente disparatada. Conviene preguntarse por qué a veces la piel esta algo inflamada y se siente pesadez de estómago tras tomar un plato de sushi. Yo personalmente ya no tomo salsa de soja. Prefiero pedir salsa ponzu, algo más dulce que la de soja y que contiene un vino de arroz japonés llamado mirin, pero mucho menos sodio.

Algunos alimentos no propios de la cocina japonesa, como el queso crema o la mayonesa (que a veces se utilizan para elaborar los rollos de sushi de atún picante) contienen probablemente lácteos no orgánicos y otros ingredientes ajenos a la gastronomía típica del país asiático.

Y ¿qué decir del falso wasabi? El verdadero rábano picante japonés tiene una serie de excelentes propiedades para la salud. Contribuye a desintoxicar el organismo y a prevenir varios tipos de cáncer. Es también antimicrobiano y protege de las bacterias que pueden transmitirse a través del pescado crudo. Sin embargo, muchos restaurantes utilizan una alternativa más barata, preparada a partir de un producto que se presenta en polvo. Este polvo contiene aditivos perjudiciales, tales como colorantes artificiales (el amarillo y el azul dan el color verde, característico del wasabi). Los restaurantes de cierta categoría utilizan probablemente wasabi verdadero; sin embargo, nunca está de más preguntar si es así.

Es conveniente saber qué tipo de arroz se está tomando. El arroz de sushi típico es blanco, de grano corto y se mezcla con vinagre de vino de arroz después de la cocción. Al añadirle el vinagre se reduce su índice glucémico, o IG. El IG es una medida de la velocidad a la que los alimentos se convierten en azúcares en el cuerpo. Al reducir el IG del arroz, el vinagre evita las repentinas subidas de azúcar en sangre que se registran cuando se come el arroz solo. Este es el modo en el que los japoneses pueden comer arroz blanco sin tener que preocuparse de las subidas de azúcar el sangre. Pero ¿quiere ello decir que puede tomarse sin limitaciones? Ciertamente, no. Dado que yo prefiero tomar los hidratos de menor calidad con el postre, continúo pidiendo rollos vegetarianos sin arroz, generalmente acompañados de espárragos. El arroz pardo y el negro son también mejores opciones.

No es recomendable dejarse tentar por la tempura. Conviene no confiar en cualquier preparación en cuyo nombre aparezca la expresión «en tempura». ¿Qué tipo de aceite se empleará en la fritura? ¿Se usarán grasas *trans*? Siempre es preferible optar por el sashimi, una bandeja de pescado crudo loncheado servido generalmente con rodajas de jengibre en conserva.

Tampoco recomiendo pedir ensaladas de algas, a no ser que se esté seguro de que no contiene colorantes. El uso de colorantes artificiales es lo que le da a estas ensaladas su intensa coloración verde. Conviene recordar que el colorante amarillo número 5 puede causar reacciones alérgicas graves y que, con el azul número 1, se han dado casos de desarrollo de tumores cerebrales en animales de laboratorio.

Consejos sobre la comida francesa

Antes de pedir una tabla de quesos, debe preguntarse si se trata de quesos importados de Francia. Ello asegura que para su elaboración no se han empleado hormonas del crecimiento bovino genéticamente manipulada ni otros ingredientes transgénicos, ya que estos están prohibidos por completo en el país galo.

Una ensalada con queso de cabra es una buena alternativa, al igual que una ensalada niçoise o los crepes de verduras.

A la hora de elegir la carne, conviene guiarse por el propio criterio, preguntando cuál es su origen. Si es de cría orgánica, no hay problema.

Consejos sobre comida vietnamita

Uno de los platos típicos de esta cocina en la sopa de fideos con otros ingredientes llamada Pho. Puede pedirse un pho vegetariano; hay otras presentaciones con carne de vacuno o pollo. Conviene cerciorarse de que en el restaurante no se utiliza GMS.

Otras alternativas son el curry de verduras con arroz al vapor o una cesta de madera con verduras al vapor, como brécol, coliflor, zanahoria, col china, tirabeques, espárragos o germinados de legumbres, entre otros, también acompañadas de arroz al vapor.

Consejos sobre la comida etíope

En los restaurantes de comida etíope son pocos los platos que plantean algún problema. Se trata de una de las cocinas más saludables, en la que abundan las lentejas y otras legumbres y las verduras. Sí conviene preguntar por el aceite con el que se prepara cada plato.

Consejos sobre la comida italiana

Puede pedirse un plato de pasta, con aceite de oliva, sal y pimienta y verduras al vapor. Otras opciones muy recomendables son la ensalada de mozzarella de búfala, los platos de pescado y las verduras al vapor. Si el parmesano es importado de Italia, no contiene hormonas del crecimiento, ya que los tratamientos hormonales son ilegales en aquel país.

Consejos a la hora de comer pizza

Si en la pizzería a la que se acude no se ofrecen quesos orgánicos, se puede tomar una pizza de verduras sin queso.
La mayor parte de los restaurantes de pizza cuentan con una variada oferta de ensaladas: una alternativa es una ensalada verde que no contenga carnes ni queso.

COMER EN REUNIONES Y CELEBRACIONES

Para hablar con sinceridad, durante las comidas de celebración me resulta difícil no recordar las comilonas de antaño y no transigir con algún capricho. Procuro evitar todo lo nocivo el resto de los días, pero se trata de acontecimientos festivos y yo deseo celebrarlos como los demás.

Sin embargo, después de las celebraciones navideñas, por ejemplo, los vaqueros me quedaban estrechos y la cintura me molestaba a veces al sentarme cada año, por no hablar del cansancio mental y la falta de confianza en mí misma que este estado me generaba. Eran sensaciones que odiaba.

Cuando comencé a indagar sobre todo lo que contenían los alimentos que tomamos, tomé la decisión consciente de evitar los alimentos procesados, con independencia de cuál fuera la época del año, porque sabía que los agentes químicos tóxicos eran los responsables de que hubiera ganado peso. Cuando realmente deseaba tomar alguna comida, pero sabía que esta rebosaba aditivos, ingredientes artificiales u otras sustancias cuestionables, optaba por comprar los ingredientes orgánicos necesarios y por preparar esa comida en casa.

Considerando que vivimos en un mundo en el que los alimentos procesados ocupan un lugar tan relevante, es importante saber cómo actuar en las comidas festivas, ya sean en una celebración familiar o en una reunión con amigos o en un cóctel de trabajo. Cualquiera que sea la ocasión, hay una serie de pautas que conviene seguir:

1. *Comer algo con antelación.* Antes de salir hacia el lugar de la fiesta o la comida de celebración, es aconsejable tomar algo orgánico en casa. Puede tratarse de un batido verde o de una ensalada variada, que hagan que no lleguemos al festejo con un hambre voraz.

2. *No probarlo todo.* El mero hecho de asistir a una celebración o un acto en el que se tome comida no implica que haya que probar todo lo que se ofrece. En aconsejable escoger los alimentos con los que se está más familiarizado y prescindir de aquellos que normalmente no se consumen. Siempre es preferible elegir los productos vegetales. Probar toda la oferta del buffet es peligroso. Según Susan Roberts, profesora de nutrición y psiquiatría de la Tufts University, hay estudios en los que se ha demostrado que «cuanto mayor es la variedad de alimentos que se ofrece, mayor es la posibilidad de que se tienda a probarlos todos, casi sin darse cuenta».

3. *Cuidado con los frutos secos.* Antes pensaba que tener a mano un puñado de frutos secos era una buena manera de no comer demasiado en cócteles, fiestas y celebraciones. Sin embargo, investigando acabé por descubrir que buena parte de los que se sirven en estos encuentros contienen numerosos transgénicos, GMS u otros aditivos nocivos.

4. *Llevar platos propios a la reunión.* Las convenciones sociales indican que en una comida colectiva «nunca se debe aparecer con las manos vacías». Este principio puede aprovecharse para preparar uno de los platos saludables preferidos y de llevarlo a la reunión. De este modo se tiene la opción de comer al menos algo sano, de compartirlo con amigos y familiares y de enseñarles lo que los alimentos sanos pueden hacer por nosotros.

5. *Relacionarse y conversar más y comer menos.* En las reuniones en las que se ofrezca un buffet, se puede uno proteger de las «tentaciones» que puedan plantearse alejándose de la mesa de la comida y conversando con los presentes en otro lugar. Centrar la atención en temas distintos

de la comida contribuye a evitar los excesos. En este tipo de reuniones, en general prefiero conversar que comer. En caso de que me quede con hambre, siempre puedo tomar algo en casa al llegar.

6. *Atención a la bebida*. Es importante recordar que el hígado es el principal órgano a la hora de quemar grasas. Si se está intentando perder peso o se desea mantener el peso ideal, el alcohol es uno de los peores enemigos. Así pues, es esencial reducir en lo posible la ingesta de bebidas alcohólicas, en especial, si, por trabajo o por otra razón, es necesario asistir a varias de estas reuniones por semana. Si no se desea que se conozca la opción de no beber alcohol, un vaso de agua con gas y lima puede parecer un combinado de vodka y limón. Personalmente, este no es mi caso. Me gusta llevar vino a este tipo de reuniones, por lo que a menudo voy a ellas con un vino orgánico, para beber y compartir. Como ya indiqué en su momento, tomar de cuando en cuando un tequila con lima *on the rocks* es una de las opciones más saludables en lo que respecta a las bebidas alcohólicas.

7. *Si no queda otra opción, es mejor comer al llegar a casa*. Es evidente que a nadie le ha pasado nunca nada por esperar dos horas para comer. Las personas con necesidades especiales, como los diabéticos o los hipoglucémicos, saben de eso. Limitarme a no comer ha sido muchas veces mi salvación, no solo en reuniones, sino también en otras situaciones, por ejemplo, en los aeropuertos. Después siempre me alegro de haber dado prioridad a mi salud.

8. *Comprender a los demás*. Es importante tener en cuenta que cuando se asiste a una reunión o a una comida festiva, no todos los presentes comparten las propias ideas en cuanto a alimentación y estilo de vida. Los amigos o familiares que sigan una dieta convencional pueden no comprender que se tomen ciertas decisiones al respecto. Si se plantean preguntas sobre esta cuestión, conviene responder de manera sincera, aportando información sobre las causas de las propias decisiones y sin recriminar las ajenas.

Como dijo el Mahatma Gandhi: «Tú debes ser el cambio que deseas ver en el mundo».

LISTA DE COMPROBACIÓN

Hoy:

✓ He cumplido con el ritual del agua de limón.

✓ He tomado una bebida verde.

✓ He dejado de beber líquidos con las comidas.

✓ He bebido —y me he lavado y duchado con— agua pura, limpia y filtrada.

✓ He tomado menos lácteos y he optado por los más saludables.

✓ He dejado de beber todo tipo de refrescos y bebidas carbonatadas.

✓ He prestado atención al consumo del alcohol.

✓ He eliminado de mi dieta la comida rápida.

✓ He renunciado a tomar azúcares refinados.

✓ He comido menos carne y lo he hecho de manera responsable.

✓ He aumentado la cantidad de vegetales crudos en mi dieta diaria.

✓ He elegido los mejores cereales e hidratos de carbono posibles.

✓ He equilibrado las grasas.

✓ He complementado mi dieta con al menos un superalimento.

✓ He hecho todo lo posible por evitar los OGM.

✓ Al comer fuera, he optado por opciones orgánicas y saludables.

DÍA 17:
Hacer «limpieza» en la cocina

HAY UN HÁBITO esencial para afianzarse como seguidor del método Food Babe: hacer «limpieza» en la cocina con regularidad. No me refiero simplemente a tirar alguna cosa de vez en cuando, sino a mantener una actitud más «quirúrgica». En realidad, se trata de de extirpar —de ahí la alusión a la cirugía— toda la «basura» que, con el tiempo, haya podido quedar fosilizada en el fondo de la despensa, el frigorífico o el congelador. Para ello, no basta con salir del paso. Es necesario ser tan metódico como los cirujanos.

Sinceramente, antes de desarrollar este hábito, nunca estaba segura de lo que podía encontrar en la cocina. Las capas que se superponían en la despensa y en el frigorífico podrían haber dado trabajo a un equipo de geólogos durante todo un día. Encontré una acumulación de residuos tal que ni los insectos se la comían: un bote de polvo de hornear con aluminio añadido de los años de Bush y una colección de bolsitas de gominolas de la época en la que yo tomaba dulces.

A pesar de que ya hacía tiempo que había empezado a comer alimentos ecológicos, aún quedaba un solitario bote de grasa alimentaria de marca Crisco oculto en el fondo de uno de los estantes de un armario de la cocina. Algún amigo me dijo espantado: «¿Qué haces con ese veneno?». Por fortuna, estaba sin abrir. Los alimentos que, como mi bote abandonado de Crisco, no se hayan abierto pueden devolverse al supermercado si no han caducado y si se conserva el *ticket* de compra. Devolví el bote de Crisco, no sin antes explicar al director del establecimiento las razones por las que lo hacía. Si más gente reprendiera a los responsables de las tiendas de alimentación por tener este tipo de productos, probablemente no serían tan abundantes en sus estanterías. Hay algunos establecimientos que cuentan con productos orgánicos que tal vez ni se imaginan. La gran distribuidora Costco, en este caso en sus comercios del norte de California, deseaba poner a disposición de sus clientes más productos orgánicos y convenció al fabricante Frito-Lays para que desarrollara una versión orgánica de sus *snacks* de la marca Ruffles, y otra de Doritos sin GMS. Las tiendas de alimentación pueden ser receptivas, amigas nuestras y, si les comunicamos nuestras necesidades y nuestros deseos, comenzarán a escucharnos y a pedir a los fabricantes que elaboren productos más seguros y sanos. Tal es la razón por la que el otro gigante de la distribución en Estados Unidos, Walmart, está empezando a ofrecer una amplia gama de productos orgánicos, bajo la marca Wild Oats.

Si se desea cambiar para bien las pautas de alimentación, este es un hábito fundamental. Esto es lo que yo hice al respecto.

EL MÉTODO FOOD BABE

LIMPIEZA COMPLETA

Para proceder a la limpieza es necesario vaciar del todo la despensa y el frigorífico, estante por estante. Despejar los estantes es el único modo de saber lo que se tiene y qué es aquello de lo que se desea prescindir. A continuación se ha de proceder a una minuciosa indagación de los residuos tóxicos comprobando cada una de las listas de ingredientes con la enumeración de los quince generadores de enfermedad expuestos en la página 59. Es necesario deshacerse de todos aquellos que contengan aditivos tóxicos en cantidad. Como se ha dicho, si cuentan con una «garantía de satisfacción», es posible reintegrarlos a la tienda de la que proceden. Conviene consultar al respecto con los responsables de esa tienda, sobre todo si se encuentran numerosos productos con agentes tóxicos.

REABASTECIMIENTO

La despensa y el frigorífico pueden reabastecerse con los productos que se consideren aptos, colocando los más utilizados en los sitios más accesibles. Es conveniente que cada producto ocupe siempre el mismo lugar. En las listas que se exponen a continuación se enumeran los productos que considero esenciales, diferenciados por categorías en bebidas, cereales para el desayuno, pan, pasta y cereales integrales, legumbres, frutas desecadas, frutos secos y semillas, *snacks*, postres y dulces, congelados y condimentos y otros complementos (todos los productos deben contar con certificación de orgánicos, si no se indica lo contrario)*.

---

* Como en otras listas anteriores, algunas de las marcas citadas no se comercializan en Europa, donde solo están disponibles en comercios especializados de alimentos de importación, pudiendo también adquirirse *on-line*.

Bebidas:

Zumos Suja (variedades verdes como Twelve Essentials)
Agua de coco Harmless Harvest
Kombucha
Agua con gas
Leche de almendras (hecha en casa o sin carragenina)
Leche de coco (hecha en casa o sin carragenina)
Café Larry's Beans
Té Numi
Tés medicinales tradicionales
Té Yogi

Cereales de desayuno:

Muffins ingleses Ezekiel, de Food for Life, de pasas y canela
Sémola de avena
Copos de avena sin gluten
Chía Nature's Path
Cereal Ezeliel, de Food For Life
Granos desvainados de avena
Alforfón
Granola de alforfón de marca Kaia Foods
Granola Purely Elizabeth
Granola de marca 2 Moms in the Raw

Pan, pasta y cereales integrales:

Pan de sésamo Ezekiel, de Food For Life
Fideos de alforfón 100%
Pasta de lentejas Tolerant Foods
Penne Ezekiel, de Food For Life
Linguini Ezekiel, de Food For Life
Brotes de quinua TruRoots
Copos de quinua
Farro
Arroz pardo
Arroz rojo del Himalaya
Arroz Black Forbidden
Harina de almendras
Harina de coco
Harina de avena
Harina de trigo integral molida en molino de piedra
Pan rallado Mary's Gone
Harina de espelta

Legumbres:

Garbanzos secos o envasados (en envase sin BPA)
Judías rojas secas o envasadas (en envase sin BPA)
Judías negras secas o envasadas (en envase sin BPA)
Judías blancas secas o envasadas (en envase sin BPA)
Germinados de lentejas TruRoots
Lentejas verdes
Lentejas amarillas

Frutas desecadas, frutos secos y semillas:

Bayas de goji
Alquequenjes
Pasas
Higos secos
Ciruelas pasas
Dátiles
Mango desecado
Nueces
Almendras
Pistachos
Nueces del Brasil

Nueces pecanas
Anacardos
Semillas de chía
Semillas de linaza
Semillas de cáñamo
Semillas de sésamo
Pipas de girasol
Pipas de calabaza
Tahini
Mantequilla de almendra
Mantequilla de girasol

Snacks:

Galletas saladas de marca Brad's Raw Foods
Pretzels de trigo germinado de marca Unique Splits
Galletas saladas Mary's Gone
Palitos de marca Mary's Gone Crackers

Chips de tortilla de marca Late July
Tortas de linaza y espelta de marca Suzie's
Palomitas de maíz orgánico de marca 479°

Postres y dulces:

Chocolate Gnosis
Chocolate NibMor
Bombones con leche de coco de marca JJ's Sweets Cocomels
Chocolate con quinua de marca Alter Eco
Pepitas de chocolate negro
Barritas de marca Righteously Raw

Helado de vainilla de marca Three Twins
Helado de coco orgánico Coconut Bliss, de Luna & Larry's
Galletas de coco Go Raw
Barritas orgánicas de marca Kur
Cereales de arroz pardo de marca Erewhon

Congelados:

Tortillas de germinados de trigo integral Ezekiel, de Food For Life

Tortillas de maíz Ezekiel, de Food For Life

Hamburguesas vegetarianas de marca Hilary's Eat Well

Salmón salvaje

Mango congelado

Fresas congeladas

Arándanos congelados

Combinado de frutos del bosque congelados

Frutos de asaí congelados

Piña congelada

Alcachofas congeladas

Condimentos y otros complementos:

Ketchup orgánico

Mostaza amarilla

Mostaza molida en molino de piedra

Vinagre de manzana

Aceite de oliva prensado en frío

Aceite de cáñamo de marca Nutiva

Proteína de cáñamo Nutiva

Aceite de coco virgen extra Nutiva

Salsa tamari

Salsa ponzu sauce

Mirin

Vinagre balsámico

Azúcar de palma de coco

Azúcar de dátiles

Extracto de stevia

Vinagre de vino de arroz orgánico

Jarabe de arce

Miel local no procesada

Pepinillos en vinagre

Aceitunas

Sal rosada del Himalaya

Especias secas no irradiadas (marcas Simply Organic o Frontier Co-op)

Caldo de verduras bajo en sodio

Caldo de pollo bajo en sodio

Salsa para espaguetis de marca Yellow Barn Organics

Manteca de coco Nutiva

Cacao crudo en polvo

Copos de coco sin edulcorante

Polvo de hornear sin aluminio

MANTENER ACTUALIZADO UN LISTADO DE EXISTENCIAS

Es importante disponer de un listado de existencias en la parte interior de la despensa, utilizando esta lista como referencia, marcando cada una de ellas a medida que se vayan agotando. Este sistema hace las veces de inventario y sirve para avisar de los productos que faltan y que deben adquirirse en la compra semanal.

Conseguir que la despensa, el frigorífico y el congelador estén limpios y abastecidos no es tan complicado. ¡Podemos lograrlo!

LISTA DE COMPROBACIÓN

Hoy:

✓ He cumplido con el ritual del agua de limón.

✓ He tomado una bebida verde.

✓ He dejado de beber líquidos con las comidas.

✓ He bebido —y me he lavado y duchado con— agua pura, limpia y filtrada.

✓ He tomado menos lácteos y he optado por los más saludables.

✓ He dejado de beber todo tipo de refrescos y bebidas carbonatadas.

✓ He prestado atención al consumo del alcohol.

✓ He eliminado de mi dieta la comida rápida.

✓ He renunciado a tomar azúcares refinados.

✓ He comido menos carne y lo he hecho de manera responsable.

✓ He aumentado la cantidad de vegetales crudos en mi dieta diaria.

✓ He elegido los mejores cereales e hidratos de carbono posibles.

✓ He equilibrado las grasas.

✓ He complementado mi dieta con al menos un superalimento.

✓ He hecho todo lo posible por evitar los OGM.

✓ Al comer fuera, he optado por opciones orgánicas y saludables.

✓ He realizado la limpieza de productos de la cocina y la voy a repetir periódicamente.

DÍA 18:
Cambiar para huir de «la tienda de los horrores»

EL ENTORNO ME RESULTABA DESCONOCIDO. Era como si alguien me hubiera hecho descender desde un helicóptero a una tierra extraña y estaba completamente perdida. Me encontraba en una tienda de comestibles llamada Earth Fare. Era la primera vez que entraba en una tienda de alimentos naturales.

Estaba acostumbrada a comprar en supermercados convencionales y lo que vi en Earth Fare me sorprendió. Había toda una sección dedicada a las carnes ecológicas. Las carnes de pollo, vacuno y cordero procedían de animales a los que se les había permitido pastar y alimentarse de forma natural. La mayor parte del género que se ofrecía era orgánico. A los animales no se les habían administrado antibióticos u hormonas. Los huevos eran más frescos que los que había comprado nunca. Las frutas y verduras, no fumigadas, presentaban un aspecto y un color que nunca había visto antes. En la sección de alimentos a granel había todo tipo de legumbres, cereales y demás, de los que nunca había oído hablar.

Pero ¿dónde estaban los productos normales? ¿Las coca colas, los Krispies, los Doritos? Estaba totalmente confundida. Y todo lo que allí había eran alimentos para mí desconocidos, por lo que iba recorriendo los pasillos, leyendo las etiquetas de los productos y sus listas de ingredientes. Descubrí por primera vez las auténticas barritas de cereales integrales y metí enseguida una caja de ellas en el carro de la compra.

Esta primera visita fue seguida de muchas otras. Desde ese día empecé a comprar exclusivamente en las tiendas en las que podía encontrar alimentos orgánicos, libres de aditivos. Me dí cuenta de que el lugar en el que se hace la compra puede ser decisivo para el modo en que uno se siente y para el aspecto que luce.

Cuando se intenta comer de manera saludable y nutritiva, hacer la compra en la tienda de alimentación puede ser en cierto modo como buscar un tesoro escondido. Pudiendo escoger hasta 50.000 posibles opciones y con 17.000 nuevos productos cada año, parece difícil saber si es posible encontrar los productos orgánicos más saludables. Pero sí lo es.

El nuevo hábito que hoy comentamos convertirá la compra en algo sencillo: basta con cambiar el supermercado convencional por una tienda de alimentos especializada en productos naturales, orgánicos y sin aditivos químicos.

¿QUÉ HACE WHOLE FOOD QUE NO HAGA WALMART?

El periodista especializado en protección del consumidor Ben Blatt, realizó en la revista *on-line Slate* una comparación entre los productos de Walmart y los de la cadena de supermercados de productos orgánicos Whole Foods. Whole Foods prohíbe los alimentos que contienen determinados alimentos, enumerados en una «lista negra» que hasta la fecha contiene 78 compuestos, todos los cuales están presentes a menudo en la mayoría de los alimentos procesados y que se cuentan también en nuestra lista de los 15 generadores de enfermedad. Algunos ejemplos son los siguientes:

- Colorantes artificiales
- Saborizantes artificiales
- Aspartamo
- Azodicarbonamida
- Peróxido de benzoílo
- Dimetilpolisiloxano
- Jarabe de maíz de alta fructosa
- Grasas hidrogenadas
- Glutamato monosódico (GMS)
- Nitratos/nitritos
- Benzoato de sodio
- TBHQ (butilhidroquinona terciaria)

Dado que Walmart no prohíbe ninguno de los ingredientes de la lista de Whole Foods, Blatt calculó algunos datos estadísticos nada tranquilizadores para quienes adquieren sus productos en los establecimientos del gigante de la distribución::

- En torno al 14% de los productos alimentarios vendidos en Walmart estarían prohibidos en Whole Foods, solo por el hecho de contener jarabe de maíz de alta fructosa.

- Aproximadamente el 54% de los alimentos de Walmart estarían vetados en Whole Foods si se tuviera en cuenta la lista completa de los 78 ingredientes prohibidos. Ello supone que si alguien eliminara de la sección de alimentos de Walmart todos los productos que contienen esos componentes prohibidos, más de la mitad de los estantes quedarían vacíos. De hecho, la sección de bebidas refrescantes desaparecería virtualmente, ya que el 97% de los refrescos de Walmart contiene compuestos que en Whole Foods se consideran inaceptables.

- Incluso quienes no son aficionados a las bebidas carbonatadas (para su bien) no están libres del problema. Más del 36% de las aguas que se comercializan en Walmart contienen alguno de los compuestos prohibidos por Whole Foods.

Para ser justos, comprendo que algunas de las grandes cadenas de alimentación están haciendo esfuerzos por incluir más alimentos orgánicos en su gama de productos, y ello es evidentemente positivo. En tales casos, conviene dedicar un tiempo a leer el etiquetado y a descifrar los nombres de los ingredientes. A veces lo que parece un alimento sano puede convertirse en una auténtica trampa. Tomemos como ejemplo el pan que se comercializa como «de trigo integral 100%». Con frecuencia este tipo de pan contiene edulcorantes artificiales, acondicionadores de masa, colorantes, conservantes y otros compuestos químicos añadidos. Igual sucede con los cereales. Numerosos cereales envasados, que se publicitan como saludables fuentes de cereales integrales y fibra, incluyen en su elaboración un azúcar procesado llamado maltodextrina y otros conservantes. Por fortuna, numerosos proveedores de alimentos convencionales, entre ellos Walmart, están empezando a incorporar preparados orgánicos a los productos que comercializan con marcas propias. Elegir este tipo de productos y no los convencionales nos pone a salvo de multitud de compuestos tóxicos. Algunas de esas marcas son Wild Oats, de Walmart, Simply Balanced, en Target, GreenWise Market, en Publix, y HT Naturals, en Harris Teeter.

En cualquier caso, siempre es más sencillo y más seguro adquirir los alimentos en tiendas y supermercados dedicados a los productos ecológicos de alta calidad. Si se cambia de proveedor de alimentos se cambiará también a mejor la propia salud. En foodbabe.com es posible acceder a más información sobre el tema.

EL MÉTODO FOOD BABE

COMPRAR BIEN

Es importante comprar donde se esté seguro de que las frutas, verduras, hortalizas y demás comestibles son de la mejor calidad. Este tipo de establecimientos han existido siempre, pero en el pasado reciente se han venido consolidando, haciendo que para todos aquellos que deseen adoptar un estilo de vida saludable la transición resulte más fácil. Recomiendo algunas tiendas y cadenas de alimentación en las que el compromiso de no utilizar determinados ingredientes en sus productos es firme y contrastado. Algunas de ellas son las siguientes *:

- Whole Foods Market
- Earth Fare
- Sprouts Farmers Market
- Trader Joe's (con importantes condiciones, como se dice más adelante)
- Wild Oats Marketplace
- Mother's Market & Kitchen
- Healthy Home Market
- Erewhon

ALERTA FOOD BABE:
¿QUÉ OCULTA LA CADENA TRADER JOE'S?

He de decir que me encanta comprar en las tiendas de la cadena. Son divertidas y su personal es extremadamente amable y atento. Sin embargo, la empresa se ha negado a compartir la información que le he solicitado repetidas veces y mantiene en el más absoluto secreto todo lo referente a sus prácticas comerciales. Tomemos como ejemplo el uso de OGM: «Nuestra posición en lo que respecta a los organismos genéticamente modificados es clara: no permitimos que se utilicen en los productos de nuestras marcas propias (Trader Joe's, Trader José's, Trader Ming's) o en otras de las que comercializamos».

(Continúa)

---

* Se trata de tiendas y cadenas estadounidenses cuyos productos no se comercializan en Europa, donde solo están disponibles en comercios especializados de alimentos de importación, pudiendo también adquirirse *on-line*.

He de decir que me encanta comprar en las tiendas de la cadena. Son divertidas y su personal es extremadamente amable y atento. Sin embargo, la empresa se ha negado a compartir la información que le he solicitado repetidas veces y mantiene en el más absoluto secreto todo lo referente a sus prácticas comerciales. Tomemos como ejemplo el uso de OGM: «Nuestra posición en lo que respecta a los organismos genéticamente modificados es clara: no permitimos que se utilicen en los productos de nuestras marcas propias (Trader Joe's, Trader José's, Trader Ming's) o en otras de las que comercializamos».

¿Deberíamos creer tales afirmaciones? No necesariamente. Durante mi investigación sobre esta cuestión comprobé que ninguna organización de certificación independiente verifica con regularidad que los productos de Trader Joe's no contienen transgénicos. Compete exclusivamente a los equipos de control de suministros de la propia cadena la comprobación de los OGM en los alimentos que les proporcionan sus proveedores, sin que intervengan el Non-GMO Project o el USDA, los cuales requieren altos niveles de exigencia y valoraciones de organismos independientes antes de que una empresa pueda afirmar que no opera con transgénicos. Si hay alguna queja sobre algún producto, la compañía pone en marcha un proceso de verificación que corre a cargo de entidades teóricamente independientes, pero no reveladas.

Trader Joe's afirma que cuenta con declaraciones juradas que documentan que los suministradores que elaboran los productos de sus marcas no utilizan ingredientes transgénicos o contaminados con OGM, pero no hay forma de comprobar si eso es cierto. En cierta ocasión pedí a la compañía que me hiciera llegar una de esas declaraciones juradas referidas a la no utilización de maíz o soja transgénicos en al menos uno de sus productos no certificados como orgánicos. La respuesta fue negativa alegando que «no compartían ese tipo de documentación, que consideraban confidencial». Tampoco me quisieron informar sobre el país en el que algunos de sus productos envasados eran producidos, ya que en el etiquetado no se especificaba el «país de origen».

¡La negativa a mis peticiones era cosa de locos! Tenemos derecho a saber de dónde procede nuestra comida y qué hay en ella, y Trader Joe's se niega tranquilamente a dar esa información.

Sé que mucha gente compra sus productos por lo razonable de sus precios, pero, considerando su falta de transparencia, hay solo una lista limitada de productos que yo personalmente adquiriría en sus establecimientos:

- Frutas, verduras, frutos secos y semillas orgánicos certificados.
- Productos de marca Trader Joe's con certificación de orgánicos (a cargo del USDA), por ejemplo, las palomitas de maíz orgánico con aceite de oliva.
- Productos lácteos orgánicos certificados.
- Carnes con certificación orgánica; en las tiendas de la cadena se comercializa todavía una ingente cantidad de carne convencional y, de hecho, hay informes que indican que el 90% de sus productos cárnicos proceden de animales criados con antibióticos.
- Cafés y tés organicos certificados (como el té Yogi).
- Frutas y verduras congeladas con certificación orgánica (por ejemplo bayas y frutos del bosque).
- Ciertos productos convencionales (como el kimchi) en los que el riesgo de presencia de transgénicos es bajo.
- Productos de papel; en Trader Joe's se aplican prácticas respetuosas con el medio ambiente y utilizan papel reciclado.

Lo más importante a la hora de adquirir productos en Trader Joe's, como en cualquier otro establecimiento, es leer con atención la lista de ingredientes.

COMPRAR CON CRITERIO

Una vez que se ha elegido la tienda más adecuada, es esencial comprar siguiendo una estrategia adecuada, en especial en lo que respecta a alimentos tales como frutas verduras y hortalizas, legumbres, carnes sostenibles y cereales, que deben concentrar la mayor parte de las compras.

Es importante tener siempre en cuenta las listas de los quince elementos «limpios» y de los doce elementos nocivos del Grupo de Trabajo Ambiental, accesibles en ewg.org, con objeto de conocer las frutas y verduras que contienen menos pesticidas. En esta última lista se incluyen los productos agrícolas con mayor carga de aditivos químicos, mientras que la primera incluye los que presentan el nivel más bajo de residuos químicos. En uno de mis batidos preferidos suelo utilizar pepinos, y, dado que, están incluidos en la lista de los doce elementos nocivos, siempre me aseguro cuando los consumo de que sean de cultivo ecológico. Es esencial que todos los productos que conforman esta lista sean orgánicos. Las listas cambian periódicamente, por lo que es preciso consultarlas de vez en cuando en la página web del grupo.

He aquí una lista de los alimentos que han de ser de cría o cultivo ecológico siempre que sea posible:

1. **Lácteos** (leche, queso, yogur, helado, etc.).
2. **Carnes** (se han de buscar canes de animales alimentados con hierba, a los que no se les hayan administrado antibióticos ni hormonas del crecimiento y criados con procedimientos ecológicos y carentes de transgénicos).
3. **Maíz, soja, calabacín, calabaza, colza, remolacha azucarera y aceite de semillas de algodón.** Todos ellos son cultivos con alto riesgo de presencia de OGM. Conviene recordar siempre la necesidad de la lista de ingredientes en todos los alimentos envasados, a fin de verificar la posible presencia de cualquiera de ellos.
4. **Las siguientes frutas, verduras y hortalizas:**

- Todas las verduras de hoja (col rizada, rúcula, repollo, espinacas, cilantro, perejil, diente de león, acelgas, etc.)
- Todas las bayas (fresas, arándanos, frambuesas, moras)
- Pimientos
- Manzanas
- Apio
- Tomates cherry
- Pepinos
- Patatas
- Uvas
- Guindillas
- Nectarinas
- Melocotones

5. **Huevos** (de granja y de gallinas con alimentación orgánica).
6. **Té y café.**
7. **Hierbas y especias** (las no orgánicas son irradiadas, lo que les hace perder sus propiedades medicinales).
8. **Chocolate.**

Las carnes y los lácteos deben elegirse con especial cuidado. En ellos es necesario buscar siempre en el etiquetado referencias tales como «orgánicos», «de animales alimentados con hierba o pasto», «sin hormonas», «no producida con antibióticos», etc.

Las grasas son un componente esencial de la dieta y ayudan a mantener la línea, en especial en el abdomen. Sin embargo, es necesario tomar grasas y aceites sin refinar o aceites de pescado. En cambio, las grasas *trans* han de evitarse a toda costa y es importante, asimismo, procurar no consumir cualquier producto que contenga aceites de soja, maíz, colza o semillas de algodón.

Es necesario, siempre que sea posible, rehuir los transgénicos, buscando en el etiquetado las indicaciones «orgánico» o «no genéticamente modificado».

En general, es aconsejable eludir todos aquellos componentes que sean poco más o menos impronunciable o de los que nunca se haya oído hablar.

HACER PEDIDOS DE ENTREGA A DOMICILIO

La mayor parte de las veces prefiero comparar precios y elegir los alimentos en la tienda yo misma. Sin embargo, hay mucha gente a la que le resulta más cómodo hacer la compra por Internet. Es una opción que facilita las cosas cuando se tiene poco tiempo, cuando se está enfermo o cuando hay que ir de acá para allá para llevar y recoger a los niños. Con unos cuantos toques de ratón es posible hacer la compra de productos orgánicos sin tener que gastar en gasolina ni tan siquiera de cambiarse. En este caso conviene seguir las siguientes indicaciones:

- Es aconsejable adquirir siempre las marcas preferidas y hacerlo de manera sistemática.
- Instacart. Este servicio puede utilizarse para optimizar la comodidad. Los alimentos que se desee adquirir se seleccionan *on-line*, y una persona se dirige a la tienda que el comprador haya elegido, hace la compra y la lleva su casa. El servicio, actualmente presente en quince ciudades de Estados Unidos, pero que muy probablemente se difundirá en breve a otros países, incluye diversos supermercados de alimentos ecológicos.
- Abe's Market. Este es otro servicio de compra *on-line* especializado en productos orgánicos y naturales, a través del cual pueden encargarse productos de todo tipo, desde alimentos envasados hasta productos para el hogar ecológicos.

- Vitacost. A través de esta página web es posible encargar una amplia variedad de alimentos orgánicos y saludables, así como suplementos vitamínicos y otros preparados similares.
- Herbspro. Esta es otra web que permite acceder a bajo precio a toda clase de alimentos y productos ecológicos.
- Green PolkaDot Box y Thrive Market. Estos dos servicios de distribución de alimentos orgánicos y sin OGM ofrecen algunos de los mejores precios para carnes, lácteos y otros productos orgánicos, que pueden encargarse sin salir de casa. Incluso papar personas como yo, que vivo cerca de varias tiendas de alimentos ecológicos, la posibilidad de escogerlos y solicitarlos desde casa no solo resulta más cómoda, sino que además ahorra dinero.
- Servicios de entrega de frutas y verduras orgánicas (Door to Door Organics, Absolute Organics, FreshDirect o Simply Fresh). Todos los martes recibo un pedido de frutas y verduras orgánicas que me traen a casa. De esta manera no solo mantengo mi despensa abastecida de este tipo de alimentos, sino que consigo productos de temporada que tal vez no elegiría haciendo la compra por mí misma y que me permiten preparar nuevas recetas. Si no se es muy audaz, se pueden pedir los alimentos habituales. Sin embargo, a veces es aconsejable dejar que nos sorprendan con nuevas opciones; de esta manera se abren nuevas perspectivas que no dejan de resultar gratificantes y divertidas.

COMPRAR A NIVEL LOCAL: MERCADOS DE PRODUCTORES Y ASC

Comprar a proveedores locales del propio entorno es la mejor manera de conseguir alimentos frescos de temporada. Los alimentos locales suelen ser sustancialmente más baratos que los traídos de lugares lejanos. Los mercados locales próximos pueden localizarse *on-line* a través de páginas web como localharvest.org (inglés) o ecoagricultor.com (español). En ellos es posible conocer a los productores de la zona, establecer una relación directa con ello y negociar los precios.

Asimismo, se les pueden preguntar por sus prácticas de cultivo y cría y saber si fumigan sus plantaciones con pesticidas, si aplican técnicas de cultivo ecológico, si crían el ganado de forma orgánica o si emplean métodos de agricultura sostenible.

Otro factor a tener en cuenta es la conveniencia de acudir a estos mercados a última hora, ya que es frecuente que los productores bajen los precios cuando el mercado está a punto de cerrar, para no tener que regresar con existencias sobrantes.

También podemos optar por recurrir al modelo de producción conocido como agricultura sostenida por la comunidad (ASC). Los agricultores integrados en este tipo de programas ofrecen una amplia gama de productos de temporada, que pueden ser adquiridos directamente al productor o bien enviados a domicilio semanalmente. El abastecimiento de alimentos a través de este método asegura que los productos no han sido transportados desde lugares que se hallan a cientos de kilómetros.

CULTIVAR LOS ALIMENTOS UNO MISMO

Puede parecer una idea descabellada, pero mantener un pequeño huerto en el que cultivar los alimentos uno mismo no es tan difícil como parece. Mi madre siempre ha tenido uno en su jardín y le apasiona cuidarlo, cultivar sus propias verduras y preparar la comida con ellas. Siempre me ha animado a hacer lo mismo.

Veamos algunas posibles maneras de comenzar:

- Se pueden plantar uno o varios tiestos con hierbas utilizadas como especias o condimento en la propia cocina o en algún otro lugar adecuado, para poder disponer en todo momento de hierbas aromáticas recién cortadas. Las especias de cultivo orgánico son uno de los productos a los que se les carga con mayor sobreprecio en las tiendas de alimentos ecológicos.
- Es aconsejable ponerse en contacto con alguna asociación de consumidores de productos orgánicos, con objeto de recibir el pertinente asesoramiento sobre el modo de cultivar alimentos orgánicos en casa.
- Es importante asegurarse de que las semillas que se utilicen no sean transgénicas. En diversas páginas web como Sow True Seed (inglés), www.agriculturaecologica.com o huertodeurbano.com (español) puede consultarse información al respecto (español).

- Si se tiene jardín y el huerto es de ciertas dimensiones, es recomendable informarse sobre los procedimientos para envasar y conservar los productos cosechados, de modo que no se deterioren cuando son excesivamente abundantes.

AHORRAR COMIENDO

Generalmente, la principal preocupación relativa al estilo de vida y la alimentación orgánicos es su coste. Tal vez sea este su único inconveniente, ya que, por lo demás, todos sus efectos y repercusiones son ciertamente beneficiosos, cuando no «mágicos». Ya hemos comprobado una y otra vez que los alimentos no ecológicos contienen hormonas cancerígenas, antibióticos que atacan al sistema inmunitario y peligrosos pesticidas. Así pues, tomar comida orgánica de alto valor nutritivo supone un extraordinario ahorro en fármacos, consultas médicas y demás costes sanitarios.

A continuación comentaremos algunas estrategias que permiten mitigar el efecto del mayor coste de los alimentos. Empecemos, pues, a ahorrar.

BUSCAR OFERTAS SALUDABLES

Si se localiza un buen proveedor de alimentos orgánicos, no está de más hacer acopio de los no perecederos y congelar los que sí lo sean.

Asimismo, es conveniente aprovechar las ofertas de tipo «dos por uno» y los productos con descuento (siempre que sean del gusto del comprador; no se trata de comprar lo más barato si luego no se va a consumir).

En los establecimientos que comercializan comida ecológica también se dispone a menudo de «marcas blancas», de precio bastante inferior al de las marcas de distribución general, y de tarjetas-ahorro, que permiten conseguir una sustancial disminución del coste en numerosos productos.

En las páginas web de los establecimientos que se prefieran, pueden seguirse las ofertas de vales-descuento y las promociones especiales, que también se pueden consultar en las páginas de las redes sociales de las distintas tiendas.

En la red es posible acceder igualmente a páginas en las que se recopilan ofertas, vales y promociones aplicadas a los más diversos productos orgánicos. Entre las que suelo consultar se cuentan Mambo Sprouts, Saving Naturally, Organic Deals, Organic Food Coupons, Healthsavers, Organic Deals and Steals y Simply Organic.

Es también recomendable consultar las páginas web dedicadas específicamente a los descuentos de todo tipo de productos, como www.retailme-not.com (inglés) o www.portaldescuento.com (español)

COMENZAR A AHORRAR EN CASA Y EN LA COCINA

Para conseguir ahorrar en la adquisición de alimentos conviene organizarse adecuadamente. Es aconsejable planificar la comida semanalmente, teniendo en cuenta lo que se ha de comprar y los vales-descuento y las ofertas de los que se haya tenido noticia investigando en Internet.

Un recurso de notable utilidad es elaborar presupuestos semanales y mensuales que permitan controlar el gasto.

Siempre que sea posible, es preferible elaborar las barritas de cereales, los *snacks* orgánicos y los batidos y zumos en casa, sin necesidad de tener que comprarlos.

La instalación en el grifo de la cocina de un filtro de al menos doble fase, que se instala directamente y evita tener que comprar agua embotellada, supone otro medio para conseguir un sustancial ahorro. En la guía que publica el Grupo de Trabajo Ambiental se recogen indicaciones para elegir el filtro más adecuado en cada caso.

El libro *Wildly Affordable Organic*, de Linda Watson, ofrece numerosos menús orgánicos cuyo coste al día es de 5 dólares o menos.

APROVECHAR EL CONGELADOR

Los productos agrícolas orgánicos congelados suelen ser más baratos que los frescos, sobre todo en lo que respecta a frutas y verduras que están fuera de temporada.

He aquí algunos grupos de alimentos que es aconsejable congelar:

- Frutas y verduras de temporada.
- Las sobras en general (pueden aprovecharse para preparar otra receta), utilizando frascos de conserva o cubiteras de hielo de silicona para las porciones más pequeñas.

- Masa para galletas y dulces y golosinas preparados en casa, como los utilizados en la receta del dulce de azúcar helado con chocolate y almendra de la página 381.
- Otros productos como mantequilla, queso o pan duro para hacer pan rallado o picatostes en casa.

OTROS RECURSOS PARA AHORRAR

Si no se consigue mantener una alimentación orgánica al 100%, conviene reducir el consumo de carne y lácteos. Uno de los modos de hacerlo es seguir una dieta vegana al menos hasta las seis de la tarde, como sugiere Mark Bittman en su libro *VB6*. Por ejemplo, se puede tomar un batido verde y una tostada de pan orgánico con el desayuno, una buena ensalada acompañada de lentejas u otras legumbres o un rollito de humus a la hora de comer y algún plato a base de carne de calidad (en porciones pequeñas) en la cena.

Aunque sea orgánica, la cantidad de carne en cada preparación puede reducirse a la mitad, compensando con otra mitad de legumbres ecológicas.

Es preferible comprar los pollos de cría ecológica enteros, en vez de las pechugas, los muslos y las alas por separado, ya que ello reduce sensiblemente el coste y, además, la carcasa puede aprovecharse para hacer un caldo.

Es recomendable no comprar frutas prelavadas y listas para consumir, puesto que en ocasiones llegan a costar el doble.

Otro modo de reducir el gasto es adquirir marcas de café y té orgánico comerciales, en vez de acudir a tiendas especializadas de café y té, generalmente más costosas.

Asimismo es aconsejable procurar comer fuera en contadas ocasiones. La alimentación orgánica en casa es sensiblemente más barata que los restaurantes especializados en este tipo de comida.

COMPRAR A GRANEL

Dado que el proveedor no tiene que invertir en diseño de etiquetas ni en envasado de los materiales, los alimentos a granel son a menudo más baratos. Comprando a granel productos como la sémola de avena, los frutos secos, las frutas desecadas o las legumbres, pueden conseguirse considerables ahorros.

Si llevamos nuestras propias tazas medidoras a la tienda en la que compramos los alimentos a granel, nos aseguraremos de que compramos la cantidad justa que necesitamos para elaborar una receta y evitaremos un gasto extra.

Cuando se compren carnes, cabe la posibilidad de considerar la adquisición de animales enteros (por ejemplo en el caso de las aves de corral o corderos) o de piezas grandes, para cortarlas en casa y congelarlas.

Por lo que respecta a los dulces, es preferible no comprar paquetes enteros de dulces o de chocolate orgánicos y optar por adquirir cantidades pequeñas a granel, por ejemplo, de frutas desecadas o de almendras recubiertas de chocolate.

Es aconsejable comprar frutas y verduras de temporada y hacerlo a granel; así se consigue un notable reducción del gasto. La cantidad que no vaya a utilizarse puede congelarse o envasarse para conserva.

Hay clubs y asociaciones de consumidores, o simplemente grupos de amigos, vecinos o familiares, que adquieren alimentos en grandes cantidades para obtener sustanciales descuentos. Por ejemplo, en Estados Unidos, la organización, United Buying Clubs (unitedbuyingclubs.com) gestiona y coordina las compras de más de 3.000 clubs de consumidores en 34 estados.

ELEGIR MARCAS QUE AYUDEN A AHORRAR

En Estados Unidos hay una serie de cadenas de alimentación que comercializan productos orgánicos, como Trader Joe's, Earth Fare, Everyday Value, ShopRite, Wegmans, Kroger, Publix y Harris Teeter, cuyos precios son bastante inferiores a los de otros proveedores. Con independencia de cuál sea la marca, estos productos deben seguir las directrices establecidas por el Departamento de Agricultura (USDA) sobre certificación orgánica para poder utilizar el correspondiente sello oficial. Es más que probable que sea difícil notar la diferencia entre una marca blanca de una de estas cadenas y otras marcas de mayor coste.

Conviene tener en cuenta, además, que, si no se queda satisfecho con la calidad de los productos orgánicos, numerosas tiendas y compañías dedicadas a la comercialización y a la elaboración de este tipo de alimentos ofrecen una garantía de devolución del importe.

LISTA DE COMPROBACIÓN

Hoy:

- ✓ He cumplido con el ritual del agua de limón.
- ✓ He tomado una bebida verde.
- ✓ He dejado de beber líquidos con las comidas.
- ✓ He bebido —y me he lavado y duchado con— agua pura, limpia y filtrada.
- ✓ He tomado menos lácteos y he optado por los más saludables.
- ✓ He dejado de beber todo tipo de refrescos y bebidas carbonatadas.
- ✓ He prestado atención al consumo del alcohol.
- ✓ He eliminado de mi dieta la comida rápida.
- ✓ He renunciado a tomar azúcares refinados.
- ✓ He comido menos carne y lo he hecho de manera responsable.
- ✓ He aumentado la cantidad de vegetales crudos en mi dieta diaria.
- ✓ He elegido los mejores cereales e hidratos de carbono posibles.
- ✓ He equilibrado las grasas.
- ✓ He complementado mi dieta con al menos un superalimento.
- ✓ He hecho todo lo posible por evitar los OGM.
- ✓ Al comer fuera, he optado por opciones orgánicas y saludables.
- ✓ He realizado la limpieza de productos de la cocina y la voy a repetir periódicamente.
- ✓ He cambiado mis hábitos de compra.

DÍA 19:
Cocinar alimentos naturales en casa

CUANDO ERA PEQUEÑA tenía prohibido entrar en la cocina. Mi padre no me dejaba estar allí por miedo a que sufriera una quemadura o algún otro percance doméstico. Odiaba tener que ayudar a mi madre a poner la mesa y para mí era una verdadera tortura acompañarla al mercado de productores locales. La comida india era un martirio. Burger King y McDonald's resultaban mucho más tentadores.

Cuando me marché de casa para ir a la universidad, el gesto más habitual a la hora de cenar no era abrir la nevera o encender el fuego de la cocina, sino marcar un número de teléfono para encargar comida rápida. En realidad sabía que eso no podía ser bueno para mí. Tenía que aprender algunos fundamentos rudimentarios de cocina, así que, en torno a los 25 años, tras las primeras llamadas de atención de mi salud, decidí ponerme el delantal y empezar a aprender.

A principio me sentía intimidada. No me sentía capaz ni de cocer un huevo. Pero mi afán de superación acabó por imponerse. Me planteé el aprendizaje de la cocina como un reto. Utilicé libros de cocina, el canal de televisión Food Network, información *on-line* y asesoramiento de amigos. Cometí multitud de errores, quemé muchos guisos y estropeé numerosas recetas en apariencia sencillas.

Pero la práctica sirve para perfeccionarse y, finalmente, a base de pruebas y errores, conseguí aprender a cocinar e incluso a elaborar mis propias recetas. Me encanta recopilar recetas anotadas en mis viajes y conocidas a través de personas de todo el mundo que comparten conmigo su saber culinario. Todas estas experiencias me han convertido en una cocinera ciertamente intrépida.

Las cosas han cambiado mucho. La mayoría de los días preparo platos en la cocina y consigo al menos no quemarme *siempre*. Me gusta poner la mesa, paso horas enteras en mercados de productores locales, me encanta la comida india y considero que lo que se come en Burger King y McDonald's es auténtica basura.

Cocinar en casa es extraordinariamente saludable, ya que es ahí donde se tiene el control absoluto de los ingredientes que se utilizan. Con independencia del nivel de ingresos, el mejor factor predictivo de una dieta saludable es la frecuencia con la que se come en casa. En casa no se adulteran los alimentos con colorantes, conservantes o GMD, se controla la cantidad de grasa, azúcar y no se corren riesgos de que los productos tóxicos de los plásticos se filtren a los alimentos. Si se toman productos orgánicos, se puede estar seguro de no estar ingiriendo pesticidas. Se sabe con precisión qué es lo que se come.

Al contrario de lo que nos han hecho creer, cocinar en casa también ahorra tiempo y dinero. Es posible elaborar varios platos en el mismo tiempo que se invierte en coger el coche para ir a un restaurante de comida rápida. Las diferentes elaboraciones pueden prepararse en cantidades abundantes, con objeto de conservarlos y recalentarlos cuando se vayan a consumir. Si se planifica adecuadamente la alimentación y se tienen los ingredientes a mano, también se consigue un sustancial ahorro económico. Por otro lado, el aprovechamiento de las sobras permitiendo dar rienda suelta a la propia creatividad en nuevas recetas, o bien conservándolas para el día siguiente, algo que yo suelo hacer con frecuencia. Cuando se dispone de una despensa bien provista, es más sencillo y barato buscar lo que se necesita y cocinarlo que comprar ingredientes adicionales.

Comprar barato y conservar

He aquí un dato significativo: se estima que cada estadounidense desperdicia unas 1.400 calorías diarias de alimentos. Conviene formular algunas sugerencias para no formar parte de esas estadísticas:

Los frutos secos crudos y las harinas deben conservarse en el refrigerador para evitar que se enrancien.

Es aconsejable forrar el interior del cajón de la verdura de la nevera para que absorba el exceso de humedad. De esta manera las frutas y verduras se mantendrán frescas durante más tiempo.

Para repeler posibles insectos, en los envases de la harina, el arroz y la pasta harinas es recomendable introducir una hoja de laurel

Si los plátanos se guardan en la nevera separados unos de otros se conservan más tiempo.

No se debe tirar la pulpa sobrante de las almendras cuando se elabora leche del almendras casera. Puede usarse como complemento para dar sabor a los ba-

---

tidos o a horneados como los bizcochos. También es posible preparar harina de almendras extendiendo la pulpa sobre un papel de horno y secándola en el horno a 120 grados o en un deshidratador.

La pulpa vegetal que queda después de exprimir o licuar frutas y verduras puede emplearse para aumentar la cantidad de fibra en sopas y batidos, o para enriquecer panes y galletas saladas horneados.

Para que el apio, las zanahorias o los rábanos reblandecidos vuelvan a estar crujientes se pueden sumergir en agua con una rodaja de patata.

Naranjas, limones y demás cítricos deben conservarse en el frigorífico. Así se mantienen una o dos semanas más.

Las verduras de hoja oscura y las frutas del bosque (bayas) no deben lavarse hasta el momento de consumirlas.

Las hierbas aromáticas, la cebolletas y los espárragos se conservan mejor en un vaso alto con dos dedos de agua.

Los alimentos «revenidos» pueden muchas veces aprovecharse. Así sucede, por ejemplo, con el pan duro en la ensalada panzanella o el gazpacho y con los plátanos pasados en el pan de plátano o en batidos.

Para comer menos es aconsejable usar platos pequeños; de esta manera, aunque no lo parezca, se controla la cantidad de comida que se ingiere.

Cuando se tiene jardín, las sobras de la comida pueden utilizarse para hacer compost (y ahorrar en fertilizantes).

Cuando mi marido y yo salimos a cenar, la factura del restaurante supera con facilidad los 50 o 60 dólares, y eso solo para dos personas. ¿Cuántas comidas creen que pueden prepararse en casa con 50 dólares? Infinidad de ellas. Con bastante menos de la mitad es posible comprar queso y legumbres orgánicos, salsas, lechuga y tortillas para tacos, con los que preparar una cena, quedando seguramente sobras para elaborar alguna otra receta al día siguiente. Definitivamente, comer en casa, y ahorrar dinero al mismo tiempo, es la mejor opción posible.

Una vez que se está habituado a preparar comidas saludables, se está también enganchado a la vida sana.

EL MÉTODO FOOD BABE

EMPEZAR POCO A POCO Y PREPARAR COMIDAS SENCILLAS

El mejor consejo para todo aquel que esté aprendiendo a cocinar es que no sea demasiado ambicioso. Cuando se está empezando a escalar no se intenta subir al Everest. Así que para iniciarse en la cocina no conviene preparar unos crepes suzette.

Cuando daba mis primeros pasos como cocinera, recurría a webs tales como cooks.com o allrecipes.com. Lo más aconsejable es intentar preparar recetas que se consideren factibles y seguir los pasos indicados al pie de la letra.

Este tipo de referencias en Internet suelen seguir las tendencias más recientes e imparten directrices destinadas a quienes no disponen de mucho tiempo, por lo que son adecuadas para este fin (conviene puntualizar que es posible que se necesario cambiar algunos de los ingredientes que se citan en ellas, en función de lo expuesto en este libro).

También es aconsejable buscar libros de cocina interesantes. Yo he ido recopilando una pequeña biblioteca con ellos para inspirarme a la hora de probar nuevos ingredientes o de elaborar platos innovadores. Mis preferidos están recogidos en el apéndice B, al final de este libro.

Otro posible recurso es ver los programas de cocina de la televisión, aunque no conviene convertirse en este caso en un espectador pasivo. En su libro *Cocinar,* Michael Pollan indica que la gente pasa mucho más tiempo viendo como se cocina en los programas más populares que cocinando.

Un truco para principiantes consiste en limitarse a las elaboraciones más sencillas. Aprender a preparar una simple tortilla vegetariana lleva apenas unos minutos y para hacerlo no son necesarios más que los ingredientes y una sartén.

Una vez que se dominan cuatro o cinco recetas, uno puede considerarse un iniciado en el mundo de la cocina. Las recetas de este libro son todas de nivel inicial o intermedio. En general, prepararlas no lleva mucho tiempo —tal vez porque la paciencia no es la mayor de mis virtudes—, por lo que no se pierde mucho tiempo en realizarlas.

No es necesario comer siempre en casa. Propongo que, por ejemplo, contando desayuno comida y cena, se tomen en casa unas quince comidas, dejando el resto para comer fuera. El plan de alimentación de 21 días Food Babe está basado en esta pauta y ayuda a planificar las comidas que pueden hacerse en casa o fuera.

COCINAR CON ALIMENTOS FRESCOS

Siempre que se pueda es conveniente evitar los alimentos envasados o, lo que es lo mismo, hay que tomar alimentos frescos, lo más naturales que sea posible. Una vez que un alimento se introduce en un envase o una bolsa pierde parte, si no gran parte, de sus propiedades nutricionales.

PREPARAR LOS PLATOS ANTELACIÓN

Es recomendable tener preparada la comida desde la noche del día anterior o bien prepararla a primera hora de la mañana. Pueden, por ejemplo, cortarse unos pocos palitos de zanahoria o trozos de otras verduras, elaborar algún postre o cocinar una sopa o un guiso, de modo que lo único que haya que hacer a la hora de comer sea calentar la comida en el horno o al fuego.

CAPTAR LA ESENCIA DE LA COCINA

Por último, es importante disfrutar de los aromas de todo lo que se prepara. Cuando las personas a las que se quiere se reúnen para comer cambia la atmósfera del hogar. La comida no tiene por qué ser perfecta, pero la *experiencia* que se deriva de ella sí lo será si se ha puesto en su elaboración lo mejor de uno mismo.

ALERTA FOOD BABE: DOS MOTIVOS PARA NO UTILIZAR EL MICROONDAS

Hace las palomitas de maíz a la perfección y calienta el café o la leche con cereales de los niños en un abrir y cerrar de ojos. Y, sin embargo, este electrodoméstico, presente en el 80 o 90% de las cocinas, no es en absoluto saludable. Estas son las razones:

Los microondas generan carcinógenos que pasan a los alimentos. Se ha demostrado que al calentar carnes, lácteos, plásticos o papel en el microondas se generan carcinógenos que pasan a los alimentos. El Center for Science in the Public Interest (CSPI), la ya citada organización estadounidense sin ánimo de lucro dedicada a la investigación de la nutrición y la seguridad alimentaria, informó de la filtración de agentes tales como los BPA, el tereftalato de polietileno (PET), el tolueno y el xileno, a partir del envasado de alimentos habitualmente cocinados en microondas como pizzas, patatas fritas o palomitas. La expresión «apto para microondas» no está regulada por las autoridades responsables del control alimentario. Lo mejor es no utilizar en él recipientes plásticos ni papel film.

Los microondas se han asociado al aumento de las tasas de obesidad. Los hornos de microondas facilitan extraordinariamente el consumo de alimentos procesados, aunque a costa de destruir todo su contenido nutricional y de exponernos de manera innecesaria a diversas toxinas. Cuanto mayor es la ingesta de alimentos muertos y tóxicos, mayor es también la cantidad de calorías que se consumen para aportar al cuerpo la nutrición que tan desesperadamente necesita: y la consecuencia de ello no es otra que la ganancia de peso.

En su libro *Cocinar*, Michael Pollan resume bien el problema de los microondas: «El horno de microondas, situado justamente en el extremo opuesto del espectro culinario (e imaginativo) del hogar, provoca una especie de rechazo, ya que ese calor sin llama ni humo, ciertamente antisensorial, en cierto modo nos pone los pelos de punta. El horno de microondas es tan antisocial como comunitario es el fuego del hogar».

Especiar la salud

Las especias tienen unas increíbles propiedades medicinales. Moderan el hambre (cayena), potencian el metabolismo (pimentón picante), atacan a las células cancerosas (cúrcuma) y combaten la inflamación (canela). Pero todos esos beneficios es mucho más probable que se manifiesten cuando las especias son puras. Antes de comenzar a investigar el contenido de los alimentos no tenía idea de que eran muchos los agentes nocivos que se escondían en el cajón de las especias de mi cocina.

Las especias convencionales son tratadas con compuestos químicos y contienen transgénicos. Es más, prácticamente todas las especias convencionales que se venden en Estados Unidos son fumigadas (esterilizadas) con compuestos químicos de riesgo muchos de los cuales están prohibidos en Europa. Asimismo, son sometidas a irradiación. Esta radiación se emplea para destruir bacterias y otros contaminantes de los cultivos, pero el producto final de la cosecha de esos cultivos contiene niveles inferiores de vitaminas y enzimas naturales. La irradiación altera también la composición química de las especias, dando lugar a la formación de potenciales subproductos carcinógenos y aumentando las tasas de exposición a los radicales libres, responsables del envejecimiento y de numerosas enfermedades.

Hecha esta advertencia, es muy importante que en nuestra despensa no falte un apartado dedicado a las especias, magníficas promotoras de la salud. He aquí algunos consejos aplicables a la hora de adquirirlas:

- **Siempre se deben comprar especias orgánicas.** Las especias orgánicas no son sometidas a irradiación ni tratadas con pesticidas, transgénicos, colorantes artificiales, conservantes o antiaglutinantes (pueden probarse las de marcas como Simply Organic, Frontier Co-op, y otras).
- **Es importante comprobar la fecha de caducidad.** Las especias, a diferencia de los buenos vinos, no mejoran con los años, sino que pierden sus poderosos efectos saludables. Conviene revisar de vez en cuando el cajón de las especias para evitar el uso de las que hayan caducado. Es recomendable comprarlas en botes o envases pequeños, ya que, en general, suelen perder su sabor y sus cualidades medicinales con rapidez. Algunos establecimientos, como los de la cadena Earth Fare, permiten la posibilidad de adquirir cantidades inferiores a las de los botes enteros por un coste proporcional.
- **Es necesario sustituir las especias convencionales lo antes posible.** Cuando el cajón está lleno de especias convencionales, se pueden ir adquiriendo las correspondientes variedades orgánicas para cada nueva receta que se prepare. En poco tiempo de dispondrá de una amplia gama de especias ecológicas entre las que poder elegir.

LISTA DE COMPROBACIÓN

Hoy:

✓ He cumplido con el ritual del agua de limón.

✓ He tomado una bebida verde.

✓ He dejado de beber líquidos con las comidas.

✓ He bebido —y me he lavado y duchado con— agua pura, limpia y filtrada.

✓ He tomado menos lácteos y he optado por los más saludables.

✓ He dejado de beber todo tipo de refrescos y bebidas carbonatadas.

✓ He prestado atención al consumo del alcohol.

✓ He eliminado de mi dieta la comida rápida.

✓ He renunciado a tomar azúcares refinados.

✓ He comido menos carne y lo he hecho de manera responsable.

✓ He aumentado la cantidad de vegetales crudos en mi dieta diaria.

✓ He elegido los mejores cereales e hidratos de carbono posibles.

✓ He equilibrado las grasas.

✓ He complementado mi dieta con al menos un superalimento.

✓ He hecho todo lo posible por evitar los OGM.

✓ Al comer fuera, he optado por opciones orgánicas y saludables.

✓ He realizado la limpieza de productos de la cocina y la voy a repetir periódicamente.

✓ He cambiado mis hábitos de compra.

✓ Me he comprometido a preparar más comidas en casa.

DÍA 20:
Unas horas de ayuno diario

¡Bien! Ya hemos llegado al día 20. ¿Y ahora qué?

Ahora propondremos un nuevo objetivo: el ayuno diario. ¿Qué? ¿Ayunar a diario? Sé lo que están pensando, que eso es una insensatez. Y, sin embargo, no lo es. He aquí a lo que me refiero: es conveniente no comer nada durante al menos diez o doce horas desde que se termina de cenar hasta la hora del desayuno. Ello no debe suponer un gran esfuerzo, ni un ayuno real, sino que, básicamente, lo que se recomienda es no tomar tentempiés ni ninguna otra cosa a última hora o durante la noche. Se trata de pasar diez o doce horas sin tomar ningún alimento.

¿Cuál es el motivo?

Al poner en práctica este hábito, aprendí que el cuerpo necesita dejar de ingerir comida para autorrestablecerse y recargarse de energía. El hábito permite también comer a intervalos regulares y dormir mejor durante la noche. Cuando no lo cumplo, suelo sentirme somnolienta, pesada y abotargada. Ayunar unas horas al día tiene un efecto muy provechoso, créanme. Ayuda a sanar el sistema digestivo, una de las partes más importantes del organismo, ya que, si algo va mal en él, se ven afectados el estado de ánimo, el comportamiento, la piel, la energía y los mecanismos de desintoxicación, entre otras cosas.

El cuerpo tarda unas ocho horas en digerir la última comida que se hace en el día y, en las horas siguientes, se activan procesos de desintoxicación que proporcionan más tiempo para eliminar las células muertas y regenerar las nuevas. Estos procesos son la verdadera fuente del rejuvenecimiento, ya que, cuando son más las células que mueren que las que se regeneran se acelera el envejecimiento. Por medio de este periodo de ayuno, se rejuvenece mientras se duerme.

Otra de las ventajas del ayuno nocturno es que durante él se queman grasas. Ayunar durante diez o doce horas hace que el cuerpo tenga que utilizar las reservas de glucosa para obtener energía, eliminando el exceso de grasa.

El tercer beneficio afecta a la salud cardiaca. El ayuno intermitente reduce la temperatura corporal, la presión arterial y la frecuencia cardiaca y eleva la concentración de colesterol «bueno».

Lo que es bueno para el corazón lo es también para el cerebro. El ayuno intermitente ayuda a dormir mejor, de modo que el cerebro puede procesar también mejor las hormonas del estrés, como el cortisol, además de incrementar la capacidad de concentración, la memoria y la percepción sensorial. Asimismo, favorece la producción de betahidroxibutirato, un compuesto químico protector del cerebro que reduce la sensibilidad ante ciertas excitotoxinas, como el GMS.

Uno de los efectos más sorprendentes que noté tras adoptar este hábito es que me despertaba con más energía y más descansada. Quienes suelan irse a dormir con el estómago lleno sabrán de lo que hablo.

Este hábito es sin duda muy gratificante. Contribuye a restablecer la salud, ralentiza el envejecimiento y renueva las energías.

EL MÉTODO FOOD BABE

La práctica del ayuno intermitente o nocturno se sistematiza con facilidad. A continuación se exponen algunas pautas para hacerlo.

CENAR Y DORMIR SIEMPRE A LA MISMA HORA

Conviene procurar cenar siempre a la misma hora —yo suelo hacerlo entre las 7 y las 8 de la tarde—, no tomando nada una vez que se acaba de cenar.

Asimismo, es importante irse a la cama también en torno a la misma hora, en mi caso hacia las 10 de la noche. Los periodos regulares de sueño mejoran la calidad de este y previenen el insomnio.

NO OLVIDAR EL HÁBITO DEL DÍA 1

Al despertar, se debe tomar el vaso de agua con limón que se indicaba al comentar el hábito del día 1. En ese momento puede romperse el ayuno. Conviene no desayunar hasta diez o doce horas después de haber cenado. Yo en general desayuno entre las 8 y la 9 de la mañana.

INTERRUMPIR EL AYUNO

Es importante no saltarse el desayuno. Es la comida en la que el cuerpo se activa con nuevos nutrientes y hace que no se sienta hambre, impidiendo el exceso de alimento a lo largo de la mañana.

El establecimiento de las pautas horarias para la adopción de este hábito puede variar en función de las costumbres de cada uno pero, en términos generales, se trata de un proceso fácil de sistematizar y de mantener indefinidamente. Unas pocas horas de ayuno harán que nos sintamos más despiertos, ligeros, descansados y con renovadas energías.

> ### ALERTA FOOD BABE:
> ### LOS RIESGOS DE COMER DURANTE LA NOCHE
>
> Desde el punto de vista de la salud, hay numerosas razones para dejar de tomar tentempiés durante la noche:
>
> **Problemas cardiacos:** según un estudio de la American Heart Association publicado en 2013 en la revista *Circulation,* los hombres que refieren que se levantan a comer algo durante la noche están expuestos a un riesgo de padecer una enfermedad cardiaca coronaria un 55% superior al de los que no tienen esa costumbre.
>
> **Reflujo ácido:** Técnicamente conocido como enfermedad por reflujo gastroesofágico (ERGE), el reflujo ácido se produce cuando la válvula que comunica el esófago con el estómago no se cierra adecuadamente. El ácido gástrico fluye entonces en sentido ascendente hacia el esófago pero no es impulsado de nuevo en sentido descendente hacia el estómago. Se trata de un trastorno potencialmente peligroso, que provoca alteraciones esofágicas y, en última instancia en ocasiones, cáncer. Una de las maneras de minimizar el riesgo de reflujo ácido es no comer nada durante la noche.
>
> **Consecuencias digestivas:** la digestión se hace gradualmente más lenta después de cenar y durante el sueño. Si el sistema digestivo recibe más nutrientes después de cenar su absorción se ve retardada y alterada, con las consiguientes repercusiones sobre la propia digestión y el estado nutricional.
>
> **Síndrome de alimentación nocturna (SAN):** este es un singular trastorno alimentario, en el que los afectados sienten un irreprimible deseo de comer varias veces durante la noche cuando deberían estar durmiendo. El SAN se inicia de manera en apariencia intrascendente, cuando se come algo durante la noche como respuesta a una situación de estrés o de problemas emocionales. Sin embargo, el cuadro a veces progresa hasta convertirse en un trastorno psíquico propiamente dicho que requiere tratamiento.

LISTA DE COMPROBACIÓN

Hoy:

✓ He cumplido con el ritual del agua de limón.

✓ He tomado una bebida verde.

✓ He dejado de beber líquidos con las comidas.

✓ He bebido —y me he lavado y duchado con— agua pura, limpia y filtrada.

✓ He tomado menos lácteos y he optado por los más saludables.

✓ He dejado de beber todo tipo de refrescos y bebidas carbonatadas.

✓ He prestado atención al consumo del alcohol.

✓ He eliminado de mi dieta la comida rápida.

✓ He renunciado a tomar azúcares refinados.

✓ He comido menos carne y lo he hecho de manera responsable.

✓ He aumentado la cantidad de vegetales crudos en mi dieta diaria.

✓ He elegido los mejores cereales e hidratos de carbono posibles.

✓ He equilibrado las grasas.

✓ He complementado mi dieta con al menos un superalimento.

✓ He hecho todo lo posible por evitar los OGM.

✓ Al comer fuera, he optado por opciones orgánicas y saludables.

✓ He realizado la limpieza de productos de la cocina y la voy a repetir periódicamente.

✓ He cambiado mis hábitos de compra.

✓ Me he comprometido a preparar más comidas en casa.

✓ He «ayunado».

DÍA 21:
Los alimentos orgánicos en los viajes

IMAGINEMOS QUE nos encontramos en una de las más bellas y remotas islas del mundo, con los mejores lugares para practicar submarinismo, la mayor biodiversidad marina, las aguas más cristalinas y las gentes más acogedoras; en suma, en un paraíso terrenal.

Sin embargo, nos damos cuenta de que la comida que ofrecen en el *resort* en el que nos alojamos es altamente procesada y está contaminada por GMS, colorantes, saborizantes y conservantes, entre otros muchos aditivos artificiales.

Eso es lo que nos sucedió a mí y a mi marido cuando, para celebrar nuestro sexto aniversario de boda, viajamos a un paradisíaco *resort* en la isla de Mabul, frente a la costa oriental de Borneo, en Malasia. La isla está formada por un espectacular arrecife coralino constituido sobre el cráter de un volcán apagado, y en sus aguas habitan más de 3.000 especies de peces. llegar a la isla desde Tailandia nos llevó dos días de viaje, un recorrido de una hora y media en coche y una singladura de una hora en una embarcación: toda una excusión.

La isla es también conocida por sus preciosas cabañas sostenidas por troncos sobre el agua, a modo de palafitos. Pasamos una semana en una de esas cabañas, desde la que podíamos contemplar una increíble variedad de peces multicolores nadando en las aguas azules y cristalinas. El entorno era realmente idílico y me sentía como si estuviera viviendo una nueva luna de miel.

El lugar estaba tan aislado que no teníamos acceso a panaderías, mercados o restaurantes. El único lugar donde podíamos comprar alimentos era la tienda del propio centro de vacaciones, en la que solamente había *snacks*, dulces y productos de bollería y refrescos, todos ellos altamente procesados. Lo mejor que pudimos encontrar fue agua de coco y algo de fruta que compramos en una aldea próxima. Afortunadamente, en Kuala Lumpur, en nuestro trayecto hacia Borneo, había comprado unos limones, por lo que pude seguir tomando el agua de limón con cayena por las mañanas.

Como es lógico, había preparado algunos alimentos para el viaje, pero la isla era la última etapa de un periplo por Asia que nos había llevado tres semanas y media. Nuestras reservas de productos orgánicos se estaban agotando, por que lo que me sentía preocupada por lo que tendríamos que comer.

Durante la primera cena en la isla nos sirvieron alimentos sabrosos, pero sospechosos. Pregunté a la directora del *resort* si sabía si en la preparación de los platos se utilizaban GMS u otros aditivos. Me respondió que estaba casi segura de que no, pero, en mi fuero interno, tendía a no creerla. Me dijo que después de la cena hablara directamente con los cocineros y el personal de cocina, que me aclararían todas mis dudas. ¿Después de cenar? Me pareció que eso ya era demasiado tarde, pero transigí. Después de todo estábamos de vacaciones y no era cuestión de entrar en polémicas.

Aunque conozcamos el origen de la carne, cuando viajamos, mi marido y yo intentamos tomar comida vegetariana. Aquella noche, en el buffet no se ofrecían entrantes vegetarianos, así que pedimos que nos prepararan un plato de verduras. Nos trajeron tofu frito, con una densa salsa de color oscuro, verduras y arroz blanco. Probé un poco, pero tomé sobre todo las verduras crudas y algo de fruta. Como habíamos acordado, al terminar la cena, fui a la cocina para hablar con el chef. Fue muy amable y me mostró los envases de las especias y las salsas que utilizaba en casi todas las elaboraciones. Al consultar las listas de ingredientes, mis sospechas se vieron confirmadas: la salsa oscura que acompañaba al tofu contenía definitivamente GMS y, probablemente, otros muchos aditivos perjudiciales sobre los que yo había escrito en mi blog.

Educadamente le pedí al cocinero que, en lo sucesivo, nos prepararan platos condimentados solo con sal y pimienta. El chef accedió amablemente y nuestras preocupaciones alimentarias desaparecieron. Rosy, una de las cocineras principales, nos hizo deliciosas elaboraciones sin aditivos, desde sopas con un sabor realmente especial hasta un excelente plato típico de la cocina malasia a base de verduras, llamado *roti canai*.

En aquella ocasión podríamos haber tenido que estar una semana tomando comida potencialmente tóxica. Sin embargo, allí aprendí que es posible comer sin toxinas incluso en el lugar más aislado de la Tierra. Basta con indicar lo que se desea.

En general, cuando viajo, me gusta ir preparada, de manera que no me tenga que ver obligada a tomar alimentos muertos. Tal es la razón por la que suelo elaborar antes de partir mis propios alimentos.

EL MÉTODO FOOD BABE

Antes de salir hacia el aeropuerto para tomar un avión o de subir al coche para emprender un viaje por carretera, conviene dedicar un tiempo a realizar las siguientes tareas:

LLAMAR CON ANTELACIÓN

Siempre que viajo y que sé que mis posibilidades en cuanto a alimentación pueden verse limitadas, suelo enviar un correo electrónico a mi hotel de destino, especificando las indicaciones y preferencias en cuanto a selección de alimentos y los ingredientes que evito al comer. Al llegar, confirmo que todo está en orden con el personal de cocina.

«HACER LOS DEBERES»

Antes de iniciar un viaje, conviene indagar sobre los restaurantes y tiendas en los que se ofrecen productos locales y/o orgánicos en el lugar de destino. En cierta ocasión, antes de partir hacia el archipiélago de las islas Turcas y Caicos, al sudeste de Bahamas, localicé por Internet un café llamado Fresh Bakery and Bistro, especializado en la elaboración de panes y otros productos orgánicos. Su menú era exquisito.

PREPARAR LA PROPIA «COMIDA DE AVIÓN»

Mis opciones favoritas a este respecto son los batidos (muchas veces tomo uno camino del aeropuerto), los copos de avena y el yogur, para los vuelos matutinos, y los sándwiches de humus o los tacos hechos con tortillas de trigo germinado y verduras orgánicas, para los más tardíos. Técnicamente, el yogur es considerado un líquido por la Trasnportation Secutity Administration (TSA), organismo responsable de la seguridad en los vuelos en Estados Unidos, por lo que llevarlo en el equipaje de mano podría dar problemas. Sin embargo, si se mezcla con frutas pasa a ser considerado un alimento, por lo que es autorizado en los controles. Otros alimentos fáciles de transportar son un surtido de verduras crudas (zanahoria, apio, pimiento, brécol), galletas saladas de cereales integrales, como las de marca Mary's Gone, o un aguacate, que produce efecto de saciedad y tiene un alto contenido en fibra. Todos estos tentempiés mantienen el hambre a raya y hacen que no sea necesario tomar nada de lo que se ofrece en el avión. Una advertencia importante: los alimentos no deben envolverse en papel de aluminio, puesto que este puede hacer saltar las alarmas en los arcos de rayos X.

PREPARAR PEQUEÑAS BOLSAS CON COPOS DE AVENA ORGÁNICOS CON CANELA Y DÁTILES

Cuando deseo tomar este refrigerio en uno de mis viajes, pongo unos 50 gramos de copos de avena orgánicos espolvoreados con canela, también orgánica, en una bolsa de plástico resellable, y en otra algunos dátiles y nueces. En el momento de tomarlo añado el contenido de las dos bolsas a una taza con agua caliente, obtenida de un hotel, una cafetería, una gasolinera o cualquier otro lugar, y lo agito hasta que la mezcla queda embebida de agua. La canela y los dátiles aportan un delicioso sabor y un fresco dulzor.

Esta receta admite diferente variantes. A veces le añado, trozos de plátano, pasas, bayas de goji, mantequilla de almendra u otros frutos secos. Muchos aderezos complementarios se pueden transportar fácilmente en los viajes.

COMPRAR PAQUETES DE VEGETALES EN POLVO DESECADOS ORGÁNICOS

Cuando no puedo llevar conmino uno de mis zumos o batidos verdes, suelo comprar mezclas de vegetales en polvo, que contienen abundantes verduras de hoja oscura, clorofila y algas y que sirven para mantener la alcalinidad del organismo durante los viajes. El polvo puede disolverse en una taza añadiéndole un cartón de agua de coco, consiguiendo un refrescante medio de hidratación. Si no se tienen a mano verduras orgánicas naturales, este es un magnífico tentempié.

PREPARAR ALGUNOS ALIMENTOS DESINTOXICANTES

Entre ellos se cuentan las manzanas, los limones y las bayas de pimienta de Cayena orgánicos, que facilitan la desintoxicación después de vuelos o viajes por carretera largos. Para el ritual matutino, indicado para el día 1, se combinan limón y pimienta cayena con agua tibia. Las manzanas aportan fibra y mantiene el hambre a raya hasta la primera comida una vez llegados a destino.

MANTENER LA HIDRATACIÓN

Siempre es conveniente llevar una botella de agua en el aeropuerto, o adquirir una después de pasar los controles de seguridad, antes de acceder al avión. Cuando viajo en avión suelo llevar conmigo al menos un litro de agua. Son muchas las veces en las que los auxiliares de vuelo se han mostrado remisos cuando les he pedido agua durante un vuelo. Es recomendable beber al menos medio litro de agua antes del embarque, evitando el consumo de alcohol y cafeína, y bebiendo un cuarto de litro de agua por cada hora de vuelo.

TOMAR BEBIDAS ENERGIZANTES EN LOS VUELOS DE LARGA DURACIÓN

Mi secreto a este respecto es el té de jengibre fresco. Estimula la circulación y hace que me sienta estupendamente al bajar del avión. Para tomarlo puede utilizarse un termo en el que se hayan introducido unos cincuenta gramos de de raíz de jengibre recién cortada.

Una vez pasados los controles de seguridad se puede pedir en una de las cafeterías del aeropuerto un vaso grande de agua caliente (aunque pueda parecer intrascendente, este detalle es importante, ya que no conviene esperar al embarque, ya que es conocida la baja calidad del agua de los aviones). Tras verter el agua en el agua, se deja infusionar y, una vez en el avión, el té de jengibre se va tomando a pequeños sorbos durante el viaje. La energía que proporciona se nota nada más llegar a destino.

TOMAR MANTEQUILLA DE ALMENDRA

Otra buena inyección de energía es la mantequilla de almendra orgánica; por ejemplo, la de marca Artisana, disponible en envases desechables de un solo uso. Basta con abrirlo y exprimirlo directamente en la boca, o bien sobre unos tallos de apio o una galleta salada de trigo integral.

COMPRAR UNA BATIDORA DE VIAJE Y PROTEÍNA DE CÁÑAMO EN POLVO

Cuisinart y Vitamix fabrican batidoras de viaje de calidad. También se pueden pedir en el hotel frutas y verduras frescas, para preparar pequeñas comidas rápidas y saludables en la habitación.

PREPARAR BOLSAS CON ALGO PARA PICAR

Pueden prepararse bolsas de plástico resellables con cereales orgánicos, pretzels de trigo germinado o una mezcla de frutos secos, con almendras, anacardos o nueces, semillas orgánicas, por ejemplo, pipas de girasol o calabaza y, algo que de un toque de dulzor, como pasas, dátiles o alquequenjes. Estas combinaciones no necesitan refrigeración y se conservan mucho tiempo. Durante los viajes largos, suelo preparar varias de estas bolsas; nunca se sabe cuándo van a ser necesarias.

UTILIZAR UNA NEVERA PORTÁTIL

Las neveras portátiles abren todo un amplio espectro de posibilidades. En ellas se pueden conservar verduras orgánicas, humus hecho en casa y, si tienen suficiente capacidad, incluso productos congelados. Es preferible que en el lugar de destino se disponga de una cocina o de algún otro medio para calentar los alimentos que se transporten en la nevera. De no ser así, no habrá más remedio que recurrir al microondas, prestando atención, eso sí, a no introducir en él alimentos envueltos en plástico.

Cuando tenía que viajar, casi todas las semanas por motivos de trabajo, antes del viaje siempre dedicaba a un rato a planificar lo que tenía que meter en mi nevera portátil, que también llevaba a la oficina. En cuanto llegaba al trabajo, pasaba todo su contenido al congelador del frigorífico que había en la sala de descanso y podía disponer de alimentos sanos preparados en casa durante tres días o más. Mientras los demás comían bocadillos de Subway o comida mexicana para llevar de la cadena Salsarita's Fresh Cantina, yo podía tomar platos como judías blancas en salsa o ensalada de col preparados en casa.

EVITAR LAS CARNES DE PRODUCCIÓN INDUSTRIAL

Es importante no comer productos cárnicos a no ser que el restaurante o la tienda de alimentación que los ofrece garantice que proceden de animales no tratados con hormonas del crecimiento y antibióticos. Cuando viajo, nunca tomo carne que no cuente con certificación de estar libre de aditivos.

BUSCAR PAN RECIÉN HORNEADO EN LAS PANADERÍAS Y TIENDAS DE ALIMENTACIÓN LOCALES

Como en otros productos, resulta sorprendente la cantidad de ingredientes presentes en ciertos tipos de pan que el organismo no puede procesar. Es aconsejable comprar pan recién horneado en la panadería local o un pan orgánico de calidad en la sección de congelados de una tienda de alimentación. En cierta ocasión, durante unas vacaciones en el Caribe, encontré pan de pasas y canela de marca Ezekiel en esa sección de congelados y con él pude preparar unos deliciosos sándwiches para una excursión de buceo. Por la mañana cogía unos plátanos del buffet de desayuno del hotel y con ellos y mantequilla de almendra preparaba los sándwiches. De este modo conseguíamos eludir los sándwiches de jamón con pan blanco procesado y la amplia diversidad de *snacks* industriales —Funyuns, Doritos, and Cheetos— que ofrecía el servicio de catering del barco.

EFECTUAR UNA DEPURACIÓN DESPUÉS DEL VIAJE

Después de un viaje, el cuerpo siempre pide a gritos un proceso de depuración y desintoxicación (aunque la mente a menudo ya esté pensando en el siguiente). Aun cuando en esos desplazamientos mantenga mis hábitos saludables, no siempre puedo controlar todo lo que como y no suelo seguir tampoco mi programa de ejercicio habitual. Por ello, al regresar procuro seguir una serie de sencillos pasos:

Comer en casa. Esta debe ser la prioridad número uno. Cuando se viaja es probable que se tomen más grasas y se ingieran más calorías, azúcares y toxinas de lo normal. Aunque, por ser algo ocasional, las consecuencias no suelen tener demasiado alcance, siempre es recomendable volver a cocinar la comida en casa para renovar los nutrientes.

Tomar té de diente de león. Este recurso ejerce un efecto definitivo sobre la inflamación y la hinchazón de los órganos digestivos que se hayan podido generar durante el viaje o por el consumo excesivo de sal. He comprobado que estar obligado a comer siempre fuera, como sucede en los viajes, aumenta el edema por consumo de sal, aunque se pida al personal de servicio de los restaurantes que procuren minimizar el uso de sal en las comidas que nos sirven. El diente de león elimina el exceso de sal y estimula el hígado lo que, a su vez, ayuda a paliar los efectos de los agentes tóxicos a los que se haya podido estar expuesto. Mi marca favorita de té de diente de león es Traditional Medicinals.

Tomar batidos de hierba de trigo (**wheatgrass**). Un método rápido de desintoxicación es tomar un vaso de este excepcional zumo a diario. Es una forma infalible de acelerar la recuperación de la energía y de activar el metabolismo.

Tomar frutas, verduras y hortalizas crudas con todas las comidas. Para depurar el organismo es muy recomendable aumentar el consumo de frutas y verduras crudas, asegurándose también de tomar un zumo o batido verde al día. Los productos vegetales crudos son conocidos por su gran capacidad de depuración de toxinas y de recuperación rápida del organismo.

Planificar un ayuno con zumos. Cuando se ha recuperado la rutina normal tras el regreso de un viaje, pongamos por caso después de una semana, es saludable practicar un ayuno de uno a tres días, tomando solamente zumos de frutas y verduras recién licuadas. Así se consigue perder los kilos que se hayan podido ganar. Puede consultarse más información sobre el ayuno con zumos en foodbabe.com.

Yoga con calor (**hot yoga**). El yoga con calor, también conocido por su denominación inglesa, *hot yoga*, es un método eficaz de depuración física. Ninguna otra actividad me proporciona una sensación más placentera ni mayor serenidad mental. El yoga mejora la digestión, la circulación y la función cerebral. Esta modalidad de yoga se practica en una sala con temperatura elevada, por dos razones. La primera es que el calor hace que los músculos sean más flexibles, con lo cual las posturas se realizan efectuando flexiones más profundas. La segunda es que el calor hace sudar y, en consecuencia, favorece la eliminación de toxinas. Son muchos los que consideran que sudando no se eliminan toxinas. Sin embargo, yo no estoy en absoluto de acuerdo. Solo sé que cuando no he estado comiendo correctamente y/o cuando he estado expuesta a elementos nocivos para mi cuerpo, la piel literalmente me arde cuando sudo, mientras que si he seguido pautas de vida sana eso no sucede. La vida sana me hace sintonizar mi propio cuerpo y me ayuda a saber lo que sucede exactamente en él, y el yoga contribuye a que aprenda a «escucharlo» y a mejorar aún más esa sintonía. A todos aquellos que no conozcan el yoga con calor, u otras modalidades de yoga, les recomiendo encarecidamente su práctica.

LISTA DE COMPROBACIÓN

Hoy:

- ✓ He cumplido con el ritual del agua de limón.
- ✓ He tomado una bebida verde.
- ✓ He dejado de beber líquidos con las comidas.
- ✓ He bebido —y me he lavado y duchado con— agua pura, limpia y filtrada.
- ✓ He tomado menos lácteos y he optado por los más saludables.
- ✓ He dejado de beber todo tipo de refrescos y bebidas carbonatadas.
- ✓ He prestado atención al consumo del alcohol.
- ✓ He eliminado de mi dieta la comida rápida.

✓ He renunciado a tomar azúcares refinados.

✓ He comido menos carne y lo he hecho de manera responsable.

✓ He aumentado la cantidad de vegetales crudos en mi dieta diaria.

✓ He elegido los mejores cereales e hidratos de carbono posibles.

✓ He equilibrado las grasas.

✓ He complementado mi dieta con al menos un superalimento.

✓ He hecho todo lo posible por evitar los OGM.

✓ Al comer fuera, he optado por opciones orgánicas y saludables.

✓ He realizado la limpieza de productos de la cocina y la voy a repetir periódicamente.

✓ He cambiado mis hábitos de compra.

✓ He «ayunado».

✓ Me he comprometido a mantener una alimentación orgánica durante los viajes.

PARTE III

PLAN DE ALIMENTACIÓN DE 21 DÍAS Y RECETAS MÉTODO FOOD BABE

CAPÍTULO 7

PLAN DE ALIMENTACIÓN DE 21 DÍAS MÉTODO FOOD BABE

HE CREADO ESTE PLAN DE ALIMENTACIÓN con el fin de ilustrar lo sencillo que puede llegar a ser el proceso de abandono del consumo de aditivos alimentarios y de asunción de un estilo de vida saludable. Complementario del programa de 21 días de buenos alimentos y buenos hábitos, este plan es un catalizador de la pérdida de peso y de los mecanismos que hacen que nos sintamos mejor y tengamos mejor aspecto.

El plan de alimentación de 21 días método Food Babe se ha diseñado con la finalidad de que sea aplicable a todo tipo de personas: las que necesitan una transición fluida del estilo de vida convencional al orgánico, las que solo desean seguir un programa dietético y las que han perdido el rumbo en este ámbito e intentan recuperarlo.

En la elaboración del plan se ha partido de la base de que se hagan quince comidas semanales en casa, pudiendo comer fuera las veces restantes, siempre asumiendo que se siguen las directrices para comer fuera que aplican los principios de la alimentación orgánica.

Las recetas que aquí se presentan son de base vegetariana y orgánicas. En buena medida están calibradas sobre pautas de alimentación vegana, vegetariana y sin gluten. Para los vegetarianos y veganos, cuando en ellas se hace referencia a pollo o salmón, estos productos pueden sustituirse por legumbres o por cualquier otra fuente vegetal de proteínas del gusto de quien las toma. En el siguiente capítulo se incluyen las recetas específicas de este plan, entre las cuales se cuentan aquellas que se han ido mencionando a lo largo del libro.

Conviene tener presente que este plan de alimentación pretende ser flexible. Si hay un desayuno que nos guste más que otro, puede tomarse varias veces a la semana. Otro tanto vale para las comidas y las cenas. Es posible, igualmente, variar las frutas y verduras y hortalizas que se mencionan específicamente, siempre y cuando se mantenga el objetivo de tomar un mínimo de seis piezas o porciones de frutas y verduras al día. El zumo verde diario es una buena base para lograr la consecución de ese objetivo.

Realmente me apasiona compartir todo lo que he aprendido sobre el estilo de vida orgánico y saludable y, en consecuencia, estoy encantada de compartir con ustedes este plan de alimentación y las recetas que los integran. Espero que disfruten de él*.

A diario:

Es importante comenzar el día tomando un vaso de agua tibia con limón y cayena antes del desayuno. Asimismo se debe tomar un batido verde a diario, bien antes del desayuno o bien como tentempié o antes de cenar. En la sección de recetas se ofrecen seis opciones distintas:

Batidos verdes: batido Hari (página 347), batido de jengibre y frutas del bosque (página 347), batido de pomelo y piña (página 348).
Zumos verdes: exquisito zumo rojo (página 348), zumo de col rizada revitalizante (página 349) o refresco de lima y limón (página 349).

SEMANA 1

Día 1

Desayuno: 1 muffin inglés de trigo integral, untado con unos 30 gramos de mantequilla de almendra, más 1 melocotón u otra fruta de temporada en rodajas.
Comida: ensalada de pasta (página 357).
Cena: chile de garbanzos (página 362) y una ensalada pequeña con germinados (con cualquiera de los tres aderezos incluidos en la sección de recetas, página 361).

---

* Algunas de las marcas que aparecen en el plan de alimentación no se comercializan en Europa, donde solo están disponibles en comercios especializados de alimentos de importación, pudiendo también adquirirse *on-line*.

Día 2

Desayuno: 100 gramos de harina de avena cortada con una taza de frutas del bosque con mantequilla de almendra.

Comida (restaurante): tomar un plato de verduras o una ensalada grande y aceite de oliva y limón como aderezo. Pedir frutos secos, semillas, aguacate o quinua para incorporarlos a la ensalada.

Cena: macarrones con queso (página 363), con verduras crudas troceadas como acompañamiento.

Día 3

Desayuno: revuelto de verduras con quinua (página 350).

Comida: 200 gramos de sopa de lentejas orgánicas, aderezada con vinagre de manzana y aceite de cáñamo.

Cena: 1 rodaja de salmón salvaje al horno con verduras orgánicas, como espinacas o judías verdes; 100 gramos de arroz con acompañamiento de kimchi.

Día 4

Desayuno: 50 gramos de cereal de chía de marca Nature's Path, 125 mililitros de leche de almendras y 125 gramos de frutas del bosque.

Comida (restaurante): un plato de verduras o una ensalada grande y aceite de oliva y limón como aderezo. Pedir frutos secos, semillas, aguacate o quinua para incorporarlos a la ensalada. Si se come en casa, se pueden tomar los macarrones con queso sobrantes del día anterior con verduras y hortalizas crudas cortadas.

Cena: Hamburguesas masala (página 364) sobre un lecho de verduras de hoja con medio aguacate en rodajas.

Día 5

Desayuno: parfait de porridge (página 351).

Comida: 250 gramos de ensalada de espinacas (espinacas, zanahoria, apio y pepino aderezados con limón y sazonados con sal marina), con 50 gramos de queso de cabra rallado en tiras.

Cena (restaurante): pescado (no de piscifactoría) a la parrilla con una ensalada de acompañamiento, aderezada con aceite de oliva y limón.

Día 6

Desayuno (restaurante): yogur orgánico con 15 gramos de semillas de chía (si en el restaurante disponen de ellas) y fruta a elegir.

Comida: hamburguesa vegetariana de marca Hilary's Eat Well con medio aguacate en rodajas, y fruta de temporada.

Cena: pollo con col rizada salteada (página 365), con acompañamiento de kimchi.

Día 7

Desayuno: 180 gramos de granola de marca Purely Elizabeth con leche de almendras y frutas del bosque o frutas de temporada, a elegir.

Comida (restaurante): en un restaurante chino se pueden pedir verduras al vapor con arroz integral.

Cena: 100 gramos de *penne* de marca Ezekiel, con salsa para pasta de las marcas Yellow Barn Biodynamic o Eden Foods, acompañadas de una ensalada de verduras de hoja y hortalizas cortadas (con cualquiera de los tres aderezos incluidos en la sección de recetas, página 361).

SEMANA 2

Día 8

Desayuno: pudin de semillas de chía (página 351).

Comida: tosta de aguacate: 1 rebanada de pan integral Ezekiel con mostaza de Dijon, medio aguacate y germinados. Como acompañamiento, *chips* de col rizada de marca Brad's Raw Foods y, de postre, una pieza de fruta.

Cena: sopa de miso con fideos de arroz negro (página 366).

Día 9

Desayuno: cereales Ezekiel o granola Purely Elizabeth, con leche de almendras y fruta fresca de temporada.

Comida (restaurante): tomar un plato de verduras o una ensalada grande y aceite de oliva y limón como aderezo. Pedir frutos secos, semillas, aguacate o quinua para incorporarlos a la ensalada.

Cena: sopa de verduras y garbanzos al estilo marroquí (página 366).

Día 10

Desayuno: 100 gramos de harina de avena cortada con 200 gramos de frutas del bosque y leche de almendras.

Comida: hamburguesa vegetariana de marca Hilary's Eat Well con medio aguacate en rodajas, y fruta de temporada.

Cena (restaurante)*:* sushi, 1 rollo con arroz pardo o negro, acompañado de una ensalada con aderezo de jengibre.

Día 11

Desayuno: 1 muffin inglés de trigo integral, untado con 30 gramos de mantequilla de almendra, más un melocotón en rodajas u otra fruta de temporada.

Comida (restaurante): 200 mililitros de sopa de lentejas o 200 gramos de chile vegetariano, acompañados de una ensalada pequeña aderezada con vinagre de manzana y aceite de cáñamo.

Cena: lasaña de verduras (página 367), acompañada de una ensalada pequeña con germinados (con cualquiera de los tres aderezos incluidos en la sección de recetas, página 361).

Día 12

Desayuno: barritas de desayuno de nueces (página 353).

Comida: : 250 gramos de ensalada de espinacas (espinacas, zanahoria apio y pepino aderezados con limón y sazonados con sal marina), con 50 gramos de queso de cabra rallado en tiras.

Cena: Sopa de alubias negras y boniato (página 368) con galletas saladas Mary's Gone.

Día 13

Desayuno: cereal de chía de marca Nature's Path, con 125 mililitros de leche de anacardo y 125 gramos de frutas del bosque frescas.

Comida: rollo de aguacate con champiñón salteado (página 357).

Cena (restaurante): en un restaurante de comida mejicana, tomar una ensalada de alubias negras con guacamole y cualquier tipo de salsa.

Día 14

Desayuno: tortitas de zanahoria (página 354).

Comida (restaurante): una porción de pizza de verduras sin queso, acompañada de una ensalada de vegetales de hoja (con cualquiera de los tres aderezos incluidos en la sección de recetas, página 361).

Cena: salmón con ajo y jengibre (página 369), acompañado de verduras al vapor al gusto o de una ensalada (con cualquiera de los tres aderezos incluidos en la sección de recetas, página 361).

SEMANA 3

Día 15

Desayuno: burritos de desayuno (página 354).

Comida (restaurante): un plato de verduras o una ensalada grande y aceite de oliva y limón como aderezo. Pedir frutos secos, semillas, aguacate o quinua para incorporarlos a la ensalada.

Cena: albóndigas de pavo con espaguetis de calabaza (página 370).

Día 16

Desayuno (restaurante): copos de avena con fruta fresca o tortilla de verduras con fruta fresca.

Comida: sándwich abierto de ensalada de pollo (página 359).

Cena: pizza rápida casera fácil (página 371).

Día 17

Desayuno: crujiente de pasas y canela (página 355).

Comida (restaurante): un plato de verduras o una ensalada grande y aceite de oliva y limón como aderezo. Pedir frutos secos, semillas, aguacate o quinua para incorporarlos a la ensalada.

Cena: guiso mexicano (página 372).

Día 18

Desayuno: revuelto de verduras con quinua (página 350).

Comida: tosta vegetariana crujiente (página 360).

Cena: berenjenas a la parmesana (página 373) acompañadas de una ensalada pequeña con germinados (con cualquiera de los tres aderezos incluidos en la sección de recetas, página 361).

Día 19

Desayuno: mini frittatas con verduras de hoja (página 352).

Comida (restaurante): un plato de verduras o una ensalada grande y aceite de oliva y limón como aderezo. Pedir frutos secos, semillas, aguacate o quinua para incorporarlos a la ensalada.

Cena: pollo a la parrilla con ensalada de pepino y ruibarbo (página 374).

Día 20

Desayuno: 1 muffin inglés de trigo integral, untado con 30 gramos de mantequilla de almendra, más un melocotón en rodajas u otra fruta de temporada.

Comida: sopa especiada de col rizada y tomate (página 358), acompañada de una ensalada pequeña (con cualquiera de los tres aderezos incluidos en la sección de recetas, página 361) o de palitos de verduras crudas.

Cena (restaurante): pollo a la plancha con verduras al vapor y una ensalada verde pequeña (con aceite de oliva y limón como aderezo).

Día 21

Desayuno: muffins de semillas de cáñamo con limón y arándanos (página 356).

Comida (restaurante): un plato de verduras o una ensalada grande y aceite de oliva y limón como aderezo.

Cena: Sloppy Joe vegetariano (página 374), con *chips* de boniato fritos (página 380).

LOS TENTEMPIÉS Y SNACKS EN EL PLAN DE ALIMENTACIÓN FOOD BABE

Siguiendo este plan de alimentación se pueden tomar tranquilamente uno o dos tentempiés al día, además de los alimentos indicados en los menús. Dos buenas alternativas a este respecto son las frutas de temporada o alguno de los batidos que aparecen en el recetario. Si uno se siente con ganas de cocinar a la hora de preparar estos tentempiés y *snacks*, las correspondientes recetas pueden consultarse en la página 375 de este libro o en mi web, foodbabe.com. Si no es así, a continuación se incluye una lista con algunas otras opciones para comer entre horas sin tener que utilizar la cocina:

- Fruta al gusto.
- Verduras y hortalizas crudas.
- Frutos secos crudos o mantequilla de frutos secos.
- Frappuccino orgánico casero (página 375).
- *Snacks* enriquecidos de Navitas Naturals (3 porciones).
- *Chips* y galletas saladas de marca Brad's Raw Foods.
- Galletas saladas de marca Mary's Gone —normales o con sabor a cebolla, hierbas, etc.— con queso de cabra.
- *Chips* de marca Late July con salsa Field Day.
- Barrita Raw Crunch.
- *Snacks* y productos Kur Superfood (2 porciones).
- Mezcla de frutos del bosque Eden Foods (porción de unos 50 gramos).
- Pistachos tostados (un puñado de unos 30 gramos).
- Galletas Go Raw (1 porción).
- Ciruelas pasas orgánicas (6).
- Zanahorias orgánicas con humus orgánico.
- Pretzels de trigo germinados (1 porción).
- 100 gramos de copos de avena, mezclados con agua y acompañados de 100 gramos de arándanos.
- Palomitas orgánicas hechas con aceite de oliva de marca Trader Joe's (1 porción).

CAPÍTULO 8

RECETAS DEL PLAN DE ALIMENTACIÓN MÉTODO FOOD BABE

Desde que me convertí en Food Babe, he venido ideando recetas orgánicas fáciles de preparar que ayudan a mantener una dieta sana. En ellas se considera también que resulten económicas, por lo que no incorporan ingredientes costosos. La alimentación orgánica y saludable no tiene por qué ser cara.

Aunque me encanta cocinar, no me gusta pasar mucho tiempo en la cocina —prefiero comer—, por lo que todas las recetas requieren un tiempo de preparación razonable. Esta colección de recetas complementa el plan de alimentación de 21 días y las características de muchas de ellas se comentan en diversas partes de este libro. Entre ellas se cuentan elaboraciones deliciosas de alimentos clásicos, tales como lasaña, macarrones con queso, pizza, patatas fritas, helados y muchos otros. En todas se pueden modificar según el propio gusto los ingredientes, siempre que se sustituyan por otros también orgánicos y se puede experimentar a voluntad.

Practicando la cocina ecológica, se consigue un control mucho más estrecho de lo que nosotros y nuestros familiares comemos y se asume una mayor responsabilidad en lo que respecta a nuestro propio bienestar y al de nuestros seres queridos.

Espero que disfruten de estas recetas tanto como yo lo he hecho y que pasen a integrar su alimentación como parte de una dieta saludable y plenamente satisfactoria. Se trata de elaboraciones deliciosas, nutritivas y de fácil preparación, que aportan energía al cuerpo, tanto por dentro como por fuera.

¡Todo sea por nuestra salud!

NOTA SOBRE LOS INGREDIENTES

He aquí algunas breves indicaciones sobre las pautas a seguir cuado se adquieren alimentos destinados a conformar el plan de alimentación de 21 días método Food Babe. Como requisito de aplicación general más importante es necesario que todos los ingredientes cuenten con certificación orgánica, siempre que sea posible.

Aceites: al adquirir aceites de oliva o de coco siempre se debe optar por las variedades virgen extra. Los aceites de cáñamo y sésamo son también excelentes alternativas.

Agua: si se adquiere en una tienda, el agua ha de ser filtrada y embotellada en envases de vidrio; el agua corriente de casa también debe filtrarse.

Alimentos enlatados: lo más recomendable es optar por salsas, condimentos y otros tipos de alimentos envasados en botes de vidrio o en latas que no contengan BPA.

Arroz: conviene optar por los arroces germinados, pardo, salvaje, negro o rojo del Himalaya, en vez de por el arroz blanco.

Avena: los tipos de avena de mayor valor nutricional son la avena cortada, la sémola de avena y la avena sin gluten.

Azúcar: para endulzar es preferible optar por el azúcar de coco o de dátiles o por el extracto de stevia, en vez de por el azúcar blanco refinado.

Caldo/caldo concentrado: es aconsejable utilizar caldo de pollo o de verduras sin aditivos o GMS oculto (ver página 79).

Carnes: es importante comprar carne de pollo no tratado con hormonas y carne de vacuno alimentado con hierba. La mejor opción es adquirir este tipo de carnes en mercados de productores locales.

Cereales: han de consumirse cereales integrales sin azúcares añadidos ni reforzados con vitaminas.

Chocolate: optar por adquirirlo en tiendas de comercio justo. El de mayor valor nutricional es el chocolate crudo.

Espesantes: para espesar las salsas es preferible utilizar polco de arruruz que a harina de maíz.

Harina: es preferible la harina de trigo integral a la harina blanca. También pueden utilizarse harinas de espelta, de almendra, de coco o de cereales germinados.

Lácteos: siempre que sea posible, la mejor alternativa son los obtenidos de animales alimentados con hierba. Son recomendables los quesos frescos de cabra. La leche de frutos secos y el yogur de almendras son magníficas alternativas a los productos lácteos tradicionales, siempre que no tengan azúcares añadidos.

Mantequilla: es más apropiada la elaborada a partir de leche de animales alimentados con hierba.

Miel: siempre que sea posible es recomendable la miel no procesada y producida a escala local.

Pan y afines: es necesario seleccionar los panes, tortillas o rollitos que estén elaborados con trigo germinado, cereales integrales o maíz germinado, evitando todos los que se preparan con harinas blancas y comprobando que no contienen conservantes, acondicionadores de masa y azúcares añadidos.

Pasta: las pastas más recomendables son las de cereales germinados, alforfón o trigo integral. Cuando se buscan variedades de pasta sin gluten, las más apropiadas son las de arroz pardo, quinua o maíz.

Polvo de hornear: debe elegirse el que no contenga aluminio. También es posible elaborar el caldo, normal o concentrado, en casa, utilizando sobras de verduras o de huesos de pollo.

Queso: tomar preferentemente queso de cabra.

Salsa de soja: deben emplearse las salsas bajas en sodio y carentes de OGM.

Sal y pimienta: es preferible utilizar sal marina a otras variedades, como la sal de mesa o la sal kosher. En cuanto a la pimienta es más aconsejable molerla directamente en un molinillo en el momento de utilizarla.

Té: optar por tés no transgénicos certificados sin saborizantes añadidos, asegurándose de que los envases son seguros. También es posible adquirir té en hojas sueltas.

Vinagres: los vinagres más recomendables son los no refinados y no filtrados. El vinagre de manzana y el balsámico son dos buenas alternativas.

Batidos, zumos y otras bebidas

Batido verde básico

PARA 2 BATIDOS

½ litro de agua, agua de coco, leche de almendra o leche de coco

500 gramos de verduras: espinacas, col rizada, lechuga romana, repollo, acelgas, apio y/o pepino, con los extremos cortados, ya que pueden amargar

200 gramos de fruta (preferiblemente congelada, ya que las frutas congeladas dan cuerpo al batido, además de hacer que sea más refrescante): fresas, arándanos azules o rojos, frambuesas, piña, melocotón, mango y/o plátano

Opcional: si este batido se toma como desayuno, conviene añadir 1 cucharada de semillas de linaza, yogur orgánico, semillas o proteína de cáñamo, semillas de chía o mantequilla de almendra; para conseguir un sabor más dulce, se añade un dátil finamente troceado.

1. Echar el líquido y una taza de verduras en una batidora.
2. Batir durante 30 segundos hasta que la mezcla sea homogénea.
3. Añadir el resto de las verduras y batir otros 30 segundos.
4. Añadir las frutas y batir de nuevo entre 30 segundos y 1 minuto.
5. Servir de inmediato o conservar en un recipiente hermético en la nevera hasta 2 días. Batir o agitar antes de servir.

Batido verde perfecto

PARA 2 BATIDOS

750 gramos de verduras de hoja: espinacas, col rizada, repollo, acelgas, perejil, diente de león, rúcula y/o cilantro

2 manzanas sin el corazón (o 2 zanahorias, 2 remolachas bien lavadas, 2 naranjas peladas o 400 gramos de piña pelada en trozos grandes)

1 pepino con los extremos cortados (u 8 tallos de apio, 2 bulbos de hinojo, o 400 gramos de lechuga romana)

Sabores adicionales: zumo de 2 limones, 4 rodajas de raíz de jengibre o 2 dientes de ajo.

1. Introducir las verduras de hoja en la licuadora poco a poco.
2. Licuar las manzanas, zanahorias, remolachas, naranjas o piña. A continuación, añadir el resto de los ingredientes.

Nota: si no se dispone de una licuadora, es posible utilizar una batidora para mezclar los ingredientes, pasando la mezcla por un colador o un filtro de tela según la cantidad de pulpa que se quiera eliminar.

Batido Hari

PARA 2 BATIDOS

250 mililitros de agua
El zumo de medio limón
750 gramos de col rizada, retirando los tallos
3 ramitas de perejil
3 ramitas de cilantro
4 tallos grandes de apio cortados en trozos
1 manzana sin corazón cortada en trozos o 200 gramos de fresas u otras frutas al gusto
1 pera cortada en trozos
Opcional: 1 cucharada de proteína o semillas de cáñamo o de semillas de chía, si el batido se toma como desayuno

1. Poner el agua y el zumo de limón en una batidora con la mitad de la col rizada.
2. Batir durante 30 segundos hasta mezclar bien.
3. Añadir el resto de la col rizada junto al perejil, el cilantro y el apio y batir otros 30 segundos.
4. Añadir la manzana y la pera y batir de nuevo entre 30 segundos y 1 minuto, hasta mezclar bien (no demasiado).
5. Verter la mezcla a dos botes o recipientes de vidrio y refrigerar durante 15 minutos antes de servir.

Batido de jengibre y frutas del bosque

PARA 2 BATIDO 2

1 trozo de raíz de jengibre de unos 10 centímetros (pelado si no es orgánico)
750 gramos de verduras de hoja (col rizada, repollo, lechuga romana, espinacas, acelgas, etc.), retirando los tallos

4 tallos grandes de apio cortados en trozos

400 gramos de frutas del bosque variadas (fresas, arándanos azules o rojos, etc.)

250 mililitros de agua

Opcional: si el batido se toma como desayuno, añadir 6 cucharadas de proteína de cáñamo en polvo

1. Poner todos los ingredientes en una batidora y batir durante 1 minuto, o hasta que la mezcla quede uniforme.
2. Servir de inmediato o conservar en un recipiente hermético en el refrigerador hasta 1 día. Batir o agitar antes de servir.

Batido de pomelo y piña

PARA 2 BATIDOS

350 mililitros de agua

4 tallos grandes de apio cortados en trozos

1 pepino, con los extremos cortados

½ pomelo, pelado y cortado en gajos

750 gramos de col rizada, retirando los tallos

400 gramos de piña congelada

1. Poner el agua, el apio, el pepino y el pomelo en el vaso de la batidora.
2. Batir durante 30 segundos hasta mezclar bien.
3. Añadir el resto de los ingredientes y batir entre 30 segundos y 1 minuto más.
4. Servir de inmediato o conservar en un recipiente hermético en el refrigerador hasta 1 día. Batir o agitar antes de servir.

Exquisito zumo rojo

PARA 2 VASOS DE ZUMO

½ manojo de col rizada

½ manojo de perejil

5 zanahorias

1 remolacha, con tallos y hojas

4 tallos de apio cortados

1 manzana verde sin corazón

1 trozo de raíz de jengibre de unos 5 centímetros (pelado si no es orgánico)

1 pepino con los extremos cortados

1. Licuar cada una de las verduras y hortalizas en el orden en el que aparecen.
2. Servir de inmediato o conservar en un recipiente hermético en el frigorífico hasta 1 día. Batir o agitar antes de servir.

Zumo de col rizada revitalizante

PARA 2 VASOS DE ZUMO

1 manojo de col rizada
½ manojo de cilantro o perejil
4 tallos de apio cortados
1 trozo de raíz de jengibre de unos 5 centímetros (pelado si no es orgánico)
1 pepino, con los extremos cortados
1 limón pelado
Opcional: 1 manzana verde sin corazón (para aportar dulzor)

1. Licuar los ingredientes en el orden en el que aparecen.
2. Pasar el zumo a una jarra y agitar antes de servir. Se conserva en un recipiente hermético hasta 12 horas (algunas enzimas vivas pueden perderse).

Refresco de lima limón

PARA 2 VASOS DE REFRESCO

1 manojo de verduras de hoja (col rizada, berza, repollo, lechuga romana, espinacas, acelgas, etc.)
1 manojo de hierbas aromáticas (perejil, cilantro y/o menta)
1 limón pelado
1 lima pelada
2 pepinos con los extremos cortados
Opcional: 1 manzana verde sin corazón (para aportar dulzor)

1. Licuar los ingredientes en el orden en el que aparecen.
2. Poner el zumo en una jarra y agitar antes de servir.

Leche de anacardos orgánicos casera

DE 6 A 10 VASOS

200 gramos de anacardos crudos
1,5 litros de agua

Opcional: 2 dátiles deshuesados (para aportar dulzor)

Opcional: 5 miligramos de extracto de vainilla o semillas de 1 vaina de vainilla

1. Dejar en remojo los anacardos la noche anterior (al menos durante 5 horas) en ½ litro de agua.
2. Colar y lavar los anacardos.
3. Poner los anacardos, 1 litro de agua y, si se desea, los ingredientes opcionales en el vaso de la batidora y batir a máxima potencia durante aproximadamente 1 minuto.
4. Verter la leche en un recipiente con cierre hermético y conservar en el frigorífico, hasta 4 días.

Chocolate caliente con maca

PARA 2 VASOS

½ litro de leche de frutos secos sin endulzar (de coco o almendra, o leche de anacardos orgánicos casera, de la receta anterior)

4 cucharadas de cacao crudo en polvo

1 cucharada de maca en polvo

2 dátiles deshuesados

Una pizca de sal marina

1. Combinar todos los ingredientes en una batidora y batir hasta que la mezcla sea uniforme.
2. Verter en un cazo y calentar a fuego suave hasta alcanzar la temperatura deseada.

Desayuno

Revuelto de verduras con quinua

PARA 4 PORCIONES

2 cucharadas de aceite de coco u oliva

400 gramos de brécol cortado en trozos

400 gramos de champiñones cortados en trozos

400 gramos de tomates cortados en trozos

750 gramos de de espinacas cortadas, retirando los tallos

400 gramos de quinua cocida

¾ de cucharadita de sal marina

Pimienta negra recién molida

1. Calentar el aceite de coco u oliva en una en una sartén a fuego medio.
2. Añadir el brécol, los champiñones, los tomates y las espinacas y saltear unos 10 minutos, o hasta que las verduras estén pochadas.
3. Añadir la quinua, la sal marina y la pimienta a la sartén y remover.
4. Mantener la sartén en el fuego otros 2 o 3 minutos, o hasta que la quinua esté caliente. Servir de inmediato.

Parfait de porridge

PARA 4 PORCIONES

200 gramos de sémola de avena, lavada y colada

200 gramos del cereal, muesli, avena cortada o copos de avena de marca Ezequiel

1 pellizco de canela

20 gramos de pasas de Corinto

Opcional: 20 gramos de semillas de chía

750 gramos de fruta fresca o congelada

1. En un recipiente «para llevar» de vidrio, poner el cereal, muesli o copos de avena Ezekiel, la canela, las pasas, la leche de almendras, las semillas de chía, si se utilizan, y remover.
2. Añadir encima de la mezcla la fruta fresca o congelada y servir, o conservar en el frigorífico, hasta 3 días. Puede tomarse frío o, si se desea, calentado al fuego.

Pudin de semillas de chía

PARA 4 PORCIONES

750 gramos de fruta en dados (p. ej., peras y fresas)

20 gramos de pasas o bayas de goji

400 mililitros de leche de frutos secos sin endulzar

100 gramos de semillas de chía

El zumo y la ralladura de la cáscara de 1 naranja

1 cucharada de extracto de vainilla

¼ de cucharadita de canela

110 gramos de coco rallado

4 hojas de menta para decorar

1. Distribuir la fruta en dados en 2 cuencos, echando por encima de cada uno de ellos un puñado de pasas o bayas de goji.
2. Mezclar la leche de frutos secos, las semillas de chía, la ralladura y el zumo de naranja, la vainilla y la canela en una jarra pequeña, y remover la mezcla. Verterla proporcionalmente en cada uno de los cuencos.
3. Cubrir los cuencos de fruta con coco rallado.
4. Refrigerar durante al menos 30 minutos (o mantener los cuencos una noche en la nevera.
5. Colocar una hoja de menta sobre cada cuenco antes de servir. Puede prepararse con antelación y conservarse hasta 3 días.

Mini frittatas

PARA 4 PORCIONES

4 huevos batidos

1 pimiento rojo grande cortado en dados

½ cebolla roja cortada en dados

3 tomates desecados en dados

50 gramos de albahaca fresca picada

¼ de cucharadita de escamas de pimiento rojo deshidratado trituradas

¼ de cucharadita de pimentón picante

¼ de cucharadita de sal marina

Pimienta negra recién molida

½ cucharadita aceite de coco

Opcional: de 30 a 50 gramos de queso de cabra.

1. Precalentar el horno a 200 ºC.
2. En un bol grande, mezclar bien todos los ingredientes excepto el aceite de coco.
3. Engrasar una sartén con el aceite de coco. Verter la mezcla en la sartén.
4. Mantener la sartén en el fuego durante entre 10 y 14 minutos, o hasta que las frittatas estén doradas por la parte superior.
5. Retirar, dejar reposar durante 5 minutos y servir.

Barritas de desayuno de nueces

PARA 8 BARRITAS

1 cucharadita de aceite de coco
200 gramos de copos de avena
100 gramos de harina a elegir, preferiblemente de almendra o espelta
50 gramos de semillas de linaza molidas
1 cucharadita de canela
¼ de cucharadita de sal marina
50 gramos de miel
50 gramos de azúcar de coco
80 gramos de plátano muy maduro triturado
50 gramos de aceite de coco derretido
2 huevos grandes
100 gramos de nueces crudas picadas
50 gramos de confitura de albaricoque

1. Precalentar el horno a 180 ºC.
2. Engrasar un poco un molde para hornear de 20 × 20 centímetros con una cucharadita de aceite de coco.
3. En un bol mediano echar la avena, la harina, las semillas de linaza, la canela y la sal marina.
4. En un bol grande, mezclar la miel, el azúcar de coco, el plátano, el aceite de coco derretido y los huevos hasta lograr una pasta líquida homogénea (si se desea una opción vegana, mezclar 2 cucharadas de semillas de linaza molidas y 2 cucharadas de agua, dejando reposar 5 minutos. Utilizar esta mezcla en vez de huevos).
5. Añadir la mezcla de la harina a los líquidos y remover hasta que ambos liguen.
6. Mezclar las nueces y extender la masa en el molde preparado.
7. Hornear entre 30 y 35 minutos o hasta que un palillo pinchado en el centro de la masa salga limpio.
8. Hacia el final del tiempo de horneado, poner la confitura de albaricoque en un cazo pequeño y llevar a ebullición.
9. Tras sacar el molde del horno, «pintarla» por encima con la confitura. Dejar enfriar por completo y cortar 8 barritas. Pueden conservarse en un recipiente hermético hasta 3 días o bien congelarse, en cuyo caso se conservan hasta 1 mes.

Tortitas de zanahoria

PARA 4 PORCIONES

250 gramos de harina a elegir (almendra, espelta, etc.)

2 cucharada de copos de avena

200 gramos de zanahorias peladas y finamente picadas

250 mililitros de leche de frutos secos sin endulzar

2 cucharadas de aceite de coco

1 cucharadita de canela

½ cucharadita de nuez moscada molida

1 cucharadita de extracto de vainilla

1 cucharadita de polvo de hornear que no contenga aluminio

½ cucharadita de sal marina

Opcional: 4 cucharadas de jarabe de arce.

Opcional: 4 cucharadas de mantequilla.

1. En el vaso de una batidora, poner la harina, la cebada, las zanahorias, la leche de frutos secos, 1 cucharada de aceite de coco, la canela, la nuez moscada, la vainilla, el polvo de hornear y la sal marina, batiendo hasta obtener una mezcla homogénea.
2. En una pequeña sartén derretir el resto aceite de coco a fuego medio.
3. Verter la masa en la sartén y calentar 3 o 4 minutos por cada lado.
4. Cubrir, si se desea, con jarabe de arce y mantequilla.

Burritos de desayuno

PARA 4 PORCIONES

2 cucharadas de aceite de coco

2 boniatos pelados y picados

220 gramos de cebolla picada

200 gramos de pimiento rojo troceado

400 gramos de espinacas troceadas

Una pizca de pimienta de Cayena

Sal marina y pimienta negra recién molida

8 huevos batidos (o 100 gramos de semillas de cáñamo, si se desea una elaboración vegana)

4 tortillas de cereales germinados grandes

1. Derretir 1 cucharada de aceite de coco en una sartén grande a fuego medio. Añadir los boniatos troceados a la sartén y dejar que se hagan unos 10 minutos o hasta que estén en su punto.

2. Una vez que los boniatos estén blandos, añadir la cebolla, el pimiento, las espinacas, la cayena, la sal marina y la pimienta, dejando que se hagan y agitando de vez en cuando, durante entre 5 y 7 minutos o hasta que estén pochados.

3. Derretir el aceite de coco restante en otra sartén, a fuego medio. Añadir los huevos y continuar la cocción, removiendo de cuando en cuando, durante unos 5 minutos. La textura debe ser parecida a la de los huevos revueltos. Si se elabora la versión vegana este paso se omite.

4. Añadir las verduras a los huevos revueltos. En la versión vegana se añaden las semillas de cáñamo a las verduras cuando estas ya están hechas.

5. Poner cada tortilla en un plato, colocar sobre ellas las verduras o con huevos o semillas de cáñamo, enrollar bien los burritos y servirlos de inmediato.

Crujiente de pasas y canela

PARA 4 PORCIONES

4 huevos
200 mililitros de leche de almendra sin endulzar
2 cucharaditas de extracto de vainilla
¼ de cucharadita de sal marina
¼ de cucharadita de nuez moscada
¾ cucharadita de canela
Aceite o mantequilla de coco para engrasar la sartén
8 rebanadas de pan con pasas y canela
100 gramos de nueces crudas, tostadas y picadas
2 manzanas sin corazón y cortadas en rodajas finas
1 cucharada de aceite o mantequilla de coco
50 gramos de jarabe de arce

1. La noche anterior, batir en un bol los huevos, la leche, la vainilla, la sal marina, la nuez moscada y la canela.

2. Engrasar un molde de horno de 20 × 30 centímetros con aceite o mantequilla de coco.

3. Disponer 4 rebanadas de pan en el molde, rompiéndolas en trozos de modo que cubran bien toda su superficie.

4. Verter la mitad de la mezcla por encima.

5. Extender en una capa la mitad de las nueces picadas y las rodajas de manzana sobre ella.

6. Repetir el proceso terminando con otra capa de nueces y rodajas de manzana.

7. Cubrir y refrigerar en la nevera durante toda la noche o durante al menos 8 horas.

8. Por la mañana, precalentar el horno a 180 ºC.

9. Cubrir el molde con papel de aluminio y hornear durante 30 o 40 minutos.

10. En un cazo pequeño, calentar el jarabe de arce con una cucharada de aceite o mantequilla de coco hasta que el aceite se derrita. Verterlo sobre la tostada y servir de inmediato.

Muffins de semillas de cáñamo con limón y arándanos

PARA 4 PORCIONES

200 gramos de harina de almendra.

1 huevo batido

1 plátano maduro machacado

¼ de cucharadita de bicarbonato sódico

Una pizca de sal marina

½ cucharadita de extracto de vainilla

1 cucharada de aceite de coco

2 cucharadas de semillas de cáñamo

El zumo y la corteza de medio limón

100 gramos de arándanos

1. Precalentar el horno a 180 ºC.

2. Poner todos los ingredientes excepto los arándanos en un cuenco y revolver bien con una cuchara de madera o una batidora amasadora *(stand mixer)*.

3. Cuando la mezcla está homogénea, se añaden los arándanos.

4. Engrasar un recipiente para horno con aceite de coco o colocar sobre él moldes de papel para magdalenas.

5. Distribuir uniformemente la mezcla en los moldes.

6. Hornear durante 25 minutos, o hasta que un palillo pinchado en el centro de la masa salga limpio.

7. Sacar la bandeja del horno y dejarla enfriar. Dejar que los muffins se enfríen durante 10 minutos antes de servirlos. Los sobrantes pueden conservarse en un envase hermético hasta 3 días.

Comida

Ensalada de pasta

PARA 4 PORCIONES

1 cucharada de aceite de coco

200 gramos de champiñones cortados en láminas finas

2 tomates Roma en trozos

1 pimiento verde troceado

100 gramos de piñones

Sal marina y pimienta negra recién molida

400 gramos de macarrones o espirales de trigo germinado, cocidos y enfriados

2 hojas de albahaca fresca troceada

4 cucharadas de aceite de oliva

100 gramos de aceitunas kalamata deshuesadas y cortadas en láminas

1. En una sartén grande a fuego medio, derretir el aceite de coco y saltear los champiñones, los tomates, los pimientos y los piñones, durante 5-6 minutos o hasta que están en su punto.
2. Sazonar con sal marina y pimienta y dejar enfriar del todo.
3. En un bol, mezclar los macarrones o las espirales, las verduras, la albahaca, el aceite de oliva y las aceitunas.
4. Se puede servir de inmediato o conservarse en el frigorífico hasta 2 días.

Rollo de aguacate con champiñón salteado

PARA 4 PORCIONES

750 gramos de champiñones cortados en láminas finas

200 gramos de cebolla blanca finamente picada

750 gramos de espinacas troceadas

50 gramos de vinagre balsámico envejecido

Sal marina y pimienta negra recién molida

2 cucharadas de aceite de coco

4 tortillas de cereales germinados

2 aguacates pelados y deshuesados

1. En un bol pequeño, mezclar los champiñones, la cebolla, las espinacas, el vinagre balsámico, la sal marina y la pimienta.
2. Calentar el aceite de coco en una sartén a fuego medio e incorporar las verduras. Dejarlas haciéndose 5 o 6 minutos o hasta que estén en su punto.
3. Colocar las tortillas en el plato de servir y extender la pulpa aplastada de medio aguacate sobre cada una de ellas.
4. Con una cuchara, colocar las verduras salteadas sobre el aguacate y enrollar bien las tortillas.

Sopa especiada de col rizada y tomate

PARA 4 PORCIONES

1 cucharada de aceite de oliva

½ cebolla blanca picada

3 zanahorias, peladas y cortadas en trozos

2 dientes de ajo picados

1 cucharadita de sal marina

½ cucharadita de pimienta negra recién molida

½ cucharadita de escamas de pimiento rojo deshidratado trituradas

1 cucharada de romero fresco picado

1 cucharada de albahaca fresca picada

1 cucharada de salvia fresca picada

1 hoja de laurel

1 litro de caldo de verduras

½ litro de agua

1 lata de 800 gramos de tomate natural triturado

1 lata o frasco de 400 gramos de judías blancas, coladas y lavadas

1 manojo de col rizada, sin los tallos y troceada

1. Calentar el aceite de oliva a fuego medio en una cacerola grande.
2. Añadir la cebolla y las zanahorias y sofreír durante 4 o 5 minutos.
3. Incorporar el ajo y continuar la cocción durante otros 2 minutos.
4. Añadir a la cacerola la sal, la pimienta, las escamas de pimiento rojo, las hierbas aromáticas, el caldo y los tomates y llevar a ebullición.
5. Cuando la sopa esté hirviendo, bajar a fuego lento y añadir las judías.
6. Cocer a fuego lento durante 25 minutos.
7. Sacar la hoja de laurel y pasarlo todo con una batidora de mano.

8. Añadir la col rizada troceada y remover para mezclar. Servir caliente; lo que sobre puede conservarse en el frigorífico hasta 3 días.

Sándwich abierto de ensalada de pollo

PARA 4 PORCIONES

Vinagreta de champán:

2 cucharadas de chalotas picadas

1 cucharadita de mostaza de Dijon

2 cucharaditas de miel

2 dientes de ajo

50 gramos de vinagre de champán

Sal marina y pimienta negra recién molida

100 mililitros de aceite de oliva

Opcional: 100 gramos de yogur griego

Ensalada de pollo:

400 gramos de pollo hervido o asado, desmenuzado.

½ cebolla roja cortada en rodajas finas

½ manzana verde sin corazón y cortada en láminas finas

50 gramos de perejil picado

50 gramos de bayas de goji picadas

Sal marina y pimienta negra recién molida

4 rebanadas de pan de trigo germinado

8 hojas de lechuga francesa

100 gramos de almendras picadas

Preparar la vinagreta:

Poner las chalotas, la mostaza, la miel, el ajo, el vinagre, la sal marina y la pimienta en el vaso de una batidora y batir hasta obtener una mezcla homogénea. Añadir poco a poco el aceite hasta obtener una vinagreta cremosa. Pasarla a un bol y añadir el yogur griego, si se va a utilizar. Remover hasta mezclar bien.

Preparar la ensalada de pollo:

1. En un bol grande, mezclar la vinagreta, el pollo, la cebolla, la manzana, el perejil y las bayas de goji. Sazonar con sal marina y pimienta al gusto.

2. Servir el sándwich abierto con una rebanada de pan de trigo germinado sobre la que se colocan una hoja de lechuga y la ensalada, espolvoreada con las almendras picadas.

Tosta vegetariana crujiente

PARA 4 PORCIONES

1 pepino mediano troceado

2 tallos de apio troceados

4 zanahorias, troceadas o ralladas

2 aguacates, deshuesados, pelados y troceados

50 gramos de nueces crudas picadas

50 mililitros de aceite de oliva

Sal marina y pimienta negra recién molida

8 rebanadas de pan de trigo germinado

2½ cucharadas de mostaza de grano entero

8 hojas de lechuga

1. En un bol mediano, mezclar el pepino, el apio, las zanahorias, los aguacates, las nueces, el aceite de oliva, la sal marina y la pimienta.
2. Tostar el pan y untar cada rebanada con mostaza. Añadir una hoja de lechuga a cada rebanada y añadir la ensalada distribuida de manera uniforme.

Ensalada de col rizada

PARA 4 PORCIONES

2 manojos de col rizada, retirando los tallos

El zumo de 2 limones

2 cucharadas de aceite de oliva

2 cucharaditas de miel

Sal marina y pimienta negra recién molida

150 gramos de pasas (o ciruelas pasas picadas)

200 gramos de piñones tostados

100 gramos de parmesano rallado

1. En un procesador de alimentos, picar la col en trozos pequeños.
2. En un bol grande, mezclar el zumo de limón, el aceite de oliva, la miel, la sal y la pimienta.

3. Añadir al bol la col rizada, las pasas, los piñones y el parmesano.

4. Remover y mezclar los ingredientes y servir.

Aderezos para ensaladas

Tahini

PARA ENTRE 10 Y 12 PORCIONES

El zumo de 1 limón grande

1 diente de ajo picado

250 mililitros de agua

200 gramos de tahini (pasta de sésamo) crudo

1 cucharadita de jarabe de arce o miel

1 cucharada más una 1 cucharadita de vinagre de manzana

1 ½ cucharaditas de salsa tamari baja en sodio

1 cucharadita de cilantro molido

1 cucharadita de comino

2 cucharadas de aceite de cáñamo u oliva

¼ de cucharadita de sal marina

1 cucharada de semillas de sésamo crudas

1. Poner el zumo de limón, el ajo y el agua en el vaso de la batidora y batir durante 15 o 30 segundos.

2. Añadir los demás ingredientes y remover hasta obtener una pasta líquida homogénea.

3. Conservar hasta 1 semana en un recipiente hermético en el frigorífico. Agitar antes de servir.

Aderezo de mostaza y jarabe de arce

PARA 10 PORCIONES

150 mililitros de aceite de oliva

50 mililitros de vinagre de manzana

50 gramos de mostaza de grano entero

1 cucharada de jarabe de arce

½ cucharadita de sal marina

½ cucharadita de pimienta negra recién molida

1. Batir todos los ingredientes en un bol a mano o en una batidora, hasta obtener una mezcla homogénea.
2. Se puede conservar hasta 1 semana en un recipiente hermético en el frigorífico. Agitar antes de servir.

Aderezo de jengibre y zanahoria

PARA ENTRE 6 Y 8 PORCIONES

4 zanahorias cortadas en trozos

½ cebolla blanca partida en cuartos

1 trozo de jengibre de unos 10 centímetros, pelado y picado

2 cucharadas de pasta de miso blanco

50 mililitros de vinagre de vino de arroz

2 cucharadas de miel o azúcar de palma de coco

3 cucharadas de aceite de sésamo tostado

2 cucharadas de aceite de oliva

50 mililitros de agua

½ cucharadita de sal marina

½ cucharadita de pimienta negra recién molida

1. En el vaso de una batidora, batir todos los ingredientes hasta obtener una mezcla homogénea.
2. Se puede conservar hasta 1 semana en un recipiente hermético en el frigorífico. Agitar antes de servir.

Cena

Chile de garbanzos

PARA 4 PORCIONES

2 cucharadas de aceite de oliva

1 cebolla de tamaño medio cortada en dados

1 pimiento rojo cortado en dados

1 zanahoria de tamaño medio cortada en dados

5 dientes de ajo picados

1 cucharadita de pimentón picante ahumado

Una pizca de pimienta de Cayena

½ cucharadita de canela

1 cucharadita de comino

1 cucharadita de cúrcuma

8 tomates grandes cortados en dados, o 1 lata de tomate cortado en dados de 400 o 500 gramos.

2 latas o frascos de 400 gramos de garbanzos cocidos, colados y lavados

750 mililitros de caldo de verduras

Sal marina y pimienta negra recién molida

1 calabacín mediano cortado en dados

1. Calentar el aceite de oliva a fuego medio en una cacerola grande.
2. Añadir la cebolla, el pimiento, la zanahoria y el ajo y saltear hasta que estén blandos.
3. Añadir las especias y continuar la cocción durante 1 minuto.
4. Agregar los tomates, los garbanzos y el caldo de verduras y llevar a ebullición. Sazonar con sal marina y pimienta.
5. Bajar el fuego y cocer a fuego lento durante unos 20 minutos. Añadir un poco de agua si es necesario más líquido.
6. Añadir los calabacines y cocer 20 minutos más. Servir caliente; el sobrante se puede conservar en el frigorífico hasta 3 días.

Macarrones con queso

PARA 4 PORCIONES

250 gramos de macarrones de trigo integral germinado o de espelta integran orgánicos 100%

½ coliflor cortada en trozos

200 gramos de queso fresco o cheddar de cabra

1 cucharada de mantequilla

Sal marina y pimienta negra recién molida al gusto

Opcional: un pellizco de nuez moscada

1. Llevar a ebullición 1 litro de agua en una cazuela grande a fuego fuerte.

2. Añadir la pasta y cocerla hasta que esté *al dente*, siguiendo las instrucciones del paquete.

3. Mientras el agua se calienta para cocer la pasta, cocer la coliflor al vapor en una vaporera con 1 o 2 tazas de agua hirviendo durante entre 5 y 7 minutos.

4. Rallar el queso con un rallador o un procesador de alimentos.

5. Rallar la coliflor en a mano o en un procesador de alimentos.

6. Mezclar el queso y la coliflor rallados, la mantequilla y los sazonadores con la pasta colada. Servir caliente; el sobrante se puede conservar en el frigorífico hasta 3 días.

En la receta vegana de macarrones con queso, el queso se puede reemplazar por lo siguiente:

150 gramos de levadura nutricional

El zumo de medio limón

1 cucharada de tahini

30 gramos de anacardos

½ cucharada de mostaza de Dijon

½ cucharada de aceite de coco

½ cucharada de ajo en polvo

½ cucharada de cebolla en polvo

20 gramos de pimienta de Cayena

De 50 a 100 mililitros de leche de frutos secos sin endulzar (para los alérgicos a los frutos secos se pueden utilizar 200 mililitros de agua o leche de coco)

Sal marina y pimienta negra recién molida

1. En el vaso de una batidora, poner la levadura nutricional, el zumo de limón, el tahini, los anacardos, la mostaza de Dijon, el aceite de coco, el ajo y la cebolla en polvo, la leche del frutos secos, la sal marina y la pimienta y batir hasta obtener una mezcla homogénea. Verter la salsa sobre la pasta en un bol, añadiendo los condimentos y la coliflor y mezclar.

Hamburguesas masala

PARA 4 PORCIONES

100 gramos de quinua cocida

1 boniato al horno sin piel triturado.

1 huevo ligeramente batido o 1 cucharada de semillas de linaza mezcladas con 2 cucharadas de agua

2 cucharadas de cilantro picado

1 cebolla pequeña cortada en dados

2 trozos de jengibre de unos 5 centímetros, pelados y picados

1 diente de ajo picado

½ cucharadita de sal marina

½ cucharadita de garam masala (mezcla de especias de la cocina india, que puede adquirirse en tiendas de alimentación del ramo)

½ cucharadita de curry

¼ de cucharadita de semillas de mostaza

Un pellizco de pimienta de cayena molida

Aceite de coco para «pintar» las hamburguesas

400 gramos de espinacas

1. Precalentar el horno a 200 ºC.
2. Mezclar todos los ingredientes excepto el aceite de coco y las espinacas en un bol grande.
3. Dar forma a 8 hamburguesas con la mezcla.
4. Colocarlas sobre una bandeja del horno cubierta con papel de hornear.
5. «Pintar» la parte superior de las hamburguesas con aceite de coco.
6. Hornear durante 15 minutos, dar la vuelta a las hamburguesas y extender aceite de coco sobre la otra parte.
7. Hornear otros 15 minutos o hasta que estén doradas. Servir sobre un lecho de espinacas.

Pollo con col rizada salteada

PARA 4 PORCIONES

2 cucharadas de aceite de coco

750 gramos de col rizada contada en juliana

El zumo de 2 limones

Sal marina y pimienta recién molida

200 gramos de anacardos

400 gramos de pollo asado (o 100 gramos de judías blancas cocidas)

1. En una sartén grande a fuego medio, derretir el aceite de coco y macerar la col en el limón durante 4 o 5 minutos. Sazonar con sal y pimienta.

2. Servir la col en los platos y espolvorear sobre ella los anacardos.

3. Añadir el pollo o las judías calientes.

Sopa de miso con fideos de arroz negro

PARA 4 PORCIONES

1 litro de agua

1 hoja de nori (alga desecada), cortada en rectángulos grandes

100 gramos de champiñones laminados y/o de tofu orgánico en dados

150 gramos de fideos de arroz negro

100 gramos de pasta de miso rojo o blanco

150 gramos cebolleta troceada

Sal marina

1. En una cacerola grande, llevar el agua a ebullición.

2. Añadir el alga nori, los champiñones y/o el tofu y los fideos y bajar el fuego, cociéndolos durante entre 5 y 7 minutos.

3. Entretanto, poner la pasta de miso en un bol pequeño, añadir un poco de agua caliente y batir hasta obtener una mezcla homogénea.

4. Añadir las cebolletas y el miso a la sopa y remover para que no se formen grumos. Es importante que el miso no hierva, para no destruir sus bacterias beneficiosas.

5. Calentar hasta que la sopa esté a punto de hervir durante 3 minutos más y servir de inmediato, o reservar y servirla fría más tarde. La sopa puede conservarse en el frigorífico hasta 2 días.

Sopa de verduras y garbanzos al estilo marroquí

PARA 4 PORCIONES

2 cucharadas de aceite de oliva

1 cebolla de tamaño medio cortada en dados

1 pimiento rojo cortado en dados

1 zanahoria de tamaño medio cortada en dados

5 dientes de ajo picados

1 cucharadita de pimentón picante ahumado

Un pellizco de pimienta de Cayena en polvo

½ cucharadita de canela

1 cucharadita de comino

1 cucharadita de cúrcuma

8 tomates grandes cortados en dados, o 1 lata de tomate cortado en dados de 400 o 500 gramos.

750 gramos de garbanzos cocidos, o 2 latas o frascos de 400 gramos de garbanzos cocidos, colados y lavados

1 litro de caldo de verduras

Sal marina y pimienta negra recién molida

1 calabacín mediano cortado en dados

1. Calentar el aceite de oliva a fuego medio en una cacerola grande.

2. Añadir la cebolla, el pimiento, la zanahoria y el ajo y saltear durante 5 o 6 minutos o hasta que las verduras estén blandas.

3. Agregar las especias y mantener la cocción durante 1 minuto.

4. Añadir los tomates, los garbanzos y el caldo de verduras y llevar a ebullición. Sazonar con sal marina y pimienta.

5. Bajar el fuego y cocinar a fuego lento durante unos 20 minutos. Añadir un poco de agua si es necesario más líquido.

6. Añadir los calabacines y cocer otros 20 minutos. Servir caliente.

El sobrante puede conservarse en el frigorífico hasta 3 días.

Lasaña de verduras

PARA 4 PORCIONES

1 cucharada de aceite de oliva virgen extra

½ cebolla picada

2 dientes de ajo picados

1 lata de tomate natural entero o triturado

½ cucharadita de escamas de pimiento rojo deshidratado trituradas

½ cucharadita de sal marina

1 huevo

500 gramos de ricotta (requesón)

1 cucharada de hierbas aromáticas italianas, o 50 gramos de albahaca fresca cortada

1 calabacín grande cortado en rodajas de 1 centímetro de grosor

1 calabaza amarilla cortada en rodajas de 1 centímetro de grosor

400 gramos de col rizada *baby*, espinacas u otras verduras de hoja oscura

100 gramos de parmesano rallado

100 gramos de mozzarella de cabra o cualquier otro queso al gusto en tiras.

1. Precalentar el horno a 190 ºC.
2. Calentar el aceite de oliva en una sartén grande a fuego medio y saltear las cebollas durante 5 minutos.
3. Cuando la cebolla está pochada, añadir el ajo y saltear 2 minutos más.
4. Incorporar los tomates, las escamas de pimiento y la sal y llevar a ebullición, reduciendo después a fuego lento.
5. Dejar que la salsa cueza durante al menos otros 10 minutos (como alternativa se puede utilizar salsa de tomate o marinera envasada).
6. En un bol, mezclar el huevo, la ricotta y las hierbas aromáticas, removiendo bien.
7. Extender aproximadamente un tercio de la salsa en el fondo de una fuente de horno.
8. Extender una capar de rodajas de calabacín sobre la salsa
9. Extender d sobre estas la mezcla de la ricotta.
10. A continuación, disponer otra capa de salsa de tomate, con otra tercera parte de la misma.
11. Colocar las rodajas de calabaza amarilla sobre la salsa de tomate.
12. Disponer la mezcla de ricotta restante sobre la calabaza.
13. Extender las verduras de hoja sobre la ricotta.
14. Cubrir con la salsa restante y el queso en tiras.
15. Tapar la fuente con papel de aluminio y hornear la lasaña durante 30 o 40 minutos hasta que en la salsa de la parte superior de la fuente se formen burbujas y el queso esté ligeramente dorado.
16. Dejar reposar la lasaña 10 minutos antes de servir.

Sopa de alubias negras y boniato

PARA 4 PORCIONES

1 cucharada de aceite de coco o de oliva

1 cebolla picada

2 dientes de ajo picados

2 boniatos pelados y cortados

200 gramos de champiñones en láminas

1 tomate cortado en dados

400 gramos de espinacas sin los tallos y cortadas

1,5 litros de caldo de verduras

400 gramos de alubias negras cocidas

1 cucharadita de comino

1 cucharadita de cilantro

1 cucharadita de curry

Sal marina y pimienta negra recién molida

Guarnición:

12 ramitas de cilantro

1 aguacate deshuesado, pelado y cortado en rodajas

1. En una cacerola grande, calentar el aceite de coco y saltear la cebolla y el ajo unos 5 minutos.
2. Agregar los boniatos, los champiñones, los tomates y las espinacas y saltear durante 5 o 10 minutos.
3. Añadir el caldo de verduras, las alubias negras, el comino, el cilantro, el curry, la sal marina y la pimienta y removerlo todo.
4. Llevar a ebullición y, a continuación, bajar el fuego, y cocer unos 20 minutos más, o hasta que el boniato y los demás ingredientes estén blandos.
5. Servir la sopa en cuencos poniendo encima unas ramitas de cilantro y unas rodajas de aguacate.

La sopa sobrante se puede conservar en un recipiente hermético en el frigorífico hasta 3 días o congelarse, manteniéndose en este caso hasta 1 mes.

Salmón con ajo y jengibre

PARA 4 PORCIONES

1 litro de mirin (vino para cocinar japonés, disponible en tiendas de productos de alimentación asiáticos)

2 o 3 cucharadas de azúcar de palma de coco o jarabe de arce

100 mililitros de salsa tamari baja en sodio o salsa de soja

2 cucharadas de raíz de jengibre pelada y picada

4 dientes de ajo picados

750 gramos de lomos de salmón salvaje, con piel

Opcional: 4 cebolletas picadas.

1. Mezclar todos los ingredientes excepto el salmón y las cebolletas en una sartén pequeña, a fuego medio o fuerte. Llevar a ebullición y, a continuación, cocer a fuego lento durante entre 5 y 7 minutos.
2. Dejar que el adobo se enfríe. Colocar el salmón en una fuente de horno de vidrio refractario con el adobo, prestando atención a que los trozos de jengibre y ajo queden sobre la parte del salmón que no tiene piel.
3. Marinar el salmón en el frigorífico durante al menos 1 hora y como máximo 6 horas.
4. Precalentar el horno a 220 ºC.
5. Meter en el horno la fuente con los lomos de salmón, con el lado de la piel hacia abajo.
6. Hornear durante 10 0 20 minutos.
7. Dejar reposar 5 minutos y agregar la cebolleta picada, si se utiliza. Servir de inmediato.

Albóndigas de pavo con espaguetis de calabaza

PARA 4 PORCIONES

1 calabaza cabello de ángel
100 mililitros de agua
½ kilo de carne de pavo picada
¼ de cucharadita de orégano seco
¼ de cucharadita de ajo en polvo
¼ de cucharadita de romero seco
¼ de cucharadita de tomillo seco
¼ de cucharadita de salvia seca
½ cucharadita de sal marina
Pimienta negra recién molida
1 huevo batido
Un frasco de 750 gramos de salsa de tomate o marinera
100 gramos de parmesano rallado en tiras

1. Precalentar el horno a 180 ºC.
2. Cortar la calabaza por la mitad y quitarle todas las pipas.
3. Colocar las dos mitades de la calabaza hacia abajo en la bandeja del horno, añadir el agua y cubrir con papel de aluminio; hornear durante 45 minutos.

4. Mientras la calabaza está en el horno, mezclar los demás ingredientes excepto la salsa de tomate y el queso en un bol grande.

5. Dar forma a las albóndigas (de unos 30 gramos cada una) con las manos y colocarlas sobre una bandeja de horno engrasada.

6. Hornearlas durante 20 minutos al mismo tiempo que la calabaza, dándoles la vuelta a los 10 minutos de horneado.

7. Sacar las albóndigas del horno y pasarlas a una sartén para saltear en la que se ha puesto la salsa de tomate.

8. Calentar bien la salsa.

9. Sacar la calabaza cabello de ángel del horno y raspar la carne con un tenedor para conseguir los «espaguetis».

10. Dividir los filamentos de calabaza en 4 cuencos y poner encima las albóndigas con la salsa.

11. Espolvorear el parmesano y servir.

Pizza rápida casera fácil

PARA 4 PORCIONES

4 tortillas de trigo germinado
100 gramos de salta de tomate o de salsa para pizza
4 dientes de ajo picados
200 gramos de cebolla picada
200 gramos de pimiento verde picado
200 gramos de brécol cortado en trozos pequeños
20 aceitunas negras deshuesadas y picadas
Escamas de pimiento rojo deshidratado trituradas

Opcional: 100 gramos de mozzarella rallada para pizza
Opcional: 30 gramos de parmesano rallado en tiras

1. Precalentar el horno a 230 ºC.

2. Disponer las tortillas en una bandeja de horno y hornearlas 3 o 4 minutos. Cuando se compruebe que los bordes están crujientes, sacarlas del horno.

3. Extender la salsa sobre las tortillas y espolvorear el ajo. Incorporar los restantes ingredientes. Se puede experimentar con diferentes opciones, prestando atención a no sobrecargar demasiado las pizzas. Si se utiliza queso, debe espolvorearse sobre todos los demás ingredientes.

4. Hornear durante 10 minutos. Servir caliente.

Guiso mexicano

PARA 4 PORCIONES

1 cucharada de aceite de oliva

1 cebolla picada pequeña

2 calabacín mediano cortado en trozos

1 pimiento verde troceado

1 tomate cortado en trozos

1 cucharada de chile en polvo

1 cucharadita de comino

1 lata de 400 gramos de alubias negras, coladas y lavadas

1 lata de 400 gramos de alubias blancas, coladas y lavadas

2 dientes de ajo picados

2 chiles jalapeños, sin pepitas y picados

1 lata de 400 gramos de salsa de tomate

8 tortillas de maíz germinado pequeñas

30 gramos de queso cheddar de cabra rallado

Rodajas de lima

Crema agria o yogur

1. Precalentar el horno a 180 ºC.
2. Calentar el aceite de oliva a fuego medio en una sartén grande.
3. Añadir la cebolla y saltear durante unos 3 minutos.
4. Agregar a la sartén el calabacín, el pimiento verde, el tomate y las especias, sofriendo durante otros 5 minutos.
5. Incorporar las alubias, el ajo y los jalapeños, manteniendo la cocción otros 2 minutos.
6. Apagar el fuego y reservar.
7. Cubrir el fondo de una fuente de horno grande con la mitad de la salsa de tomate.
8. Disponer 4 de las tortillas de maíz sobre la salsa.
9. Añadir la mitad de la mezcla de verduras y legumbres a la fuente.
10. Colocar una nueva capa de tortillas y el resto de las verduras y las legumbres.
11. Verter la salsa restante sobre esta última capa.
12. Espolvorear el queso rallado y cubrir con papel de aluminio.
13. Hornear durante al menos 30 minutos, hasta que la salsa empiece a hervir.
14. Servir cada porción con una rodaja de lima y un poco de crema agria o yogur como acompañamiento.

Berenjenas a la parmesana

PARA 4 PORCIONES

1 berenjena grande
3 cucharadas de aceite de oliva
1 cebolla grande picada
3 dientes de ajo picados
8 tomates maduros cortados en dados
½ cucharadita de escamas de pimiento rojo deshidratado trituradas
100 gramos de albahaca fresca picada
½ cucharadita de sal marina
200 gramos de quinua cocida
10 gramos de queso de cabra desmigado
50 gramos de parmesano rallado en tiras

1. Precalentar el horno a 200 ºC.
2. Cortar la berenjena en rodajas de aproximadamente 1 centímetro, de grosor, pasando sobre cada una capa de aceite de oliva y colocándolas en una bandeja de hornear grande.
3. Hornear las rodajas de berenjena durante 10 o 15 minutos, hasta que estén levemente doradas. Sacarlas del horno y bajar la temperatura del mismo a 180 ºC.
4. En una sartén grande, calentar el resto del aceite de oliva a fuego medio. Agregar la cebolla y saltear durante unos 5 minutos.
5. Cuando la cebolla esté pochada, añadir el ajo y saltear otros 2 minutos.
6. Incorporar los tomates, las escamas de pimiento rojo, la mitad de la albahaca y la sal marina.
7. Extender la mitad de la salsa de tomate en el fondo de una fuente de horno.
8. Disponer capas de los distintos ingredientes en el siguiente orden: rodajas de berenjena, quinua y el resto de la salsa. Cubrir con el queso y el resto de la albahaca.
9. Tapar la fuente con papel de aluminio y hornear durante 30 o 40 minutos. Servir caliente. El sobrante puede conservarse en el frigorífico hasta 3 días.

Pollo a la parrilla con ensalada de pepino y ruibarbo

PARA 4 PORCIONES

1 chile rojo tipo Anaheim sin semillas

2 dientes de ajo

2 cebolletas en rodajas

1 cucharada de salsa tamari baja en sodio

3 cucharadas de aceite de oliva

½ kilo de pechugas de pollo deshuesadas y sin piel

200 gramos de ruibarbo cortado en dados

½ pepino, cortado en rodajas a su vez cortadas por la mitad

2 cucharadas de cilantro picado

2 cucharaditas de miel

1 cucharada de vinagre de manzana

Sal marina y pimienta negra recién molida

1. En un procesador de alimentos, triturar el chile rojo, el ajo y la cebolleta, mientras se vierte sobre ellas la salsa tamari y el aceite de oliva hasta que se forme una pasta.
2. Extender esta pasta sobre las pechugas de pollo u y marinar durante 20 minutos en el frigorífico.
3. Calentar 1 cucharadita del aceite en una sartén a fuego medio o fuerte. Freír el pollo durante 4 o 5 minutos por cada lado, o hasta que esté bien hecho.
4. En un bol mediano, mezclar el ruibarbo, el pepino, el cilantro, la miel el resto del aceite de oliva y el vinagre.
5. Servir las pechugas de pollo cubiertas por la ensalada de pepino y ruibarbo.

Sloppy Joe* vegetariano

PARA 4 PORCIONES

1 cucharada de aceite de oliva

100 gramos de pimiento verde cortado en dados

100 gramos de champiñones picados

½ cebolla picada

---

* Bocadillo similar a la hamburguesa pero habitualmente preparado con carne picada desmenuzada.

½ chile jalapeño, sin semillas y cortado en dados

1 diente de ajo picado

2 tomates

750 gramos de lentejas cocidas

100 gramos de pasta de tomate

1 cucharada de salsa de soja

2 cucharadas de chile en polvo

1 cucharada de pimentón picante

1 cucharadita de orégano seco

1 cucharadita de albahaca seca

Sal marina y pimienta negra recién molida

4 bollos de hamburguesa elaborados con harina de cereales germinados

Col lombarda en juliana como guarnición

Rodajas de pepinillos en vinagre como guarnición

1. Calentar el aceite de oliva en una sartén grande a fuego medio.
2. Incorporar el pimiento, los champiñones, la cebolla, el chile jalapeño y el ajo a la sartén y saltear durante 5 o 10 minutos, o hasta que las verduras estén bien hechas.
3. Entretanto, en el vaso de una batidora, batir los tomates hasta que formen una pasta líquida uniforme.
4. Añadir a la sartén las lentejas cocidas, la pasta de tomate, el orégano, la albahaca, la sal marina y la pimienta, y remover mezclando bien el conjunto.
5. Saltear los ingredientes durante 5 minutos, o hasta que la mezcla adquiera consistencia.
6. Llenar los bollos de hamburguesa abiertos con la mezcla y cubrir con la col lombarda y las rodajas de pepinillo.

Tentempiés, aperitivos y *snacks*

Frappuccino orgánico casero

PARA 2 PORCIONES

½ litro de café de cafetera (no instantáneo), helado

200 mililitros de leche de almendra

4 cucharadas de cacao crudo en polvo

4 dátiles deshuesados

2 plátanos congelados

20 cubitos de hielo

1. Poner todos los ingredientes en el vaso de una batidora, batir bien y servir la mezcla muy fría.

Palomitas con «superalimentos»

PARA 4 PORCIONES

100 gramos de granos de maíz

3 cucharaditas de aceite de coco

2 cucharadas de semillas de cáñamo

½ cucharadita de sal marina

4 cucharaditas de aceite de palma roja, mantequilla ecológica o ghee derretidos

1. En un cazo grande, poner los granos de país y el aceite de coco, tapar y calentar a fuego fuerte.
2. Esperar a que exploten las palomitas, con una frecuencia de unas dos explosiones por segundo.
3. Pasar las palomitas a un bol grande.
4. Con una batidora o un procesador de alimentos, batir una mezcla de las semillas de cáñamo y la sal marina hasta obtener un polvo fino.
5. Cubrir las palomitas con el aceite de palma roja, la mantequilla o el ghee y la mezcla de semillas de cáñamo y sal.

Dip cremoso de col rizada y alcachofa

PARA 4 PORCIONES

½ bolsa de corazones de alcachofa congelados, descongelados y troceados

400 gramos de col rizada, espinacas, acelgas o berza finamente picados

Un diente de ajo picado

Un pellizco de nuez moscada recién molida

Un pellizco de pimienta de Cayena en polvo

½ cucharadita de sal marina

½ cucharadita de pimienta negra recién molida

100 gramos de crema agria o yogur griego

1 ½ cucharadas de mayonesa

50 gramos de queso parmesano, manchego, u otros añadidos, si se desea una cobertura más densa

Aceite de coco para engrasar la sartén

1. Precalentar el horno a 190 ºC.
2. Mezclar bien todos los ingredientes excepto el aceite de coco en un bol grande.
3. Engrasar una fuente de horno de tamaño medio con el aceite de coco a incorporar a ella la mezcla.
4. Cubrir con más queso si se desea.
5. Tapar la fuente con papel de aluminio y hornear durante 40 y 45 minutos.
6. Sacar la fuente del horno y dejar reposar durante al menos 5 minutos antes de servir con *chips* de pan de pita o de tortilla (véase la siguiente receta).

Chips de pan de pita o de tortilla

PARA 4 PORCIONES

5 panes de pita de trigo integral o 5 tortillas de maíz germinado

1 cucharada de aceite de coco

¼ de cucharadita de pimentón picante

¼ de cucharadita de sal marina

1. Precalentar el horno a 200 ºC.
2. Cortar los panes de pita o las tortillas en triángulos con una rueda para cortar pizza.
3. Mezclar los triángulos con el aceite de coco, el pimentón picante y la sal marina en un bol grande.
4. Colocar los triángulos sobre una bandeja de horno y hornear durante entre 8 y 10 minutos, hasta que estén crujientes.
5. Dejar enfriar antes de tomarlos.

Burritos *fast-food*

PARA 4 PORCIONES

8 tortillas de maíz germinado pequeñas

2 latas de alubias negras de 40 gramos, coladas y lavadas

Chile en polvo, para potenciar el sabor

½ cebolla picada

400 gramos de salsa mexicana casera u orgánica

100 gramos de queso de cabra rallado en tiras

Opcionales: aguacate, lechuga romana, crema agria orgánica, rodajas de lima.

1. Precalentar el horno a 190 ºC.
2. Poner las tortillas sobre una bandeja de horno cubierta con papel de hornear.
3. Disponer 50 gramos de alubias negras sobre cada tortilla.
4. Espolvorear un poco de chile en polvo (1 o 2 pellizcos).
5. Incorporar 1 cucharada de cebolla sobre cada montoncito de alubias.
6. Cubrir cada burrito con 1 cucharada de salsa.
7. Poner sobre cada burrito un puñado de queso y los aderezos adicionales, si se desea.
8. Enrollar y plegar bien las tortillas.
9. Hornear los burritos durante unos 10 minutos. También se pueden preparar con antelación y guardarlos en bolsas de plástico resellables en el congelador hasta el momento de tomarlos.

Nota: Los tiempos de elaboración varían. Los burritos preparados en el momento se hornean 10 minutos, los descongelados durante 20 minutos y los congelados durante 30 minutos.

Tacos de col rizada calientes

PARA 4 PORCIONES

8 tortillas de maíz germinado

2 chalotas o ½ cebolla picada pequeña

1 cucharada de aceite de coco

2 dientes de ajo picados

¼ de cucharadita de sal marina

Pimienta negra recién molida

½ col lombarda picada en juliana

1 manojo grande de col rizada, troceada

2 tomates cortados en dados

1 aguacate deshuesado, pelado y cortado en rodajas

Opcional: 100 gramos de queso feta desmigado.

400 gramos de germinados

1 lima en rodajas

1. Precalentar el horno a 150 °C y calentar las tortillas.
2. En una sartén grande, saltear las chalotas o la cebolla en aceite de coco a fuego medio durante 2 o 3 minutos.
3. Añadir el ajo y sofreír 1 minuto más.
4. Agregar la sal, la pimienta y la col y cocinar durante 2 o 3 minutos.
5. Incorporar la col rizada y sofreír hasta que se ablande ligeramente, unos 3 o 4 minutos. Retirar del fuego.
6. Distribuir la mezcla de col rizada y col lombarda en las tortillas y cubrir con el tomate en dados, las rodajas de aguacate, el queso feta (si se utiliza), los germinados, y una rodaja de lima en cada una.

Rollos de garbanzos al curry

PARA 4 PORCIONES

400 gramos de garbanzos secos o 2 latas de 400 gramos de garbanzos cocidos, colados y lavados
1 pimiento rojo, sin semillas y picado
100 gramos de cilantro picado
100 gramos de pasas
750 gramos de espinacas *baby*
4 tortillas grandes de trigo germinado

Aderezo:

El zumo de 1 lima
2 cucharaditas de curry
2 cucharaditas de miel
50 gramos de aceite de oliva
Sal marina y pimienta negra recién molida

1. Si se utilizan garbanzos secos, dejarlos en remojo la noche anterior o al menos durante 6 horas. Colarlos y lavarlos y ponerlos en una cacerola grande. Cubrir con 5-8 centímetros de agua fría. Llevar los garbanzos a ebullición a fuego fuerte y, a continuación, bajarlo y cocer a fuego lento, cubiertos de agua, hasta que estén blandos (aproximadamente 1 ½ horas).
2. En un bol grande, mezclar los garbanzos, cocidos o de lata, el pimiento rojo, el cilantro y las pasas.
3. En un bol separado, mezclar los ingredientes del aderezo.

4. Añadir el aderezo a los garbanzos y remover bien. Dejar reposar durante 30 minutos en el frigorífico para que se mezclen los sabores o cubrir y refrigerar para tomar los rollos más tarde.

5. Distribuir los garbanzos sobre las tortilla cubriendo con la parte correspondiente de espinacas. Enrollar bien antes de consumirlos.

Chips de boniato fritos

PARA 4 PORCIONES

4 boniatos grandes cortados en tiras

2 cucharadas de aceite de coco

½ cucharadita de sal marina

Opcional: escamas de pimiento rojo deshidratado trituradas y lima.

1. Precalentar el horno a 190 ºC.
2. Dejar en remojo las tiras de boniato durante al menos 10 minutos.
3. Colarlas y secarlas bien.
6. Los *chips* deben quedar ligeramente dorados al freírlos. Añadir las escamas de pimiento rojo y rociar con un chorrito de lima para dar un toque de sabor.

Dulces y postres

Galletas de siempre

PARA 20 GALLETAS

1 plátano maduro

4 dátiles deshuesados

4 ciruelas pasas deshuesadas

50 gramos de aceite de coco, derretido

1 cucharadita de extracto de vainilla

400 gramos de copos de avena

150 gramos de harina de frutos secos

100 gramos de escamas de coco sin endulzar

½ cucharadita de canela

½ cucharadita de sal marina

1 cucharadita de polvo de hornear que no contenga aluminio

200 gramos de chocolate negro orgánico contado en trozos pequeños o 100 gramos de cerezas desecadas no endulzadas

1. Precalentar el horno a 180 ºC.

2. En un procesador de alimentos, mezclar el plátano, los dátiles, las ciruelas pasas el aceite de coco y la vainilla hasta formar una masa homogénea.

4. Pasar el contenido del procesador al bol, agitando hasta conseguir una masa húmeda en la que todos los ingredientes estén bien integrados.

5. Poner la masa en el frigorífico o en el congelador durante al menos 15 minutos.

6. Sacar 2 cucharadas de masa cada vez dándoles forma de bola a cada porción. Poner las bolas aplastadas sobre una bandeja de horno cubierta con papel de hornear.

7. Hornear las galletas durante 12 o 15 minutos.

8. Dejar enfriar las galletas durante al menos 5 minutos antes de servirlas; de lo contrario, pueden quebrarse.

Nota: La masa se toma también cruda. Las galletas pueden guardarse en una bolsa de plástico resellable grande y congelarse. De este modo se pueden tomar siempre que se desee.

Dulce de azúcar helado con chocolate y almendra

PARA 20 PORCIONES

200 gramos de mantequilla de almendra
4 cucharadas de aceite de coco
1 ½ cucharadas de jarabe de arce
½ cucharadita de sal marina
125 gramos de chocolate negro picado

1. Mezclar la mantequilla de almendra, el aceite de coco, el jarabe de arce y la sal marina en un bol.

2. Disponer la mezcla en una fuente de horno pequeña (de 20 ×20 centímetros) revestida con papel de hornear.

3. Espolvorear por encima los trozos de chocolate, cubrir y congelar durante al menos 2 horas.

4. Sacar la fuente del congelador y tirar con cuidado del papel de hornear para extraer el dulce.

5. Cortar cuadrados de 3 centímetros de lado y conservar en el congelador, separando cada capa con papel de horno.

Helado de leche de coco casero (3 sabores)

PARA 10 PORCIONES

Base:

1 lata de 400 mililitros de leche de coco con toda la grasa
3 plátanos congelados o 100 gramos de azúcar de palma de coco
Una pizca de sal marina

Para el sabor a pistacho y almendra:

1 ½ cucharaditas de extracto de almendra
1 cucharadita de extracto de vainilla o las semillas de una vaina de vainilla.
100 gramos de almendras y pistachos tostados y picados

Para el sabor a chocolates y menta:

2 cucharaditas de extracto de menta
80 gramos de puntas de cacao crudo o de *chips* de chocolate

Para el sabor de galleta y nata (cookies and cream):

1 cucharada de extracto de vainilla
10 galletas de escanda y cacao (u otras galletas al gusto), troceadas

1. Mezclar los ingredientes de la base en una batidora hasta obtener una masa líquida homogénea.
2. Añadir al vaso de la batidora los sabores (los extractos, si se utilizan, o las semillas de vainilla), batiendo de nuevo.
3. Pasar la mezcla a una heladera y ponerla en funcionamiento.
4. Mezclar al menos durante 20 minutos, o hasta que se forme el helado.
5. Añadir removiendo los ingredientes secos (frutos secos, puntas de cacao, trozos de galleta).
6. Servir de inmediato. Si el helado se conserva en el congelador, puede pasarse de nuevo por la heladera antes de servirlo, para obtener una textura más uniforme y cremosa.

Extracto de stevia líquida casero

200 gramos de hojas de stevia (lavadas)
Edulcorante a base de vodka orgánico

1. Secar las hojas de stevia al sol durante 12 horas o en un deshidratador.
2. Poner las hojas en una jarra de vidrio y agregar vodka orgánico hasta cubrirlas.
3. Dejar las hojas macerando exactamente 24 horas.
4. Filtrar las hojas con un colador.
5. Para eliminar el alcohol, cocer el líquido a fuego lento durante 20 minutos (sin que llegue a hervir).
6. Pasar el líquido una botella de vidrio con cuentagotas. Este edulcorante orgánico se puede conservar en el frigorífico hasta 90 días.

¡Enhorabuena!

AHORA PUEDEN CONSIDERARSE verdaderos seguidores del método Food Babe a todos los efectos. Han concluido el programa de cambio de hábitos de 3 semanas y, con suerte, habrán comenzado a aplicar el correspondiente plan de alimentación de 21 días.

¿Cómo se sienten? ¿Cuál es su aspecto? Dediquen un tiempo a reflexionar sobre todos los efectos positivos que han percibido a lo largo de las últimas semanas. Es probable que hayan perdido peso y que noten un inusitado vigor. Es posible que su sueño sea más apacible y reparador, que se sientan más sanos y con menos dolores y molestias. ¿Y qué decir del estado de ánimo? ¡Son tantos los nuevos cambios que pueden llegar a experimentarse!

Es crucial adquirir conciencia que la industria alimentaria no hace otra cosa que intentar encauzarnos al consumo de productos altamente procesados, espurios y atestados de compuestos químicos. Los grandes gigantes de la alimentación no desean en absoluto que prestemos atención a los ingredientes que componen lo que comemos y les importa muy poco el daño colectivo que están infligiendo a nuestra salud.

Pero ya no hay por qué seguir ciegamente el camino que marcan las grandes compañía alimentarias. Seguir el método Food Babe es la pauta que nos ayuda a marcar una nueva senda.

Y espero que esa nueva senda sea la que recorramos todos el resto de nuestras vidas.

APÉNDICES

LA LEGIÓN FOOD BABE: CÓMO CURSAR UNA PETICIÓN

C OMO MIEMBROS DE la Legión Food Babe se encuentran en primera línea del movimiento que está replanteando el ámbito de la industria alimentaria y creando un mejor sistema de alimentación para todos nosotros. ¡Únanse a esta radical transformación! Así podrán conocer de primera mano las principales campañas e investigaciones que se desarrollan desde foodbabe.com, así como las futuras peticiones y noticias relacionadas con los nuevos avances que estamos logrando. Inscríbanse sin coste alguno en foodbabe.com/subscribe. ¿Desean participar en este gran cambio del sistema alimentario y del mundo? He aquí cinco sencillos pasos para cursar peticiones relacionadas con nuestra iniciativa:

1. *Decidir qué es lo que se desea cambiar.* Se debe configurar un objetivo específico, analizando la problemática de una compañía o de una organización en concreto, en vez de proponer cambios radicales de forma indiscriminada. Por ejemplo, mi petición para que se retirara la azodicarbonamida de la composición del pan de los bocadillos de Subway se centró específicamente en ese aditivo. Podría haber solicitado que se revisaran los menús completos que Subway ofrece, pero el resultado no habría sido seguramente tan eficaz.

2. *Determinar de quién es la responsabilidad de la consecución del cambio.* Es importante definir quiénes tienen la capacidad y la responsabilidad de introducir un determinado cambio y dirigirse específicamente a ellos. Para ello resulta práctico elaborar una lista de informaciones de contacto sobre las personas clave de la empresa o la organización sobre la que se vaya a indagar y a la que se vaya a cursar la petición (las páginas web de la compañía y las plataformas y redes profesionales, como Linkedin, son una excelente fuente de información a tal efecto).

3. *Reunir todos los datos.* Es necesario investigar a fondo los motivos por los que se debe proponer el cambio que se desea abordar. ¿Por qué es tan mala la situación actual? ¿Cuáles son los estudios de investigación que avalan y refrendan la petición? ¿Qué beneficios reportaría la introducción del cambio? ¿Se dispone de información sobre experiencias personales que puedan incorporarse a la solicitud? Una vez que estemos satisfechos con la investigación realizada, es conveniente recopilar todos los datos disponibles y ponerlos por escrito.

4. *Ponerse en contacto con estamentos que puedan colaborar.* ¿Pertenecen a alguna organización que pueda prestar ayuda en lo que respecta a las peticiones? ¿Tienen amigos y conocidos en la blogosfera con intereses y objetivos similares? Con frecuencia resulta de gran utilidad ponerse en contacto con plataformas como Change.org, con objeto de solicitar ayuda antes de cursar una petición. Es muy probable que este tipo de organizaciones aporten información sobre el mejor modo de difundir el mensaje o sobre la estrategia a seguir.

5. *Publicar la petición.* Las solicitudes pueden cursarse a través de un blog propio y/o por medio de plataformas tales Change.org, Care2.com, SumOfUs.org. o Hazteoir.com. Una vez publicada la petición conviene compartirla con la mayor cantidad posible de personas que se conozcan, por correo electrónico o a través de las redes sociales. Otro recurso recomendable es enviar la petición a agencias de noticias una vez que se haya conseguido un número significativo de firmas de apoyo, para que consideren su contenido y, eventualmente, lo difundan. Y, lo más importante, nunca hay que desfallecer. Cuando se cursa una petición o se inicia una campaña, las compañías afectadas tienden a pensar que el solicitante acabará por cansarse y cejará en su empeño. Tuvieron que pasar siete meses para que Kraft empezara a retirar ciertos colorantes artificiales de sus productos, otros siete para que Chipotle accediera finalmente a hacer pública su lista de ingredientes en su página web, y casi dos años para que Chick-fil-A se decidiera a dejar de tratar con antibióticos a los pollos con cuya carne elabora sus productos. Cambiar el mundo no se consigue de la noche a la mañana, pero la resolución, el tesón y el compromiso pueden hacer que ese cambio sea más rápido.

LECTURAS Y RECURSOS RECOMENDADOS

Libros *

- *The American Way of Eating*, de Tracie McMillan
- *The Beauty Detox Foods (Solución detox para la belleza natural)*, de Kimberly Snyder
- *The Blood Sugar Solution (La solución del azúcar en la sangre)*, de Mark Hyman, MD
- *The China Study (El estudio de China)*, de T. Colin Campbell
- *Conscious Eating (Alimentación consciente)*, de Gabriel Cousens, MD
- *A Consumer's Dictionary of Food Additives*, de Ruth Winter, MS
- *Cooked (Cocinar)*, de Michael Pollan
- *The Desire Map: A Guide to Creating Goals with Soul*, de Danielle LaPorte
- *Eat Drink Vote: An Illustrated Guide to Food Politics*, de Marion Nestle
- *Eating for Beauty*, de David Wolfe
- *Eating on the Wild Side: The Missing Link to Optimum Health*, de Jo Robinson
- *Eat to Live (Comer para vivir)*, de Joel Fuhrman, MD
- *The End of Dieting*, de Joel Fuhrman, MD
- *Excitotoxins: The Taste That Kills*, de Russell L. Blaylock, MD
- *Fast Food Nation (Fast Food, el lado oscuro de la comida rápida*, de Eric Schlosser
- *Fat Chance*, de Robert H. Lustig, MD
- *The Fire Starter Sessions*, de Danielle LaPorte
- *Food Journeys of a Lifetime*, de National Geographic
- *Foodopoly*, de Wenonah Hauter
- *Food Politics*, de Marion Nestle
- *The Food Revolution*, de John Robbins y Dean Ornish, MD
- *Food Rules: An Eater's Manual (Saber comer)*, de Michael Pollan

---

* Se incluye entre paréntesis el título en español de las obras que se han publicado traducidas.

- *The 4-Hour Chef*, de Timothy Ferriss
- *Grain Brain (Cerebro de pan)*, de David Perlmutter, MD
- *The Green Beauty Guide*, de Julie Gabriel
- *The Honest Life*, de Jessica Alba
- *The Juice Lady's Guide to Juicing for Health (Jugos para una vida saludable)*, de Cherie Calbom, MS
- *The Juice Lady's Turbo Diet (La dieta turbo de la dama de los jugos)*, de Cherie Calbom, MS
- *The Jungle (La jungla)*, de Upton Sinclair
- *Man 2.0: Engineering the Alpha*, de John Romaniello y Adam Bornstein
- *No More Dirty Looks*, de Siobhan O'Connor and Alexandra Spunt
- *The Omnivore's Dilemma: A Natural History of Four Meals*, de Michael Pollan
- *The Omnivore's Dilemma: Young Readers Edition (El dilema del omnívoro)*, de Michael Pollan
- *Pandora's Lunchbox*, de Melanie Warner
- *The Real Food Revolution*, de Tim Ryan
- *Revive*, de Frank Lipman, MD
- *Rich Food Poor Food*, de Mira Calton y Jayson Calton
- *Salt Sugar Fat: How the Food Giants Hooked Us*, de Michael Moss
- *Spiritual Nutrition (Nutrición espiritual)*, de Gabriel Cousens, MD
- *Spontaneous Happiness (La felicidad de está esperando)*, de Andrew Weil, MD
- *Ultraprevention (Ultraprevención)*, de Mark Hyman, MD, y Mark Liponis, MD
- *The Unhealthy Truth*, de Robyn O'Brien
- *VB6*, de Mark Bittman
- *The Whole Heart Solution*, de Joel Kahn, MD
- *Wildly Affordable Organic*, de Linda Watson

Libros de cocina

- *100 Days of Real Food*, de Lisa Leake
- *Against All Grain*, de Danielle Walker
- *The Art of Simple Food (El arte de la comida sencilla)*, de Alice Waters
- *The Art of Simple Food II*, de Alice Waters
- *Crazy Sexy Kitchen*, de Kris Carr
- *Eating the Alkaline Way*, de Natasha Corrett y Vicki Edgson
- *Eat Taste Heal*, de Thomas Yarema, Daniel Rhoda y Johnny Brannigan
- *The Family Cooks*, de Laurie David and Kirstin Uhrenholdt

- *It's All Good*, de Gwyneth Paltrow
- *Living Raw Food*, de Sarma Melngailis
- *The Oh She Glows Cookbook*, de Angela Liddon
- *Rainbow Green Live Food Cuisine (La cocina del arco iris)*, de Gabriel Cousens, MD
- *Raw Food/Real World*, de Matthew Kenney y Sarma Melngailis
- *The Sprouted Kitchen*, de Sara Forte
- *Superfood Kitchen*, de Julie Morris
- *Superfood Smoothies*, de Julie Morris
- *Super Natural Every Day*, de Heidi Swanson
- *True Food: Seasonal, Sustainable, Simple, Pure*, de Andrew Weil, MD, y Sam Fox
- *Vegetarian Traditions*, de George Vutetakis

Revistas

- *Dr. Oz The Good Life* — doctorozmag.com
- *Experience Life* — experiencelife.com
- *Modern Farmer* — modernfarmer.com
- *Natural Health* — naturalhealthmag.com
- *Organic Eats* — organiceatsmag.com
- *Yoga Journal* — yogajournal.com

Guías de restaurantes

- *Clean Plates* — cleanplates.com
- *Eat Well Guide* — eatwellguide.org
- *Happy Cow* — happycow.net
- *Organic Highways* — organichighways.com
- Pressed Organic Juice Directory — pressedjuicedirectory.com

Cooperativas alimentarias

- Coop Directory Service — coopdirectory.org
- Cooperative Grocer Network — cooperativegrocer.coop
- Local Harvest — localharvest.org/ food-coops

Mercados de productores agrícolas/alimentos locales

- Farmers Market Coalition — farmersmarketcoalition.org
- Farm Plate — farmplate.com

- Local Harvest — localharvest.org/farmers-markets
- Real Time Farms — realtimefarms.com

Páginas web de adquisición de alimentos orgánicos

- Abe's Market — abesmarket.com
- Azure Standard — azurestandard.com
- Door to Door Organics — doortodoororganics.com
- Full Circle — fullcircle.com
- Green PolkaDot Box — greenpolkadotbox.com
- Local Harvest — localharvest.org/csa/
- Nutiva — nutiva.com
- SPUD (Sustainable Produce Urban Delivery) — spud.com
- Thrive Market — thrivemarket.com
- Urban Organic — urbanorganic.com

Grupos y programas de apoyo alimentario

- Cancer Prevention Coalition — preventcancer.com
- Center for Food Safety — truefoodnow.org
- Center for Science in the Public Interest — cspinet.org
- Cornucopia Institute — cornucopia.org
- Environmental Working Group — ewg.org
- Food & Water Watch — foodandwaterwatch.org
- Food Democracy Now — fooddemocracynow.org
- Food Integrity Now — foodintegritynow.org
- Friends of the Earth — foe.org
- GMO Inside — gmoinside.org
- Institute for Responsible Technology — responsibletechnology.org
- Just Label It — justlabelit.org
- NOFA-NY — Northeast Organic Farming Association of Nueva York — nofany.org
- NRDC — Natural Resources Defense Council — nrdc.org
- Only Organic — onlyorganic.org
- Organic Consumers Association — organicconsumers.org Food Information Websites
- Center for Nutrition Studies — nutritionstudies.org
- Environmental Working Group — ewg.org

- Food Facts — foodfacts.com
- Fooducate — fooducate.com
- Labelwatch — labelwatch.com
- Living Maxwell — livingmaxwell.com
- Non- GMO Project — nongmoproject.org
- Organic Authority — organicauthority.com
- Seafood Watch — seafoodwatch.org
- Sustainable Table — sustainabletable.org
- Truth in Labeling — truthinlabeling.org

Organizaciones de salud y medicina natural

- Ann Wigmore Natural Health Institute — annwigmore.org
- Burzynski Clinic — burzynskiclinic.com
- Deepak Chopra — deepakchopra.com
- Dr. Cousens' Tree of Life Center US — treeoflifecenterus.com
- Gerson Institute — gerson.org
- Hippocrates Health Institute — hippocratesinst.org

Noticias sobre alimentación

- Helena Bottemiller Erich on Politico — politico.com/reporters/Helena-BottemillerErich.html
- Candice Choi on AP — bigstory.ap.org/content/ candice- choi
- Food Navigator — foodnavigator.com
- Grist — Food — grist.org/food
- Huffington Post — Food — huffingtonpost.com/taste/
- Huffington Post — Healthy Living — huffingtonpost.com/ healthy-living
- Natural News — naturalnews.com
- NY Times Health — nytimes.com/health
- Rodale — rodale.com
- Stephanie Strom on NY Times — topics.nytimes.com/top/reference/timestopics/people/s/stephanie_strom/index.html
- Take Part — takepart.com

Blogs de salud

- 100 Days of Real Food — 100daysofrealfood.com
- 101 Cookbooks — 101cookbooks.com

- Dr. Josh Axe — draxe.com
- Bruce Bradley — brucebradley.com
- Cherie Calbom — The Juice Lady — juiceladycherie.com
- Drew Canole — fitlife.tv
- Kris Carr — kriscarr.com
- Deliciously Organic — deliciouslyorganic.net
- Eating Rules — eatingrules.com
- Elana's Pantry — elanaspantry.com
- Food Renegade — foodrenegade.com
- Green Kitchen Stories — greenkitchenstories.com
- Green Lemonade — greenlemonade.com
- Dr. Mark Hyman — drhyman.com
- Inspired Bites, Ro, den O'Brien on *Prevention* — blogs.prevention.com/inspired-bites
- Joyous Health — joyoushealth.com
- Dr. Frank Lipman — drfranklipman.com
- The Lunch Tray — thelunchtray.com
- Mama Natural — mamanatural.com
- Mamavation — mamavation.com
- Dr. Joseph Mercola — drmercola.com
- Mind Body Green — mindbodygreen.com
- *Mother Jones*, Tom Philpott — motherjones.com/ tom-philpott
- My New Roots — mynewroots.com
- Naturally Savvy — naturallysavvy.com
- *New York Times*, Mark Bittman — bittman.blogs.nytimes.com
- Oh She Glows — ohsheglows.com
- Paleo Hacks — paleohacks.com
- Kimberly Snyder — kimberlysnyder.net
- Sprouted Kitchen — sproutedkitchen.com
- Underground Wellness — undergroundwellness.com
- Andrew Weil, MD — drweil.com
- Well + Good NYC — wellandgoodnyc.com
- Wellness Mama — wellnessmama.com
- The Whole Journey — thewholejourney.com
- Jason Wrobel — jasonwrobel.com/blog

EMPRESAS QUE FINANCIAN LA OPOSICIÓN AL ETIQUETADO DE TRANSGÉNICOS

A CONTINUACIÓN SE EXPONE un resumen detallado de las cantidades, en dólares, que numerosas compañías han invertido durante doce meses para asegurarse de que en los alimentos que tomamos no se advierta de que contienen transgénicos. Los datos están actualizados a fecha 19 de noviembre de 2014.

Compañías y organismos	Propuesta de ley I-522, estado de Washington	Propuesta de ley 37, estado de California	Propuesta de ley 105, estado de Colorado	Propuesta de ley I-92, estado de Oregón	Contribuciones totales
ABBOTT NUTRITION	185.025	334.500	190.000	160.000	869.525
B&G FOODS, INC.		40.000			40.000
BASF PLANT SCIENCE	500.000	2.040.000			2.540.000
BAYER CROPSCIENCE	591.654	2.000.000			2.591.654
BIMBO BAKERIES USA	137.460	422.900	270.000	230.000	1.060.360
BIOTECHNOLOGY INDUSTRY ORGANIZATION	502.000	26.323	10.750		539.073
BRUCE FOODS CORPORATION	4.364	38.500			42.864
BUMBLE BEE FOODS	52.365	420.600	50.000	45.000	567.965
BUNGE NORTH AMERICA	137.896	248.600			386.496
BUSH BROTHERS & COMPANY	23.565				23.565
C. H. GUENTHER & SON, INC.		24.700			24.700
CAMPBELL SOUP COMPANY	384.888	598.000			982.888
CARGILL	143.133	249.963	135.000	111.000	639.096
CLEMENT PAPPAS & COMPANY	30.547	100.100			130.647
CLOROX	17.455	39.700			57.155

COCA-COLA	1.520.351	1.690.500	1.385.000	1.170.000	5.765.851
COLORADO BIOSCIENCE ASSOCIATION			688		688
COLORADO CORN GROWERS ASSOCIATION			5.060		5.060
COLORADO FARM BUREAU			13.456		13.456
COLORADO LEGISLATIVE SERVICES			3.375		3.375
COLORADO SUGARBEET GROWERS ASSOCIATION			500		500
CONAGRA FOODS	828.251	1.176.700	250.000	350.000	2.604.951
COUNCIL FOR BIOTECHNOLOGY INFORMATION		375.000		12.827	387.827
CROPLIFE AMERICA		9.500			9.500
DEAN FOODS CO.	174.553	253.950			428.503
DEL MONTE FOODS COMPANY	125.677	674.100			799.777
DESCHUTES COUNTY FARM BUREAU				500	500
DOLE PACKAGED FOODS COMPANY		175.000			175.000
DOW AGROSCIENCES	591.654	2.000.000	306.500	1.157.150	4.055.304
DUPONT PIONEER	3.880.159		3.000.000	4.518.150	11.398.309
E. I. DUPONT DE NEMOURS & CO.		5.400.000			5.400.000
FARIBAULT FOODS, INC.		76.000			76.000
FARMERS ALLIANCE FOR INTEGRATED RESOURCES			1.537		1.537
FLOWERS FOODS, INC.	205.099	182.100	250.000		637.199
GENERAL MILLS, INC.	869.271	1.230.300	820.000	695.000	3.614.571
GODIVA CHOCOLATIER, INC.		42.700			42.700
GOYA		56.700			56.700
GROCERY MANUFACTURERS ASSOCIATION		2.002.000	101.400	155.000	2.258.400
H. J. HEINZ COMPANY		500.000			500.000
HERO NORTH AMERICA		80.800			80.800
HERSHEY COMPANY	360.450	518.900		320.000	1.199.350
HIGHWAY SPECIALITIES, LLC.				750	750

HILLSHIRE BRANDS COMPANY	282.775	85.900			368.675
HIRZEL CANNING COMPANY		100.900			100.900
HORMEL FOODS CORPORATION					
HOUSE-AUTRY MILLS, INC.		1.500			1.500
IDAHOAN FOODS, LLC		10.000			10.000
INVENTURE FOODS, INC.		15.600			15.600
KELLOGG COMPANY	322.050	790.700	250.000	500.000	1.862.750
KNOUSE FOODS COOPERATIVE, INC.	20.946	167.600	25.000	20.000	233.546
KRAFT		2.000.500	1.030.000	870.000	3.900.500
LAND O'LAKES, INC.	144.878	153.300	900.000	760.000	1.958.178
MARS INCORPORATED		498.350			498.350
MCCAIN FOODS USA, INC.		53.400			53.400
MCCORMICK & COMPANY	148.369	248.200		130.000	526.569
MEAD JOHNSON NUTRICIAN COMPANY		80.000	50.000	50.000	180.000
MICHAEL FOODS				30.000	30.000
MONDELÉZ INTERNATIONAL	210.336	181.000		720.000	1.111.336
MONSANTO	5.374.411	8.112.867	4.755.578	5.958.750	24.201.606
MOODY DUNBAR, INC	2.619	5.000			7.619
MORTON SALT		21.400			21.400
NESTLÉ USA, INC. Y FILIALES	1.528.206	1.461.600			2.989.806
NIAGARA BOTTLING			10.000		10.000
NORTHWEST FOOD PROCESSORS ASSOCIATION				709	709
NUTRITION EDGE COMMUNICATIONS			8.800		8.800
OCEAN SPRAY CRANBERRIES	80.295	409.100	80.000	35.000	604.395
OREGON FARM BUREAU 300				300	300
PEPSICO	2.352.966	2.485.400	1.650.000	2.350.000	8.838.366
PINNACLE FOODS GROUP, LLC	175.425	266.100			441.525
PIONEER HI-BRED RESEARCH CENTER			38.500		38.500
POST FOODS, LLC		5.150			5.150

REILY FOODS COMPANY		18.400			18.400
RICH PRODUCTS CORPORATION	34.911	248.300		30.000	313.211
RICHELIEU FOODS, INC.		5.200			5.200
ROCKY MOUNTAIN FOOD INDUSTRY ASSOCIATION			1.830		1.830
SARA LEE CORPORATION		343.600			343.600
SARGENTO FOODS, INC.		10.000			10.000
SHEARERS FOODS, INC.	36.656		35.000	30.000	101.656
SMITHFIELD FOODS, INC.		683.900	200.000		883.900
SNACK FOOD ASSOCIATION		10.000			
SNYDER'S-LANCE, INC.				5.000	5.000
SOLAE, LLC		62.500			62.500
STARLITE MEDIA, LLC		41.785			41.785
SUNNY DELIGHT BEVERAGES COMPANY	30.547	139.700	25.000	25.000	220.247
SYNGENTA CORPORATION		2.000.000			2.000.000
THE HERSHEY COMPANY			380.000		380.000
THE J. M. SMUCKER CO.	349.978	555.000	345.000	295.000	1.544.978
TREE TOP, INC.		110.600			110.600
UNILEVER		467.100			467.100
WELCH FOODS, INC.	41.893	167.000	35.000	30.000	273.893
WM. WRIGLEY JR. COMPANY		123.350			123.500
CONTRIBUCIONES TOTALES CONJUNTAS	**21.977.881**	**46.111.715**	**16.713.547**	**20.860.886**	**105.664.029**

APÉNDICE D

BIBLIOGRAFÍA

Parte I. Esos astutos hijos de...

Introducción

Center for Science in the Public Interest: Food Dyes, A Rainbow of Risks. *On-line:*cpinenet.org/new/pdf/ food-dyes/rainbow-of-risks.pdf. 2010.

Winter, Ruth: *A Consumer's Dictionary of Food Additives*, Three Rivers Press, Nueva York, 2009.

Capítulo 1: Nos han engañado

American Heart Association: 2011-2012 Informe anual: 17-18.

Kindy, Kimberly: Food Additives on the Rise as FDA Scrutiny Wanes. *Washington Post*, www.washingtonpost.com/national/food-additives-on-the-rise-as-fda-scrutiny-wanes/2014/08/17/828e9bf8-1cb2-11e4-ab7b-696c295 ddfd1_story.html?wpisrc=nl_hdtop, 17 de agosto de 2014.

Neltner, T., et al.: Conflicts of interest in approvals of additives to food determined to be generally recognized as safe: out of balance. *Journal of the American Medical Association. Internal Medicine* 173 (2013): 2032-2036.

Nueman, W.: FDA and Dairy Industry Spar Over Testing of Milk. *New York Times*, www.nytimes.com/2011/01/26/business/26milk.html?_r=0, 25 de enero de 2011.

Tobacman, J. K.: Review of harmful gastrointestinal effects of carrageenan in animal experiments, *Environmental Health Perspectives* 109 (2001): 983-994.

Ye, J., et al.: Assessment of the determination of azodicarbonamide and its decomposition product semicarbazide: investigation of variation in flour and flour products, *Journal of Agricultural Food Chemistry* 59 (2011): 9313-9318.

Capítulo 2: Somos los compuestos químicos que comemos: los quince generadores de enfermedad

American Cancer Society: Known and Probable Human Carcinogens. *On-line*: www.cancer.org/cancer/cancercauses/othercarcinogens/generalinformationaboutcarcinogens/known-and-probable-human-carcinogens, actualizado a 17 de octubre de 2013.

American Chemical Society: Soda warning? high-fructose corn syrup linked to diabetes, new study suggests, *ScienceDaily*, 23 de agosto de 2007.

American Nutrition Association: Free glutamic acid (MSG): sources and dangers, *Nutrition Digest* 37.1 (2001).

Bellinger, D.: A strategy for comparing the contributions of environmental chemicals and other risk factors to neurodevelopment of children, *Environmental Health Perspectives* 120 (2012): 501-507.

Benbrook, C. M., *et al.*: Organic production enhances milk nutritional quality, by shifting fatty acid composition: a United States-wide, 18-month study. *PLOS ONE* 8 (2013): e82429.

Blaser, M.: *Missing Microbes: How the Overuse of Antibiotics Is Fueling Our Modern Plagues*, Henry Holt, Nueva York, 2001.

Bray, G. A.: Fructose: should we worry? *International Journal of Obesity* 32, Suplemento 7 (2008): S127-S131.

Carwile, J. L., *et al.*: Canned soup consumption and urinary bisphenol A: a randomized crossover trial, *JAMA, on-line*, 22 de noviembre de 2011.

Centers for Disease Control and Prevention: Antibiotic Resistance Threats in the United States. *On-line*: www.cdc.gov/drugresistance/threat-report-2013/pdf/ar-threats-2013-508.pdf#page=14, 2013.

Centers for Disease Control and Prevention: Trans Fat: The Facts.www.cdc.gov/nutrition/everyone/basics/fat/transfat.html, 2014.

Environmental Working Group: EWG's Dirty Dozen Guide to Food Additives: Generally Recognized as Safe — But Is It? www.ewg.org/research/ewg-s-dirty-dozen -guide-food-additives/generally-recognized-as-safe-but-is-it, 12 de noviembre de 2014.

Glover, M., and Reed M.: Propylene glycol: the safe diluent that continues to cause harm, *Pharmacotherapy* 16 (1996): 690-693.

Grandjean, P., y Landrigan, P. J.: Neurobehavioural effects of developmental toxicity, *Lancet Neurology* 13 (2014): 330-338.

Gutierrez, D.: Farm-raised tilapia fish may increase inflammation. *Natural News*, 11 de diciembre de 2008.

Hamblin, J.: The toxins that threaten our brains, *Atlantic*, 18 de maezo de 2014.

Handa, Y., *et al.*: Estrogen concentrations in beef and human hormone-dependent cancers, *Annals of Oncology* 20 (2009): 1610-1611.

He, K., *et al.*: Association of monosodium glutamate intake with overweight in Chinese adults: the INTERMAP Study, *Obesity* 16 (2008): 1875-1880.

Ley, R. E., *et al.*: Microbial ecology: human gut microbes associated with obesity, *Nature* 444 (2006): 1022-1023.

Onishchenko, G. G., *et al.*: [About the human health safety estimation of ractopamine intake together with the food] *Vestnik Rossi'isko'i Akademii Meditsinskikh Nauk* 6 (2013): 4-8.

Park, A.: NYC's Trans Fat Ban Worked: Fast-Food Diners Are Eating Healthier. *On-line*: www.healthland.time.com/2012/07/17/ nycs-trans-fat-ban-worked-fastfood-diners-are-eating-healthier, 17 de julio de 2012.

FoodBabeWay_HCtextF1.indd 350 1/30/15 1:07:24 AM.

Stanfield, M.: *Trans Fat: The Time Bomb in Your Food, the Killer in Your Kitchen*, Souvenir Press, Londres, 2008.

Tate, P. L., *et al.*: Milk stimulates growth of prostate cancer cells in culture, *Nutritionand Cancer* 63 (2011): 1361-1366.

Trasande, L., *et al.*: Infant antibiotic exposures and early-life body mass, *International Journal of Obesity* 37 (2013): 16-23.

Capítulo 3: El fin de las calorías químicas

Baillie-Hamilton, P. F.: Chemical toxins: a hypothesis to explain the global obesity epidemic, *Journal of Alternative and Complementary Medicine* 8 (2002): 185-192.

Estruch, R., *et al.*: Primary prevention of cardiovascular disease with a Mediterranean diet, *New England Journal of Medicine* 368 (2013): 1279-1290.

Holtcamp, W.: Gut check: do interactions between environmental chemicals and intestinal microbiota affect obesity and diabetes? *Environmental Health Perspectives* (Marzo de 2012): 120-123.

Katz, D. L., y Meller, S.: Can we say what diet is best for health? *Annual Review of Public Health* 35 (2014): 83-103.

Lustig, R. H.: Fructose: metabolic, hedonic, and societal parallels with ethanol. *Journal of the American Dietetic Association* 110 (2010): 1307-1321.

Penza, M., *et al.:* Genistein affects adipose tissue deposition in a dose-dependent and gender-specific manner. *Endocrinology* 147 (2006): 5740-5751.

Stahlhut, R. W., *et al.:* Concentrations of urinary phthalate metabolites are associated with increased waist circumference. *Environmental Health Perspectives* 115 (2007): 876-882.

Tang-Péronard, J. L., *et al.:* Endocrine-disrupting chemicals and obesity development in humans: a review. *Obesity Reviews* 12 (2011): 622-636.

Parte II. 21 días de buenos alimentos y buenos hábitos

Día 1: Depuración diaria con el ritual matutino del agua de limón

Alleger, I.: Getting in tune with nature. *Townsend Letter for Doctors and Patients,* 1 de abril de 2004.

Bacaj, A.: Amazing uses for apple cider vinegar. *Gerson Healing Newsletter,* 1 de septiembre de 2013.

Nick, G. L.: Medicinal properties in whole foods: the Capsicum fruit. *Townsend Letter for Doctors and Patients,* 1 de junio de 2002.

Ostman, E., *et al.:* Vinegar supplementation lowers glucose and insulin responses and increases satiety after a bread meal in healthy subjects. *European Journal of Clinical Nutrition* 59 (2005): 983-988.

Schnepers, A.: Pucker up for lemons and limes: tart, refreshing and healthful. *Environmental Nutrition,* 1 de agosto de 2005.

Whang, S. *Reverse Aging* JSP Publishing, Miami, 1998.

Día 2: La máquina de las bebidas verdes

Hamilton, A.: *Squeezed: What You Don't Know about Orange Juice.* Yale University Press, New Haven, 2010.

Klotter, J.: Nutrients and organic produce. *Townsend Letter for Doctors and Patients,* J1 de enero de 2012.

Meyerowitz, S.: Don't mow it -eat it! *Better Nutrition,* 1 de diciembre de 1998.

Robinson, J.: Breeding the Nutrition Out of Our Food, *New York Times,* www.nytimes.com/2013/05/26/opinion/sunday/breeding-the-nutrition-out-of-our-food.html?pagewanted=all&_r=0, 25 de mayo de 2013.

Shaughnessy, D. T., *et al.:* Inhibition of fried meat-induced colorectal DNA damage and altered systemic genotoxicity in humans, by crucifera, chlorophyllin, and yogurt. *PLOS ONE* 6 (2011): e18707.

Stenblom, E. L., *et al.:* Supplementation, de thylakoids to a high carbohydrate meal decreases feelings of hunger, elevates CCK levels and prevents postprandial hypoglycaemia in overweight women. *Appetite* 68 (2013): 118-123.

Día 3: Sin bebida durante las comidas

Dennis, E. A., I Water consumption increases weight loss during a hypocaloric diet intervention in middle-aged and older adults. *Obesity* 18 (2010): 300-307.

Orci, T.: Are tea bags turning us into plastic? *Atlantic,* www.theatlantic.com, 8 de abril de 2013.

Día 4: El contenido del agua

Balan, H.: Fluoride – the danger that we must avoid. *Romanian Journal of Internal Medicine* 50 (2012): 61-69.

Environmental Working Group (Grupo de Trabajo Ambiental): Fighting for Safer Tap Water. www.ewr.org, December 2010.

Fenichel, P., *et al.:* Bisphenol A: an endocrine and metabolic disruptor. *Annales d'Endocrinologie* 74 (2013): 211-220.

Jha, S. K., *et al.:* Fluoride in groundwater: toxicological exposure and remedies. *Journal of Toxicology and Environmental Health* 16 (2013): 52-66.

Día 5: Reducción de los lácteos

Cancer Weekly. Study findings from University of Osnabrueck provide new insights into prostate cancer, D18 de diciembre de 2012.

Cornucopia Institute: A Shopping Guide to Avoiding Organic Foods with Carrageenan. www.cornucopia.org, Mayo de 2012.

Food & Beverage Close-Up. Study finds organic milk from pasture-fed cows to be higher in beneficial nutrients. 9 de junio de 2008.

Key, T. J.: Diet, insulin-like growth factor-1 and cancer risk. *Proceedings of the Nutrition Society* 3 (2011): 1-4.

Macdonald, L. E., *et al.:* A systematic review and meta-analysis of the effects of pasteurization on milk vitamins, and evidence for raw milk consumption and other health-related outcomes. *Journal of Food Protection* 74 (2011): 1814-1832.

Melnik, B. C., *et al.:* The impact of cow's milk-mediated mTORC1-signaling in the initiation and progression of prostate cancer. *Nutrition & Metabolism* 9(2012): 74.

Outwater, J. L., *et al.:* Dairy products and breast cancer: the IGF-1, estrogen, and bGH hypothesis. *Medical Hypotheses* 48 (1997): 453-61.

Qin, L. Q., *et al.:* Estrogen: one of the risk factors in milk for prostate cancer. *Medical Hypotheses* 62 (2004): 133-142.

Día 6: ¡No más refrescos comerciales!

American Academy of Environmental Medicine. Genetically Modified Foods Position Paper. *On-line*: www.aaemonline.org/gmopost.html, 2008.

Bernstein, A. M., *et al.:* Soda consumption and the risk of stroke in men and women. *American Journal of Clinical Nutrition* 95 (2012): 1190-1199.

Center for Science in the Public Interest. It's Sweet… But Is It Safe? www.cspinet.org, 13 de diciembre de 2013.

Consumer Reports. Is there a health risk in your soft drink? Stronger regulations for caramel coloring in food and beverages are needed, www.consumerreports.org, Enero de 2014.

Food and Drug Administration. Serious Concerns over Alcoholic Beverages with Added Caffeine. FDA Consumer Updates. *On-line*: www.fda.gov/ForConsumers/ConsumerUpdates/ucm233987.html, 17 de noviembre de 2010.

Fowler, S. P., *et al.:* Fueling the obesity epidemic? Artificially sweetened beverage use and long-term weight gain. *Obesity* 16 (2008): 1894-1900.

Gardner, H., *et al.:* 2012. Diet soft drink consumption is associated with an increased risk of vascular events in the Northern Manhattan Study. *Journal of General Internal Medicine* 27 (2012): 1120-1126.

Halade, G. V., y Fernandes, G.: Study on the relationship between oral exposure to aspartame and fasting glucose and insulin levels in 40 diabetes-prone mice. Presentado en las American Diabetes Association's Scientific Sessions, 25 de junio de 2011.

Horowitz, B. Bromism from excessive cola consumption. *Journal of Toxicology, Clinical Toxicology* 35 (1997): 315-320.

Israel, B.: Brominated battle: soda chemical has cloudy health history. *Scientific American*, 11 de diciembre de 2011.

Jih, D., *et al.:* Bromoderma after excessive ingestion of Ru, de Red Squirt. *New England Journal of Medicine* 348 (2003): 1932-1934.

National Toxicology Program: Toxicology and carcinogenesis studies of 4-methylimidazole (Cas No. 822-36-6) in F344/N rats and B6C3F1 mice (feed studies). *National Toxicology Program Technical Report Series* 535 (enero de 2007): 1-274.

Nettletone, J. A., *et al.:* Diet soda intake and risk of incident metabolic syndrome and type 2 diabetes in the Multi-Ethnic Study of Atherosclerosis (MESA).*Diabetes Care* 32 (2009): 688-694.

Swithers, S. E.: Artificial sweeteners produce the counterintuitive effect of inducing metabolic derangements. *Trends in Endocrinology and Metabolism* 24 (2013): 431-441.

White, A. S., *et al.:* Beverages obtained from soda fountain machines in the U.S.contain microorganisms, including coliform bacteria. *International Journal of Food Microbiology* 137 (2010): 61-66.

Día 7: Cuidar el hígado

Alcohol and Tobacco Tax and Trade Bureau, U.S. Treasury. Limited Ingredients, www.ttb.gov/ssd/limited_ingredients.shtml.

Anheuser-Busch website: www.tapintoyourbeer.com.

Donaldson, S.: What's in Your Beer? Fish Bladder and Antifreeze Ingredient? *On-line*: www. abcnews.go.com/Health/ food-babe-petitions-beer-makers-disclose-additives/story?id=24085296, 11 de julio de 2014.

Mak, Tim. Europeans Recall Fireball Whiskey Over a Sweetener Also Used in Antifreeze. *The Daily Beast,* www.thedailybeast.com/articles/2014/ 10/28/frathouse-favorite-fireball-whiskey-recalled-in-europe.html, 28 de octubre de 2014.

Sunday Mirror. Reasons Why Drink Is Ruining Your Diet; Whether You're Trying to Lose Weight or Just Eat Healthily, Over-Indulging in Alcohol Can Undo All Your Good Work, 3 de agosto de 2003.

Día 8: Acabar con la abominable comida rápida

Demeyer, D.: The World Cancer Research Fund report 2007: a challenge for the meat processing industry. *Meat Science* 80 (2008): 953-959.

Feskens, E. J., *et al.:* Meat consumption, diabetes, and its complications. *Current Diabetes Reports* 13 (2013): 298-306.

Frazier, D. A.: The link between fast food and the obesity epidemic. *Health Matrix* 17 (2007): 291-317.

Kat-Chem, Ltd., Budapest. Azodicarbonamide. *On-line:* www. kat-chem.hu/en/prod-bulletins/azodikarbonamide, 2014.

Klotter, J.: MSG & obesity. *Townsend Letter for Doctors and Patients,* 1 de noviembre de 2004.

Yang, C., *et al.:* Most plastic products release estrogenic chemicals: a potential health problem that can be solved. *Environmental Health Perspectives* 119 (2011): 989-996.

Día 9: Desintoxicarse de los azúcares añadidos

Ahmed, S. H., *et al.:* Food addiction. *Neuroscience in the 21st Century,* 2013, 2833-2857.

Hansen, N.: Eating lots of carbs, sugar may raise risk of cognitive impairment, Mayo Clinic study finds. *Mayo Clinic News Network,* www.newsnetwork.mayoclinic.org, 16 de octubre de 2012.

Hyman, M.: *The Blood Sugar Solution 10-Day Detox Diet: Activate Your Body's NaturalAbility to Burn Fat and Lose Weight Fast.* Little, Brown, Nueva York, 2014.

Public Health and Medical Fraud Research Cooperative. Truvia, New Low Calorie Sweetener (Toxin), www.qualityassurance.synthasite.com, 2008.

Vegetarian Journal. Decoding sugar packaging: which sugars aren't processed with bone char?, 1 de abril de 2013.

Día 10: Consumo responsable de carne

The Animal Welfare Institute, www.awionline.org.

Brownstone, S.: Can Silicon Valley Make Fake Meat and Eggs That Don't Suck? *Mother Jones,* www.motherjones.com, 2 de diciembre de 2013.

Campbell, T. C., *et al.:* Diet, lifestyle, and the etiology of coronary artery disease: the Cornell China study. *American Journal of Cardiology* 82 (1998): 18T-21T.

Consumer Reports News. How about some heavy metals with that protein drink? www.consumerreports.org, 2 de junio de 2012.

Día 11: Más de la mitad de los alimentos crudos

Fontana, L.: Low bone mass in subjects on a long-term raw vegetarian diet. *Archives of Internal Medicine* 165 (2005): 684-689.

Franceschi, S., *et al.:* Role of different types of vegetables and fruit in the prevention of cancer of the colon, rectum, and breast. *Epidemiology* 9 (1998): 338-341.

Jung, S. K., *et al.:* The effect of raw vegetable and fruit intake on thyroid cancer risk among women: a case-control study in South Korea. *British Journal of Nutrition* 109 (2013): 118-128.

Koebnick, C., *et al.:* Long-term consumption of a raw food diet is associated with favorable serum LDL cholesterol and triglycerides but also with elevated plasma homocysteine and low serum HDL cholesterol in humans. *Journal of Nutrition* 135 (2005): 2372-2378.

Mommers, M., *et al.:* Consumption of vegetables and fruits and risk of ovarian carcinoma. *Cancer* 104 (2005): 1512-1519.

Spiller, G. A., *et al.:* Effect of a diet high in monounsaturated fat from almonds on plasma cholesterol and lipoproteins. *Journal of the American College of Nutrition* 11 (1992): 126-130.

Tang, L., *et al.:* Consumption of raw cruciferous vegetables is inversely associated with bladder cancer risk. *Cancer Epidemiology Biomarkers & Prevention* 17 (2008): 938-944.

Día 12: Mejor pan y mejores hidratos

Dixit, A. A., *et al.:* Incorporation of whole, ancient grains into a modern Asian Indian diet to reduce the burden of chronic disease. *Nutrition Reviews* 69 (2011): 479-488.

Organics.org. Bleached vs Unbleached Flour. *On-line*: www.organics.org/bleached-vs-unbleached-flour/, 26 de diciembre de 2013.

Van de Vijver, L. P., *et al.:* Whole grain consumption, dietary fibre intake and body mass index in the Netherlands cohort study. *European Journal of Clinical Nutrition* 63 (2009): 31-38.

Día 13: Equilibrio de las grasas saludables

Apte, S. A., *et al.:* A low dietary ratio of omega-6 to omega-3 fatty acids may delay progression of prostate cancer. *Nutrition and Cancer* 65 (2013): 556-562.

Dona, A., and Arvanitoyannis, I. S.: Health risks of genetically modified foods. *Critical Reviews in Food Science and Nutrition* 49 (2009): 164-175.

Kang, J. X., and Liu, A.: The role of the tissue omega-6/omega-3 fatty acid ratio in regulating tumor angiogenesis. *Cancer Metastasis Review* 32 (2013): 201-210.

Mozaffarian, D., *et al.:* Trans fatty acids and cardiovascular disease. *The New England Journal of Medicine* 354 (2006): 1601-1613.

Skerrett, P. J.: FDA gets with the evidence, proposes that trans fats are not «safe». *Harvard Health Publications*, www.health.harvard.edu/blog/fda-gets-with-the-evidence-proposes-that-trans-fats-are-not-safe-201311086854, 8 de noviembre de 2013.

Día 14: Diez superalimentos que complementan la dieta

Gonzales, G. F., *et al.: Lepidium meyenii* (Maca): a plant from the highlands of Peru from tradition to science. *Forschende Komplementärmedizin* 16 (2009): 373-380.

Puga, G. M., *et al.:* Increased plasma availability of L-arginine in the postprandial period decreases the postprandial lipemia in older adults. *Nutrition* 29 (2013): 81-88.

Ranilla, L. G., *et al.:* Evaluation of indigenous grains from the Peruvian Andean region for antidiabetes and antihypertension potential using in vitro methods. *Journal of Medicinal Food* 12 (2009): 704-713.

Día 15: Aprender a reconocer los transgénicos

American Academy of Environmental Medicine. Genetically Modified Foods. www.aaemonline.org/gmopost.html, 2009.

Aris, A., and Leblanc, S.: Maternal and fetal exposure to pesticides associated to genetically modified foods in Eastern Townships of Quebec, Canada. *Reproductive Toxicology* 31 (2011): 528-533.

Bøhn, T., *et al.:* Compositional differences in soybeans on the market: glyphosate accumulates in Roundup Ready GM soybeans. *Food Chemistry* 153 (2014): 207-215.

Campbell, A. W.: Glyphosate: its effects on humans. *Alternative Therapies in Health and Medicine* 20 (2014): 9-11.

Consumer Reports Food Safety and Sustainability Center, GMO report, www.greenerchoices.org/pdf/CR_FSASC_GMO_Final_Report_10062014.pdf, octubre de 2014.

De Vendômois, J., *et al.:* A comparison of the effects of three GM corn varieties on mammalian health. *International Journal of Biological Sciences* 5 (2009): 706-726.

Joensen, L., and Ho, M.: Argentina's GM woes. (Thinking ecologically.) *Synthesis/Regeneration,* 22 de diciembre de 2003.

Mesnage, R., *et al.:* Cytotoxicity on human cells of Cry1Ab and Cry1Ac Bt insecticidal toxins alone or with a glyphosate-based herbicide. *Journal of Applied Toxicology* 33 (2013): 695-699.

Thongprakaisang, S., *et al.:* Glyphosate induces human breast cancer cells growth via estrogen receptors. *Food and Chemical Toxicology* 59 (2013): 129-136.

Día 16: Comer fuera de casa siguiendo el método Food Babe

Fujioka, K., *et al.:* The effects of grapefruit on weight and insulin resistance: relationship to the metabolic syndrome. *Journal of Medicinal Food* 9 (2006): 49-54.

McMillan, T.: *The American Way of Eating: Undercover at Walmart, Applebee's, Farm Fields and the Dinner Table.* Scribner, Nueva York, 2012.

Día 18: Cambiar para escapar de «la tienda de los horrores»

Blatt, B.: «Unacceptable Ingredients». How Many of the Groceries Sold at Walmart Would Be Banned, de Whole Foods? www.slate.com, 18 de febrero de 2014.

Environmental Working Group (Grupo de Trabajo Ambiental). «Clean 15» ans «Dirty Dozen», www.ewg.org.

Día 19: Cocinar alimentos naturales en casa

Group, E. F.: *Health Begins in the Colon.* Houston: Global Healing Center, 2007.

Moritz, A.: *Cancer Is Not a Disease. It's a Survival Mechanism.* Ener-Chi Wellness Press, Brevard, NC, 2008.

Schardt, D.: Microwave myths. *Nutrition Action Healthletter,* www.cspinet.com, abril de 2005.

Vallejo, F., *et al.:* Phenolic compound contents in edible parts of broccoli inflorescences after domestic cooking. *Journal of the Science of Food and Agriculture* 83 (2003): 1511-1516.

Día 20: Unas horas de ayuno diario

Cahill, L. E., *et al.:* Prospective study of breakfast eating and incident coronary heart disease in a cohort of male U.S. health professionals. *Circulation* 128 (2013): 337-343.

Cousens, G.: *Conscious Eating (Aliementacción consciente)*. North Atlantic Books, Berkeley, CA, 2000.

Heilbronn, L. K., *et al.:* Alternate-day fasting in nonobese subjects: effects on body weight, body composition, and energy metabolism. *American Journal of Clinical Nutrition* 81 (2005): 69-73.

Horne, B. D., *et al.:* Randomized cross-over trial of short-term water-only fasting: metabolic and cardiovascular consequences. *Nutrition, Metabolism, and Cardiovascular Diseases* 23 (2013): 1050-1057.

Junger, A.: *Clean: The Revolutionary Program to Restore the Body's Natural Ability to Heal Itself.* Nueva York: HarperCollins, 2012.

Klotter, J.: Intermittent Fasting for Weight Loss. *Townsend Letter,* 1 de febrero de 2014.

Mattson, M. P., and Wan, R.: Beneficial effects of intermittent fasting and caloric restriction on the cardiovascular and cerebrovascular systems. *Journal of Nutritional Biochemistry* 16 (2005): 129-137.

Pan, J. W., *et al.:* Human brain beta-hydroxybutyrate and lactate increase in fasting-induced ketosis. *Journal of Cerebral Blood Flow and Metabolism* 20 (2000): 1502-1507.

Día 21: Los alimentos orgánicos en los viajes

Szentmihályi, K., *et al.:* [Mineral content of some herbs and plant extracts with anti-inflammatory effect used in gastrointestinal diseases]. *Orvosi Hetilap* 154 (2013): 538-543.

AGRADECIMIENTOS

DE NO SER POR MI MARIDO, Finley, Food Babe no existiría: no hay palabras para expresar el cariño que le profeso por haber creído siempre en mí. Gracias infinitas por ayudarme a cambiar el mundo.

Este libro está dedicado a la memoria de su madre, Diane, que fue para mí un modelo de elegancia y ternura y que me enseñó a ver el lado positivo de cada situación. Recordarla y pensar en ella me da fuerzas para abordar cada nuevo día.

Deseo expresar mi gratitud a mi madre y a mi padre, que me han cuidado y protegido incansablemente desde el primer día de mi vida. Nunca olvidaré las muchas lecciones que he aprendido de ellos, en especial en lo que se refiere a valerme por mí misma y a atreverme a mantener un espíritu inconformista, sin preocuparme de lo que los demás pudieran pensar.

Gracias también a mi hermano, Yog, a su esposa, Judy, y a mis sobrinos, Ian y Dylan, por su ánimo y su apoyo a mi actitud «detectivesca» en lo que a los alimentos se refiere, y a mis abuelos, que siempre me han incitado a mantenerme fiel a mis raíces.

Muchas gracias asimismo a mi suegro, Finley, por sus críticas humorísticas y sus consejos profesionales y a Laura, Summers, Taylor, Henry y todos mis maravillosos tíos, tías, y primos. Reeva, gracias por ser la hermana pequeña que nunca tuve y por estar siempre disponible ante la avalancha de llamadas y chats con la que te he bombardeado.

Quiero expresar también mi agradecimiento a Sushila Melvani y a la Sociedad Sri Aurobindo, en Puducherry, India, por velar por mí y rezar y enviarme infinitas bendiciones a lo largo de mi vida. De no ser por ellas y por las muchas amigas que me animaron a empezar a trabajar en mi blog, esta singladura nunca hubiera llegado a buen puerto.

Deseo expresar mi afecto y mi reconocimiento a Nicole Anamore, Vicky, Marianne, Ruba, Liz, Gimar, Amy, Lee y Heather. Gracias también a mis antiguos compañeros de trabajo —Ed, Rachel, Wes, Larry, Diane y Rob— que me alentaron para que continuara indagando, para que siguiera mi instinto y para que divulgara la información a la que iba teniendo acceso.

Toda mi gratitud a mis excelentes agentes, Steve Troha y Scott Hoffman, por mostrarme el camino que condujo a mi primer libro (¡y al segundo! Gracias a Tracy Behar, revisora de la edición, por creer en este libro y en mí desde el primer momento. Siempre me he sentido como en casa trabajando con el equipo de Little Brown, debido a su inquebrantable apoyo y a su eficaz orientación. Gracias a Michelle Aielli y a Cathy Gruhn, por ayudarme a desenvolverme en el tumultuoso mundo de los medios de comunicación y a Maggie Greenwood-Robinson, cuyo aliento y cuyas ingeniosas sugerencias han hecho que el resultado de esta obra sea tan gratificante. Gracias a Ryan Holiday, por su apoyo, su capacidad de organización y su inteligencia; a Sean Busher, fotógrafo y entrañable amigo, y a su equipo; y a Scooter, que trabajaron denodadamente en el diseño de la cubierta. Toda mi gratitud a Derek Halpern, mentor y amigo que siempre ha conseguido sacarme a flote en los momentos de desaliento y que me ha servido de inspiración para trabajar cada vez más, y al doctor Mark Hyman, por mantener su lucha contra los gigantes de la industria alimentaria, por apoyarme y por escribir el magnífico e inspirador prólogo del libro.

Sin la colaboración y el entregado trabajo de mi equipo del blog Food Babe —Pam, Kim, Janet, Lexi, Krista y Lindsey— nuestra empresa nunca hubiera tenido éxito.

Mi agradecimiento infinito a Max Goldberg, amigo y compañero de fatigas, que me animó a participar en demostraciones de productos y a mantener reuniones con los directivos responsables de dichos productos.

Mi más sincera gratitud también a mi amiga y consejera Lisa Leake, que me hizo ver que cuando las cosas se hacen con sinceridad y decisión se puede llegar a cambiar el mundo, y a todos los activistas de la alimentación saludable: John Roulac, Pulin Modi, Mark Kastel, Robyn O'Brien, Ken Cook, Heather White, Alicia Gravitz, Kris Carr, Gary Hirshberg, los doctores Josh Axe, Michael Jacobson y Joseph Mercola, Mike Adams, Pamm Larry, Jeffrey Smith, Zuri Allen, Will Allen, el congresista Tim Ryan, John y Ocean Robbins, Leah Segedie, Bettina Siegal, Kari Hamerschlag, Melanie Warner, Ronnie Cummings, Birke Baehr, Rachel Parent, Dave Murphy, Lisa Stokke, Cheri Johnson, y muchos otros.

Cuando echo la mirada atrás y pienso en el proceso que me abocó a la investigación y el activismo decidido, no puedo dejar de recordar a mi instructora de debate, Barbara Miller, y a mis compañeros de debate Matt Lietzke y Wendi Wright. Siempre les estaré reconocida por su afecto y por sus enseñanzas.

Por último, es ciertamente inexcusable expresar mi agradecimiento a todos mis lectores. Ellos son la razón que me lleva a difundir este mensaje; si ellos no sería nadie. El compromiso de conseguir de manera conjunta una mejora del sistema alimentario es una poderosa herramienta, mucho más poderosa de lo que pueda llegar a imaginarse

ÍNDICE TEMÁTICO

dióxido de azufre, 167, 193
Doctor's Associates Inc., 52
Dr. Oz Show, 48
dulces (*véase también* azúcares y edulcorantes), 23, 25, 70, 71, 75, 84, 121, 155, 174, 193-194, 197, 215, 221, 231, 290-291, 293, 308-309, 323, 380

Earth Fare, 255, 296, 299, 309, 317
eccema, 25, 27, 29, 153, 167
edetato sódico de calcio, 275-276
edulcorantes, 71, 148, 157, 170, 179, 193-194
edulcorantes artificiales, 71, 90, 148, 154, 157, 193, 222, 245, 298
Emanuel, Rahm, 45
enfermedad cardíaca, 81, 101, 142, 170, 184, 199, 201, 204, 209, 212, 236, 247, 261, 321
   carne, 142, 184, 201, 204
   comida durante la noche, 321
   edulcorantes artificiales, 170
   grasas, 209, 236, 247
   lácteos, 142
enfermedad celíaca, 97
enmienda de los aditivos alimentarios, 54
envasado, 23, 72, 179-181, 264, 268, 272, 292, 298, 300, 302-303, 308, 315-316, 344
Environmental Protection Agency (Agencia de Protección del Medioambiente), 133, 211, 258
Environmental Working Group (Grupo de Trabajo Ambiental), 64, 390, 398, 401, 407
equilibrio acidobásico, 109
eritritol, 71, 155, 197, 266
especias, 87-88, 91-92, 94, 99, 110, 172, 273-276, 283-284, 305, 317, 324, 363, 365, 367, 372
espinacas, 113-115, 120, 215, 246, 273, 302

espirulina, 247-248
estrés, alivio, 60, 142, 203, 250-251, 320-321
estrógenos, 60, 64, 85, 131, 161, 261
etanol, 81, 197
etiquetado, 20-21, 45, 55, 70-71, 75-76, 78, 132, 138, 162, 173, 182, 197, 206, 263, 298
   carnes, lácteos y huevos, 302
   cerveza, 162
   colorantes artificiales, 222
   conservantes, 221
   grasas *trans*, 236-237, 264-265
   OGM, 46
   pan, 298
   transgénicos, 264-265, 393-395
   zumos, 122
   FDA, 20, 55, 75, 182, 222, 236
etiquetas (*véase* etiquetado), 13, 33, 46, 58, 62, 67, 76, 78, 82, 103, 122, 173, 189, 205-208, 237, 268, 296, 308
excitotoxinas, 75

Facebook, 41, 47, 49, 162, 270
FDA (Food and Drug Administration), 12, 20, 47-48, 54-57, 68, 72, 74-75, 150-151, 155, 169, 182, 196, 211, 222-223, 229, 236, 240, 258, 281, 397, 402
fermentación de compuestos químicos, 160
fibra, 67, 86-87, 90, 93, 95, 98-100, 115-116, 118, 123, 125, 131, 177, 222, 224, 226, 228-229, 247-250, 253, 298, 313, 326-327
fideos, 244, 285, 292, 338, 366
fitonutrientes, 114, 117, 178, 252
fluoruro, 81, 134-135, 139
foodbabe.com, 38, 116, 118, 127, 132, 171, 211, 298, 331
fosfórico, ácido, 90
Frito-Lay, 290

fructosa (*véase también* jarabe de maíz de alta fructosa), 13, 44, 70, 85-86, 91, 98, 120, 123, 149, 152, 161, 164, 170, 183, 192-193, 198-199, 222, 224, 245, 266, 273-276, 297

frutas y verduras, 82-83, 97, 101, 113, 114, 116, 177, 188, 192, 201, 248, 252
  batidos y zumos, 117-118, 120-123, 328, 331, 346-347
  compra, 299-304, 312-313
  códigos del etiquetado, 268
  congeladas, 307
  crudas, 96, 215-218, 330
  cultivo, 114
  desecadas, 309
  pesticidas, 64-65, 97, 296
  valor nutricional, 96, 113, 123

frutos secos, 64, 82, 92, 94-97, 101-102, 109, 145-146, 148, 187, 215, 232, 240-241, 246, 249, 252, 280, 287, 293, 300, 312, 326, 328, 337-339, 345

fungicidas, 64-65, 234

galato de propilo, 72
gambas, 209-210, 273
Gandhi, Mahatma, 288
General Mills, 265, 270, 394
genisteína, 85
ghee, 238, 240-241, 376
glifosato, 195
glucosa, 70, 91, 110, 123, 161, 164, 167, 192, 195, 197, 220, 224-225, 253, 266, 319
glutámico, ácido (*véase* MSG), 78-79, 182, 266
gluten, 86-87, 91, 97-99, 102, 211, 220-221, 223-224, 226, 228, 252, 273, 275-277, 283, 292, 335, 344-345
GMS (glutamato monosódico), 13, 41, 75, 77-79, 85, 88, 181-182, 213, 266, 272, 279, 281-283, 285, 287, 290, 297, 320, 323-324, 344

comida étnica, 281
ganancia de peso, 85
hamburguesas vegetarianas, 213
goji, bayas, 193, 246, 253, 293, 326, 351-352, 359
Goldberg, Max, 49, 410
Gonzales, Gustavo F., 251, 406
Goya, Malta, 150-151, 394
GRAS («generalmente considerados seguros»), ingredientes, 157
grasas *trans*, 13, 21, 25, 38, 40, 42, 69, 73-74, 82, 84, 148, 232, 235, 236-237, 264-265, 303
grasas y aceites, 56, 69, 72-74, 82, 88, 92, 102, 221, 232-233, 235-241, 303
  adulteración, 102, 232
  comida de restaurante, 221, 237
  conservantes, 56, 72
  dieta baja en grasas, 92
  no saludables, 233
  saludables, 240-241
Grocery Manufacturers Association (GMA), 264-294

hambre por resaca, 160
hamburguesas vegetarianas, 212, 294
Hamilton, Alissa, 122, 400
harina, 67, 86-93, 97-102, 220, 222-230, 273-277, 312, 344
herbicidas, 64, 262-263
hexano, 211-212, 234-235
hidratos de carbono, 58, 62, 92-93, 102-103, 121, 220-221, 224, 229, 247, 250
  «blancos», 220-221
hidrogenación, 73, 232
hierba de trigo (*wheatgrass*), zumo, 116, 330
hígado, 79, 95, 109, 139, 157, 159, 169, 199, 217, 240, 260 288, 330
hiperactividad, 20, 42, 47-48, 75, 221-222
Hirshberg, Gary, 260, 410
Ho, Chi-Tang, 70
Holtcamp, Wendee, 84

saliva, 109, 116, 127-128

salmón de piscifactoría, 100, 209, 279, 283

salud, problemas relacionados con la alimentación, 177, 209, 213, 221, 321

salud cerebral, 154, 209, 253

Segedie, Leah, 49, 410

semillas, 12, 64-65, 69, 73, 87, 94-95, 97, 101, 114, 117, 145-146, 148, 170, 208, 211, 213, 215, 222, 225-228, 232, 234-235, 237, 244, 247-249, 252, 254, 260, 262, 266, 273, 276, 282, 291, 300, 302-303, 305, 328,
de algodón, aceite, 73, 87, 232, 234-235, 273, 276

sensibilidad a los alimentos, 184, 278

Sheridan, Jameth, 152

silicio, dióxido, 183, 274-275

Silly Putty, 12, 52, 153

Síndrome de Alimentación Nocturna (SAN), 321

snacks, 59, 88, 221, 234, 290-291, 293, 307, 323, 329, 342, 376
crudos, 342
viaje, 323, 329
zumos, 307

sorbitol, 92-93, 100, 152, 170, 193, 266, 283

sopa, 44, 68, 78, 117, 244, 248, 253, 255, 277, 279, 285, 313, 315, 324

soja, 40, 65, 79, 85-87, 90-94, 98-100, 183, 208-209, 211-213, 218, 221-222, 224, 228, 232, 235, 237, 239, 244, 249, 254, 258, 261-262, 265-266, 273-279, 282-284, 300, 302-303, 345
germinados, 218, 228, 254
salsa, 266, 274-275, 283-284, 345

Starbucks, 21, 112

stevia, 71, 194, 196-198, 294, 344, 383

subproductos animales, 168

Subway, 13, 21, 50-53, 385

sucralosa, 71, 90-91, 93-94, 166, 193, 222, 224

sulfitos, 102, 150, 161, 166, 168, 172-173

superalimentos, 96, 177, 218, 242-243, 255

TBHQ (butilhidroquinona terciaria), 41-42, 44, 69, 297

TBT (tributilina), 85

té, 126, 130-132

tempeh, 244, 255, 266

tequila, 168, 174-175, 288

Thayer, Kristina, 84

THC (tetrahidrocannabinol), 249

tilapia, 209, 399

tomate, 68, 87-88, 96, 99, 113, 217, 228, 254, 273-276, 283, 302, 341

Trader Joe's, 124, 299-301, 309, 342

tribromofenol, 168

tributiltina (TBT), 85

trigo, 67, 86-88, 91-94, 97, 99-100, 116, 171, 194, 220-224, 227-228, 246, 249, 253, 261, 267, 273-277, 293-294, 298, 325, 328, 330, 336, 339, 341-342, 344-345

United Buying Clubs, 309

USDA, pautas orgánicas, 66, 205, 207-208, 247, 262, 300, 301, 309

vegetales en polvo, 326

verduras (véase frutas y verduras), 64-65, 80, 82-83, 93-97, 100-101, 109, 113-118, 120-123, 177, 183, 188, 192, 201, 215, 216, 218, 225, 243, 248, 252-253, 268, 271, 280-283, 285-286, 294, 296, 299-302, 304-305, 307, 309, 312-313, 315, 324-326, 328, 330-331, 335-345

SOBRE LA AUTORA

Durante la mayor parte de su vida Vani Hari comió todo lo que quiso sin ninguna limitación —dulces, refrescos, comida rápida, alimentos procesados—, hasta que la típica dieta estadounidense la llevó al lugar al que tantos otros llegan por las mismas razones, al hospital. A pesar de su próspera carrera profesional en el ámbito de la consultoría empresarial, Hari decidió que su salud tenía que convertirse en su máxima prioridad. Su nuevo objetivo vital hizo que se entregara en cuerpo y alma a investigar qué es lo que realmente hay en lo que comemos, cómo se cultiva o se cría y qué compuestos químicos se utilizan en su producción. A medida que iba aumentando sus conocimientos a este respecto, mayor era su anhelo de cambio y de conseguir un mejor estado de salud.

Alentada por sus amigos y por su familia, Hari creó un blog llamado foodbabe.com en 2011. Rápidamente este blog se convirtió en el mejor y esencial vehículo para la difusión de un mensaje de cambio. En apenas tres años, a través de foodbabe.com se encauzaron campañas contra varias empresas, tales como Kraft, Starbucks, Chick-fil-A o Subway, en las que se consiguieron más de 500.000 firmas de apoyo y la retirada de numerosos ingredientes controvertidos de los productos de estas grandes compañías alimentarias.

Por medio de iniciativas de activismo corporativo, peticiones y campañas en las redes sociales y en los medios de comunicación, Hari y la Legión Food Babe se han convertido en una de las más importantes fuerzas populares en la pugna por la consecución de una industria alimentaria más saludable. Vani Hari ha sido entrevistada en periódicos como el *New York Times* o *USA Today* y ha intervenido en programas de televisión de gran audiencia en Estados Unidos como *Good Morning America*, *The Dr. Oz Show* o *The Doctors* o en cadenas como CNN o NPR.

Únanse a ella en su lucha por una mejor alimentación y una vida más saludable en foodbabe.com y síganla en sus cuentas de Twitter, @thefoodbabe y Facebook, facebook.com/thefoodbabe.